# 脊椎病因疾病治疗学

主　　编　许正军　吕宪玉　朱华萍
副主编　王　利　王　涛　杜跃斌　陆亚彬　夏云峰
　　　　　李嘉琦　李红磊　李世兴　张　维　吕晓宇
编　　者　（以姓氏笔画为序）
　　　　　王　利　中国人民解放军总医院康复医学科
　　　　　王　涛　中国人民解放军军委后勤保障部门诊部保健中心
　　　　　王欣妍　中国中医科学院广安门中医医院风湿科
　　　　　石　磊　中国人民解放军军委后勤保障部门诊部保健中心
　　　　　吉　凯　中国人民解放军军委后勤保障部门诊部保健中心
　　　　　吕宪玉　中国人民解放军军委后勤保障部门诊部
　　　　　吕晓宁　中国人民解放军南部战区总医院
　　　　　朱华萍　中国人民解放军军委后勤保障部门诊部保健中心
　　　　　许正军　中国人民解放军军委后勤保障部门诊部康复疼痛中心
　　　　　杜跃斌　中国人民解放军军委后勤保障部门诊部
　　　　　李世兴　中国人民解放军军委后勤保障部门诊部保健中心
　　　　　李红磊　中国人民解放军军委后勤保障部门诊部
　　　　　李嘉琦　中国人民解放军军委后勤保障部门诊部
　　　　　李　震　中国人民解放军军委后勤保障部门诊部
　　　　　张　维　中国人民解放军军委后勤保障部门诊部保健中心
　　　　　陆亚彬　中国人民解放军军委后勤保障部门诊部
　　　　　陈　明　中国人民解放军军委后勤保障部门诊部
　　　　　罗　菲　中国人民解放军军委后勤保障部门诊部保健中心
　　　　　周思敏　中国中医科学院广安门中医医院心内科
　　　　　郭小琴　中国人民解放军军委后勤保障部门诊部康复疼痛中心
　　　　　夏云峰　中国人民解放军总医院第一附属医院
　　　　　康骏洲　中国人民解放军军委后勤保障部门诊部康复疼痛中心

科学出版社

北　京

## 内 容 简 介

本书分上下两篇,对脊椎病因疾病进行系统梳理,详细阐述了脊椎应用解剖及生理基础,脊椎遭受损伤后发生脊椎关节错位、椎间盘突出、韧带钙化或骨质增生直接或间接地压迫或刺激导致自主神经功能紊乱,从而引起所支配的脏器出现病症等脊椎相关疾病的病因和临床表现。下篇介绍了应用银质针松解术、正骨松解手法、牵引疗法等治脊疗法,使脊柱整复,肌肉松解,脊柱病因得到治疗。

本书内容丰富,独特的治脊疗法开辟了一条通过脊柱治疗各系统慢病新途径。适用临床正骨和骨科医师诊治参考使用。

图书在版编目(CIP)数据

脊椎病因疾病治疗学/许正军,吕宪玉,朱华萍主编.—北京:科学出版社,2018.5
ISBN 978-7-03-057200-4

Ⅰ.①脊… Ⅱ.①许… ②吕… ③朱… Ⅲ.①脊柱病-治疗 Ⅳ.①R681.505

中国版本图书馆 CIP 数据核字(2018)第 073937 号

责任编辑:郝文娜 / 责任校对:李 影
责任印制:赵 博 / 封面设计:马健民

版权所有,违者必究。未经本社许可,数字图书馆不得使用

科学出版社 出版
北京东黄城根北街16号
邮政编码:100717
http://www.sciencep.com

艺堂印刷(天津)有限公司 印刷
科学出版社发行 各地新华书店经销

\*

2018年5月第 一 版　开本:787×1092　1/16
2018年5月第一次印刷　印张:16 3/4　插页3
字数:397 000

定价:119.00元
(如有印装质量问题,我社负责调换)

# 序

我和魏征教授在颈椎病的临床诊治研究基础上，逐步发现颈、胸、腰椎综合征。为此进行了尸体解剖学研究、动物实验研究，500例正常人与颈椎病患者X线照片对比分析，并经过对胃及十二指肠溃疡患者的脊椎损害普查，以及临床3000余例患者的诊治验证，结合国内外有关资料，创立了脊椎病因治疗学，于1987年出版《脊椎病因治疗学》。

近30年来，经过国内外广大学者多年的不懈努力，不断对其进行补充和扩展，通过科研与临床实践相结合，使之成为与内、外、妇、儿、五官、神经等临床学科相关的边缘交叉学科。尤其是我的学生许正军等秉承脊椎病因治疗学的理论思想，在临床实践中不断开拓思路，为多种疾病的发病补充了新的病因学说，特别是在精神（心理）疾病、恶性肿瘤的发病方面，提供了新的诊断和治疗途径。在某些疾病长期不能明确病因或治疗效果不明显或无效时，更换角度，从脊椎方面考虑并思考分析，着手治疗，可能会豁然开朗，困难迎刃而解。他们经过多年临床实践，治疗研究，将祖国中医经络学、骨伤科学与现代医学的脊椎与疾病相关理论结合，完善了脊椎病因治疗学，概括为"肌肉松解、脊椎整复、神经营养、血管扩张、药物治症、整脊治因"，使脊椎病因学从基础理论到临床诊断，再到系统治疗及预防康复，形成了一套综合治疗体系，为目前临床治疗提供了多样的治疗方法，为不少疑难病症开辟了一条新的诊治途径。

随着人口老龄化社会的到来，老年病逐渐增多；随着城镇化的进展，现代人亚健康状况堪忧。各种慢性疼痛和心理问题不断困扰着青、中、老年人。脊椎病因治疗学秉承中医学的传统，在最大限度上减少疾病诊治过程中的不良反应，为当代各种疑难病症的诊治开辟了一条新的途径。

该书对脊椎病因治疗学的系统梳理和详细阐述，包括了近几十年来脊椎病因治疗学的研究发展成果，在有生之年能够看到这样一部著作，我感到非常欣慰，我相信魏征教授也一定会感到非常欣慰的。这本书必将为广大同行提供必要的研究基础，相信在广大同行的不懈努力下，脊椎病因治疗学必将继续发展，为广大患者造福。

2017年10月

# 前言

脊椎病因治疗学是指脊椎遭受损害后，造成脊髓、神经、血管及内脏神经损害的一系列病症，采用治脊疗法进行诊疗的一门新学科。这里所谓的脊椎损害后病症，是指颈、胸、腰、骶髂关节，骨盆的骨关节、椎间盘及椎周软组织等，遭受急慢性损伤或退行性改变，在一定诱因条件下，发生脊椎关节错位、椎间盘突出、韧带钙化或骨质增生，直接或间接对神经根、椎动（静）脉、脊髓和（或）迷走神经（自主神经）、交感神经、副交感神经等产生刺激或压迫，而引起临床多种综合征。由此发展导致自主神经功能紊乱，从而引起所支配的器官出现病症。它不包括脊椎骨折、脱位、结核、类风湿或嗜伊红细胞肉芽肿等疾病。

脊椎病因治疗学由魏征、龙层花教授在1959年率先提出。他们在对颈椎病的临床诊治研究基础上，逐步发现颈、胸、腰椎综合征。为此进行了尸体解剖学研究、动物实验研究，正常人与颈椎病患者X线照片对比分析，并经过对胃及十二指肠溃疡患者的脊椎损害普查，以及临床3000余例患者的诊治验证，结合国内外有关资料，从生理、病理、病因病机、诊断、治疗等各方面形成了脊椎病因治疗学的框架，创立了脊椎病因治疗学这一新的学科。

1977年，Ruth Jackson在《颈椎综合征》[*The Cervical Syndrome* (Fourth Edition)]一书中记载颈椎病可引起头部、眼、耳、喉、胸部及心脏等器官症状的报道。1983年，美国Parker手治法研究会[Parker Chiropractic Research Foundation (Lithoin, USA)]在广州做学术交流时，亦报道了类似观点，该会发布的脊椎错位引起的症状表（Chat of Effects of Spinal Misalignments）中亦说明脊椎错位后引起神经根、交感神经、椎动脉或脊髓损害出现相应内脏症状。苏联的谢尔巴克及其学派对阶段反射理疗法进行了深入的研究，指出颈交感神经区域电疗有调节大脑肌器官营养过程的功能。现代医学生理解剖学为脊椎病因学提供了有利的理论基础。据有关资料证明，目前世界医学界通过治疗脊椎而达到治内脏器官的病症已达百余种。中国近年来亦有不少学者进行了此类实践并取得了可喜的成绩，如通过治疗颈、胸椎错位治疗颈性高血压、冠心病等。

在三十余年的临床诊治工作中发现，许多被诊断为神经官能症、偏头痛、风湿痛或良性关节痛，原因不明的胸闷、心悸、失眠、多梦、颈性眩晕、抑郁症、躁狂症、小儿夜尿，以及甲状腺肿瘤、乳腺肿瘤、直肠肿瘤等的患者都与脊椎综合征有关。胸椎综合征的范畴更为广泛，随损害节段不同，损害相应交感神经而出现自主神经功能紊乱各有不同，引起的内脏病症完全符合交感神经所支配的器官。例如，$T_2 \sim T_4$错位，可引起频发性期前收缩；$T_5 \sim T_9$错位，可引起胃、十二指肠溃疡。腰椎综合征除能引起众所周知的腰腿痛以外，还可导致肠痉挛、肠麻痹、习惯性便秘、肠功能紊乱、排尿障碍及痛经等。在脊椎病因治疗学的理论指导下，应用三步诊断，开展治脊疗法，几十种不同疾病取得了满意的疗效。治脊疗法是以针对脊椎错位施行整脊复位松动，选用银质针对患椎周围软组织劳损处进行松解，加强颈腰背肌锻炼等一系列综合疗法，促使脊椎恢复其稳定性，使自主神经功能紊乱导致的内脏病症得到满意的疗效。

自魏征、龙层花教授创立脊椎病因治疗学说以来，广大学者经过多年的不懈努力，不断对其进行补充和扩展，经过临床实践，治疗研究，完善了脊椎病因治疗学，概括为"肌肉松解、脊椎整复、神经营养、血管扩张、药物治症、整脊治因"，使脊椎病因治疗学从基础理论到临床诊断，再到系统治疗及预防康复，形成了体系，为目前临床不少疑难病症开辟了一条新的诊治途径。

本书为大家详细地梳理和阐述脊椎病因治疗学。以此抛砖引玉，希望促进本理论更广泛而深入的研究，以提高和完善对脊椎病因所引起疾病的诊治与预防。

脊椎病因治疗学中还存在许多值得继续探讨的研究课题，有待继续深入研究，也期待着广大学者继续研究探讨，推广脊椎病因治疗学应用。

在本书成书过程中，参阅了大量相关文献和资料，尤其在一些基础理论方面，本书对众多文献和资料进行了归纳、总结或引用，方便读者阅读。在此，对本书中引用的文献和资料的作者表示最诚挚的感谢！

编　者

2017 年 4 月

# 目 录

## 上篇 总 论

第1章 概论 ····················································································· (1)
   第一节 脊椎相关疾病概述 ································································ (1)
   第二节 发病机制的研究进展 ···························································· (2)
   第三节 诊治方法的进展 ·································································· (4)
   第四节 脊椎相关疾病发展前景 ························································ (6)

第2章 脊椎的应用解剖及生理基础 ························································· (7)
   第一节 脊椎和脊椎的功能 ································································ (7)
   第二节 脊椎骨与椎间盘 ·································································· (9)
   第三节 椎动(静)脉和脊椎、脊髓的供血 ············································· (12)
   第四节 脊髓 ·················································································· (14)
   第五节 脊神经 ·············································································· (18)
   第六节 脊椎的肌肉 ········································································ (20)
   第七节 脊椎和脊髓的生物力学 ······················································· (26)
   第八节 自主神经系统 ····································································· (28)
   第九节 自主神经系统生理与临床 ··················································· (36)

第3章 病理与发病机制 ······································································· (44)
   第一节 发病病因 ··········································································· (44)
   第二节 病理与发病机制 ································································ (46)
   第三节 脊椎相关疾病发病机制的几种学说 ······································· (52)

第4章 临床表现与诊断 ······································································· (55)
   第一节 临床症状及体征 ································································ (55)
   第二节 诊断要点及三步定位诊断法 ················································· (63)
   第三节 脊髓的定位诊断 ································································ (64)

第5章 辅助检查 ················································································ (68)
   第一节 影像学检查 ········································································ (68)
   第二节 神经电生理检查 ································································ (82)

第6章 治疗 ······················································································ (94)
   第一节 治疗原则 ··········································································· (94)

第二节　治脊疗法 …………………………………………………………… (95)
　　第三节　物理疗法 …………………………………………………………… (112)
　　第四节　心理学疗法 ………………………………………………………… (116)
　　第五节　预防与康复 ………………………………………………………… (118)

# 下篇　各　论

第7章　呼吸系统疾病 ……………………………………………………………… (126)
　　第一节　支气管哮喘 ………………………………………………………… (126)
　　第二节　慢性支气管炎 ……………………………………………………… (128)
第8章　消化系统疾病 ……………………………………………………………… (131)
　　第一节　消化性溃疡 ………………………………………………………… (131)
　　第二节　肠易激综合征 ……………………………………………………… (133)
　　第三节　呃逆 ………………………………………………………………… (134)
　　第四节　功能性消化不良 …………………………………………………… (136)
　　第五节　便秘 ………………………………………………………………… (137)
第9章　心血管系统疾病 …………………………………………………………… (140)
　　第一节　原发性高血压 ……………………………………………………… (140)
　　第二节　冠状动脉粥样硬化性心脏病 ……………………………………… (142)
　　第三节　心律失常 …………………………………………………………… (144)
第10章　神经系统疾病 …………………………………………………………… (147)
　　第一节　三叉神经痛 ………………………………………………………… (147)
　　第二节　脑震荡后遗症 ……………………………………………………… (149)
　　第三节　血管神经性头痛 …………………………………………………… (150)
　　第四节　癫痫 ………………………………………………………………… (152)
　　第五节　神经衰弱 …………………………………………………………… (155)
　　第六节　脊髓空洞症 ………………………………………………………… (156)
　　第七节　短暂性脑缺血发作 ………………………………………………… (158)
　　第八节　小儿脑性瘫痪 ……………………………………………………… (160)
　　第九节　特发性面神经麻痹 ………………………………………………… (162)
　　第十节　阿尔茨海默病 ……………………………………………………… (164)
　　第十一节　神经性水肿 ……………………………………………………… (165)
　　第十二节　帕金森综合征 …………………………………………………… (167)
　　第十三节　多汗症 …………………………………………………………… (169)
　　第十四节　神经性呕吐 ……………………………………………………… (170)
第11章　五官疾病 ………………………………………………………………… (172)
　　第一节　眼部疾病 …………………………………………………………… (172)
　　第二节　学生近视初发 ……………………………………………………… (173)

| | |
|---|---|
| 第三节 吞咽困难 | (175) |
| 第四节 耳鸣 | (176) |
| 第五节 耳聋 | (178) |
| 第六节 变应性鼻炎 | (181) |
| 第七节 嗅觉异常 | (183) |
| 第八节 眩晕 | (184) |
| 第九节 慢性咽炎 | (186) |
| 第十节 舌下神经麻痹 | (187) |
| 第十一节 牙痛 | (188) |
| 第十二节 咽部异物感 | (189) |
| 第十三节 环咽肌失弛缓症 | (190) |
| **第12章 内分泌系统疾病** | **(192)** |
| 第一节 2型糖尿病 | (192) |
| 第二节 慢性肾上腺皮质功能减退症 | (194) |
| 第三节 甲状腺功能亢进症 | (196) |
| 第四节 单纯性甲状腺肿 | (197) |
| **第13章 脊椎病因与精神疾病** | **(199)** |
| 第一节 抑郁症 | (199) |
| 第二节 躁狂症 | (201) |
| 第三节 精神分裂症 | (203) |
| 第四节 焦虑 | (205) |
| 第五节 睡眠障碍 | (207) |
| 第六节 抽动秽语综合征 | (209) |
| **第14章 泌尿生殖系统疾病** | **(212)** |
| 第一节 慢性肾盂肾炎 | (212) |
| 第二节 前列腺增生 | (213) |
| 第三节 慢性膀胱功能障碍 | (215) |
| 第四节 性功能障碍 | (217) |
| 第五节 阳痿 | (219) |
| 第六节 男性不育症 | (220) |
| 第七节 女性不孕症 | (222) |
| 第八节 习惯性流产 | (224) |
| 第九节 痛经 | (225) |
| 第十节 月经不调 | (226) |
| 第十一节 闭经 | (228) |
| **第15章 脊椎病因与肿瘤** | **(231)** |
| 第一节 甲状腺癌 | (231) |
| 第二节 肺癌 | (234) |
| 第三节 乳腺癌 | (238) |

第四节 食管癌……………………………………………………………………（240）
第五节 胃癌………………………………………………………………………（244）
第六节 肝癌………………………………………………………………………（247）
第七节 直肠癌……………………………………………………………………（251）
第八节 子宫癌……………………………………………………………………（254）
**参考文献**……………………………………………………………………………（257）
**附录**…………………………………………………………………………………（259）

# 上篇 总论

# 第1章

# 概 论

## 第一节 脊椎相关疾病概述

脊椎相关疾病是由于脊椎及周围软组织损伤、小关节错位、增生退变、椎周组织的无菌性炎症,刺激和压迫了脊神经、内脏神经所出现的一系列内脏疾病。脊椎相关疾病常见临床症状包括所谓的疑难病的表现,如偏头痛、后枕痛、头晕、耳鸣、眼胀、视力下降、脑供血不足、记忆力减退、乏力、失眠、鼻炎、咽部异物感、哮喘、心绞痛、类冠心病、三叉神经痛、胸闷、气短、哮喘、胸背痛、血压波动、慢性胃炎、久治不愈的胃溃疡、糖尿病、不明原因腹痛、腹泻、多汗、月经失调、闭经、性功能障碍、不孕、不育等70多种。

致病因素与人体抗病能力是引发疾病的两个重要原因,致病因素是外因,也就是中医所说的邪气。人体抗病能力是内因,也就是中医所说的正气。中医认为:正气存内,邪不可干;邪之所凑,其气必虚。然而,现代医学体系仍以著名的结构性原则为前提,主要是按器官与组织在结构上的相似性和生理功能把人体分成若干个系统,如神经、呼吸、消化、循环、泌尿、内分泌、免疫、生殖、造血、运动等系统。人们习惯于按各个系统来研究人的生理功能和病理变化,随之而来的是我们对疾病概念的理解也必然是在以结构为主的各系统上,如循环系统疾病、消化系统疾病、呼吸系统疾病等。诊断、治疗多着眼于各系统和器官上,这种思路和方法虽然有很多优点,但现代医学得到迅猛发展,使人类对许多疾病的认识越来越深入,便于患者就医,但也存在着不足,尤其是分科越来越细,容易使医生的思路局限,造成对疾病的整体认识和诊治能力减弱,脊柱医学及其脊柱相关疾病理论的出现,在病因学方面给了新的启示,它打破了以往的分科界限,从一个新的角度揭示了许多常见病及疑难病的发病原因及诊治规律。

脊椎相关疾病是从脊椎生物力学角度研究脊椎与疾病关系的一门新兴的边缘学科,是从人体健康的平衡观、整体观出发,对脊椎、脊椎的力学结构进一步重新认识,从而对脊椎相关疾病形成了独到的理论体系及相应的诊疗方法,这与传统中医对疾病的认知有异曲同工之妙。不同的是,脊椎相关疾病的诊疗过程是以解剖学、生理学、病理学、生物力学等现代科学为基础,吸取中医脏腑学、经络学等辨证论治理论,以及推拿、捏脊、正骨、针灸、熏蒸、刮痧、针刀、点穴等诊治方法，取得很好的临床疗效，实用性强，大部分治疗方法属于自然疗法或绿色疗法范畴，患者容易接受，所以越来越受到国内外医学界的重视。

## 第二节 发病机制的研究进展

脊椎相关疾病的发病机制目前尚不十分明确。1982年，法国学者Cortel和Dubousset提出"脊椎三维空间理论"；1983年，德国学者Luis和Denis从脊椎形态解剖的静力平衡稳定观点出发，提出将脊柱分为前、中、后三柱即"三柱理论"，并强调韧带对脊椎稳定性的重要作用。大多数学者的研究均从生物力学角度描述脊椎的稳定性。脊椎失稳及周围软组织应力异常是通过以下三个途径引发疾病的。①刺激或压迫附近的自主神经(神经根、交通支)，从而影响所支配器官的功能(增强或减弱)；②刺激或压迫附近血管，引起该血管供血区缺血症状；③刺激或压迫脊椎附近的脊神经及感受器，反射性影响了内脏功能。通过以上三个途径对所支配器官功能产生影响(如免疫系统或内分泌功能等)，引起相关器官功能性失调，可以由量变发展到质变，即由功能性疾病发展到器质性疾病。

脊椎应力异常引起脊神经损伤导致的肢体疼痛、麻木、运动障碍，通过现代医学的查体和辅助检查，很容易得到客观依据而被认识和接受。

### 一、临床研究报道

国内外专家重视对脊椎失稳的研究，取得了许多研究成果。

1959年，龙层花教授在总结3例中年重症颈椎病患者的漏诊教训中发现，椎小关节错位在X线片中早已有显示，但被误认为属摄片时的体位不正所致，使入院时骨科曾初步诊断的颈椎病被排除。脊椎病的X线片，对脊椎脱位、半脱位有明确的诊断标准，而椎关节错位比半脱位轻，放射诊断目前尚无公认的统一标准。临床诊断标准，是以有椎间盘变性(膨出、突出)、骨质增生、韧带钙化作为脊椎病的诊断依据，尚未建立椎间关节错位的诊断标准，这就是颈椎病漏诊的关键原因。在临床实践中还发现，颈胸椎椎间小关节错位，压迫或牵拉交感神经可能是引起心血管疾病的重要原因之一，上位颈椎错位多出现心律失常、窦性心律过速和心悸，$C_4 \sim C_6$错位易发生心动过缓，$C_7 \sim T_2$错位可发生心房颤动，$T_3 \sim T_5$错位可诱发室性或房性期前收缩及房室传导阻滞。

周秉文教授专题"脊椎失稳症"，曾提出5种失稳病因：①外伤性；②退变性；③医源性；④病理性；⑤先天性。

张长江教授在研究颈性视力障碍中，将恒猴颈椎人工移位与人工切除颈上交感神经节作对比观察，证明颈椎移位、复位后脑血流动力学改变与交感神经密切相关。

潘之清对颈椎病和神经衰弱患者进行系统观察后指出，颈椎病是导致神经衰弱的重要原因，神经衰弱人群中，80%以上患有颈椎病；而颈椎病患者中，90%以上有神经衰弱症状(椎动脉型患者几乎达到100%)。故认为，防治颈椎病对防治神经衰弱非常重要，开创了治本之路。

### 二、实验研究分析

脊椎相关疾病实验研究。

1. 尸体解剖研究　应用 16 具成人尸体标本,切除脊柱周围软组织,对脊柱及椎管各部位进行各方向运动和位置的解剖观察,发现脊椎侧屈、旋转大于 30°时椎间孔缩小,椎间孔横径缩小 1/3 时,神经根受到刺激,如缩小 1/2 时,则神经根受到压迫。脊椎错位时,椎管矢状径变小。

2. 动物实验研究　急性实验:应用 6 只家兔,麻醉后以手术方法造成颈椎下段和胸椎上段椎体错位,棘突偏歪,测量错位前、后的心电图变化,结果显示,错位前心电图正常的家兔错位后均出现心律失常。慢性实验:应用 8 只家犬,以同样方法进行了慢性实验,也得到了同样结果。随机分组对照实验:应用 36 只家兔随机分为实验一、二组和对照组,结果显示,脊椎错位可使心肌和神经根发生变性改变。

3. 影像学研究　对 100 例颈椎病患者和 100 例正常人颈椎 X 线片进行对比研究,发现颈椎病患者椎管矢状径平均值为 13.5mm,均小于正常人的平均值 15.5mm,颈椎病患者椎间孔横径平均为 6mm,小于正常人的平均值 7.9mm。

4. 血流动力学研究　应用 9 只家犬,人工造成第 6 颈椎至第 5 胸椎间关节错位,分别测定错位前、后 20min 犬的心排血量、中心静脉压、平均动脉压、肺动脉压、肺毛细血管楔压,根据公式计算心脏指数、每搏容积指数、肺循环阻力和周围循环阻力,除中心静脉压和平均动脉压以外,其他 7 项主要指标在脊柱错位后都有明显改变。以上这些实验都证实,椎小关节错位是脊椎病发生的主要原因。

齐越峰等通过手术切断家兔 $C_5 \sim C_6$、$C_6 \sim C_7$、$C_7 \sim T_1$ 的棘间韧带,以及旋转错位 $C_6$ 和 $C_7$ 椎体的方法,建立颈椎错位失稳模型,以研究颈椎失稳时对心肌超微结构的影响。认为颈椎的长期失稳可引起心肌缺血,导致器质性损害,颈椎病可能是导致冠心病的一个重要原因。

贺俊民等采取暴露家兔双侧颈前、颈后交感神经节及椎动脉,直接予以牵拉、压迫和电刺激,然后用电动记纹鼓记录刺激前、后股动脉血压变化的方法,研究颈椎及其周围软组织与颈性血压异常的关系。结果显示,刺激兔的颈前交感神经节,大多数刺激后比刺激前血压升高,而刺激兔的颈后交感神经节(在人相当于颈下交感神经节或星状神经节)较刺激前血压多数下降。该试验结果与作者临床中观察到的颈椎血压异常相符,即人的颈椎上段发生解剖位移,引起血压升高者较多,而人的颈椎下段发生解剖位移,使血压出现偏低者较多。

高建国等对伴有心血管症状的颈椎病患者推拿治疗前、后血浆中心钠素的水平变化进行了研究,结果表明患者治疗前血浆中心钠素水平高于正常对照组,推拿治疗后患者临床症状及体征均有明显改善,血浆心钠素水平亦降至接近正常水平,认为推拿对机体自主神经功能的调整是其主要机制。

石银萍等通过针刺胃脘下俞穴的方法,对其对糖尿病家兔的血糖、胰岛素及胰岛形态的影响进行了研究。结果显示,针刺胃脘下俞有提高胰岛素含量、降低血糖水平、修复胰岛形态的功效。证实胃脘下俞(人体 $T_8$ 棘突下旁开 1.5 寸)在神经分布、生理功能和病理变化上与胰腺关系密切。

## 三、国外研究进展

国外的一些实验研究也表明躯体神经与内脏功能是有联系的。①解剖学发现:交感神经低级中枢在脊髓的侧角,其传入神经感受内脏的代谢状态,传入神经纤维不仅有分支作用到自身中枢,而且与躯体神经共同作用到相应的核团,即躯体神经与内脏神经是合作的,是可以相互影响的。②躯体-心脏反射:动物实验表明,躯体的伤害性刺激,均可产生交感神经张力增高,引起心搏加快,这种改变可在动物心脏附近的交感神经上记录到,由慢波变成快波。③躯体-血管反射:交感神经电生理依据表明,躯体受到刺激,可产生血管先收缩后扩张的反应。④躯体-胃肠反射:刺激躯体不同部位,产生不同的反应,手部刺激可产生易化作用(胃肠蠕动增强),局部刺激可产生抑制作用(胃肠蠕动减弱)。与中医针灸配穴有相关性。⑤躯体-膀胱反射:刺激下腹部和骨盆区,可产生排尿反应,膀胱压力增高。对四肢远端刺激,可产生抑制排尿反应。

综上所述,迄今脊柱相关疾病的实验研究,大多集中在脊柱相关的心血管疾病和内分泌疾病领域,为脊柱相关疾病临床研究提供了可靠的客观依据,但相对于临床治疗的报道较少,没有引起足够的重视,临床上许多疾病还是经常被误诊或漏诊。因此,加大脊柱相关疾病的知识普及,加强脊柱相关疾病的研究,尤其是基础研究,如治脊疗法的反馈调节机制、脊柱相关疾病与内脏信息传导通路的关系、整体观念与脊柱相关疾病的关系、分子生物学与脊柱相关疾病的关系等显得尤其重要。脊椎相关疾病涉及疾病的种类和范围广泛,表现复杂多样,加强多学科的合作研究是发展这门新兴学科的必然趋势。

## 第三节 诊治方法的进展

三步定位诊断法,是为了避免定位误差。由于目前颈椎病的临床诊断标准和 X 线诊断标准中,均尚无椎关节错位的诊断标准,因而容易导致误诊误治。

目前,脊椎病的诊断技术,多依赖现代科技仪器的检查,如 CT、MRI、发射型计算机断层成像(ECT)、彩色 B 超等,但是以上诊断技术只能对脊椎及其附属组织形态结构的异常做出结论,诊断椎间关节错位仍以脊椎 X 线平片为主。脊椎病的诊断,首先应排除结核、肿瘤、嗜酸细胞肉芽肿,有外伤史的排除骨折、脱位。鉴别诊断由各专科做出,临床医师若不遵循三步定位诊断的严格要求,只凭放射诊断就做出治疗方案,无论是采用手术疗法还是非手术疗法,均有可能发生误诊或对发病部位的定位错误,从而延误治疗或疗效不佳。

**(一)病因分型法**

目前国内外对颈椎病采用的临床分型法,以临床症状为主,分为神经根型、椎动脉型、交感型、脊髓型和混合型 5 种,由于脊椎病治疗的首要问题是要消除脊椎病的病因,也就是要清楚用什么疗法消除脊柱病变对脊髓、神经、血管的伤害最有效。非手术疗法中,西医骨科多应用牵引疗法,中医骨科多应用推拿疗法,这两种疗法均有效,但又都不能达到更理想的疗效,因此,不少人都知道推拿无效就改用牵引,反之,牵引效果差的就改用推拿,或干脆两者同时应用,能否在选用这些疗法前做出更准确的分析和判断呢?笔者研究发现,牵引疗法主要适用于椎间盘损害(变性、突出、膨出)、骨质增生、椎管内韧带病理变化(钙化、肥厚、皱褶)的纵向性骨性损害,对前后滑脱式错位者,牵引能使椎间韧带伸张拉直,部分达到牵引复位目的;正骨推拿法,是在明确关节错位方向的情况下,进行轻巧的手法复位,主要适用于因椎间关节错位导致的椎管、椎间孔、血管通道变形变窄,造成椎关节间的横向骨性损害,使牵引无效的患者得到理想的疗效。经过课题研究,提出了病因分型法,以减少选择牵引、推拿治疗的盲目性,有利于提高疗效和避免治疗不良反应。

1. **椎关节损变型** 病理变化是椎间盘变性或因损伤致突出,骨质增生,后纵韧带钙化,黄韧带肥厚、皱褶,其脊椎病变部位与临床症状定位诊断相一致,属纵向压迫源。此型多属老年患者,与目前临床诊断颈椎病的标准相近似,所不同的是,若引发症状(神经定位)的病椎不在退变的椎间,就不能判断为此型。本型主治法是牵引疗法。

2. 关节功能紊乱型　凡有椎间关节错位(非先天性),包括前后滑脱式错位、侧弯侧摆式错位、左右旋转式错位、倾位仰位式错位和混合式错位5型,均属横向压迫源。此型多属青壮年患者,主治法采用正骨推拿法。

3. 软组织损变型　是指临床症状和体征均由椎旁软组织病变引起。创伤后的瘢痕、软组织硬变,或软组织炎症后形成的硬结直接压迫或刺激了颈神经、血管,出现与脊椎病相同症状者,但并无上述两型脊椎病理、体征的患者。软组织损伤、变性是脊椎病的病理基础,无论是急性外伤、慢性劳损还是老年性退行性变导致的脊椎病,其椎周软组织必定有新的或陈旧性的损伤。因此,无论哪一型,其病椎周围都可检出软组织劳损体征,这是脊柱生物力学失衡的病理基础,不属分型(发病主因)的依据,只须在各型康复期做适当治疗,就能加速脊椎恢复稳定,防止复发。

4. 复合型　是由椎关节损变型并发关节功能紊乱型者,即在脊椎退变的失稳期(尚未形成骨桥前),在该退变的椎间发生关节错位者,此型以老年患者为主。由于血管、神经根、脊髓受到既有纵向又有横向的压迫或刺激,因此,应使用牵引和推拿综合治疗为佳,采用牵引下正骨法,有特效,且非常安全。

**(二)椎间关节错位是脊椎病发病的主因**

椎关节错位比脱位、半脱位程度轻,被称为滑椎或关节功能紊乱。但笔者在研究中发现,脊椎关节功能紊乱在临床上的表现偶有不适症状,但是可以因患者改变体位而使症状消失。但脊椎关节错位的患者,改变体位只能使症状减轻一部分,而不会消除,患者需要求医诊治。由此可见,椎关节错位比关节功能紊乱重,又比半脱位轻。脱位、半脱位和错位都会造成脊柱力学失衡,引起脊椎的功能节段发生病理性(退变加速)变化,或发展成脊柱侧弯。由于脱位和半脱位在影像学上有明确的诊断标准,不会漏诊,而错位目前尚无诊断标准(临床诊断和放射学诊断均未有公认的标准),这是导致脊椎病临床表现与放射诊断常不一致的主要原因。

(1)脊椎小关节错位可有5种类型:①左右旋转式错位;②左右侧摆式错位;③前后滑脱式错位;④倾位仰位式错位;⑤混合式错位。

(2)椎间关节错位造成的椎管和椎间孔变形变窄,经正骨手法纠正后,能恢复到正常或代偿范围,使临床症状消失或基本消失。

(3)每个脊椎病患者的代偿功能与其先天性的椎管矢状径、椎间孔横径相关,与椎间孔的纵径无关,故老年性脊椎退变,椎间隙变窄,其椎间孔纵径虽变短,椎间孔由椭圆形变成圆形,仍能代偿而不发生颈椎病。

(4)椎间盘膨出、骨质增生、后纵韧带钙化等在椎管内或椎间占有一些空间,若无椎间关节错位,多能代偿而不发病,若有错位发生,同等程度的错位,则比无上述病理改变者临床症状重。正骨手法纠正错位关节,能恢复到代偿范围,取得临床治愈的疗效(大部分可免除手术治疗)。

(5)椎间盘突出(颈、胸、腰),以往认为推拿能治愈的机制为:①使突出物还纳;②将神经根位移,避开突出物;③将突出的髓核推破而减压。自从有了CT、MRI后,这些推理大部分已被否定。笔者认为,绝大部分椎间盘突出的发病部位都并发有椎关节错位,正骨推拿将错位复正,使椎管和椎间孔恢复到正常或代偿范围后,临床疗效显著,95%以上患者能免除手术治疗。

# 第四节 脊椎相关疾病发展前景

## 一、脊椎相关疾病流行病学资料

1. 国内发病情况　　国内相关证据表明,脊椎病在流行病学方面已经成为目前的常见病、多发病,我国 50 岁以上的人群中 97% 有脊椎疾病,而近年来,又呈现年轻化趋势;40 岁年龄段的人群中,40% 以上脊椎有各种疾病。我国儿童脊柱侧弯发病率高达 20%。脊椎不健康的孩子高达 68.8%,其中 10% 进行拍片检查,最轻的脊椎侧弯也有 5°~6°。据统计,80% 出现头痛、背痛、腰痛和手脚麻木的成年人,实际源于儿童时期的脊椎异常。

另据中国儿童发展中心调查统计,我国儿童脊柱侧弯的发病率高达 25% 以上。还有资料显示,近十几年,在青少年中颈椎病发病率越来越高。有关专家指出,长期姿势不良是青少年发生脊椎病的重要因素之一。各种不良的姿势和习惯容易使脊椎长时间处于屈曲位或某些特定体位,使颈、胸、腰椎前伸、前屈或侧弯,这样不仅使脊椎椎间盘内的压力增高,而且也使脊椎部的肌肉、韧带长期处于非协调受力状态,从而发生颈椎病或脊椎侧弯。

2. 国外发病情况　　美国脊椎矫正协会统计资料显示,美国 30 岁以上的人口中,脊椎骨退化的比例占 1/3 以上;70 岁以上的老人有退化现象;而在 18 万卧床或坐轮椅的患者中,这一现象更为严重。国外有一种流行的说法,人的寿命预测在 120 岁以上,而脊椎问题会让人的寿命缩短 1/3,即各国的实际年龄平均难以越过 80 岁。

目前,一些发达国家的医学界对该领域已非常重视,他们在基础研究方面做了许多工作。研究发现,很多内脏慢性疾病的病因与脊椎应力异常有关,并提出和呼吁,再也不能不重视占人体体重 60% 的肌肉和骨的应力异常对健康的影响。诊治疾病不能只考虑内脏。矫正脊椎治疗和保健在一些发达国家已比较普及。我国现代医学界从事这方面研究工作的人不多,大多是临床方面的研究,开展基础研究工作的医学院校寥寥无几。

## 二、开展脊柱相关疾病研究的意义

脊椎相关疾病还没有引起医学界人士足够的重视,脊柱相关疾病被误诊为其他系统疾病经常发生。临床上大量出现的头晕、头痛、胸闷、心慌、耳鸣、耳聋、视物不清、恶心呕吐等本应视为脊椎相关疾病的症状表现,患者却经常到脑神经科、心血管科、五官科或者消化科等专业科室求治。患者经长期药物治疗后,临床症状仍然存在。临床研究中仍存在一些不足,不少研究均未能采取相关学科目前国际、国内公认的标准,从而影响了其结果报告的准确性和可靠性。同是脊椎源性疾病的头颈肩腰腿痛疾病,由于经过多年研究,周围神经的支配定位已十分明确,通过临床的三步神经定位诊断方法已能做到准确的神经定位,这对指导治疗十分有意义。脊椎相关疾病的许多疾病从传统意义上讲,归属于内科或各个专科的范畴,很少有医生对神经系统及其所支配的血管、器官等十分清晰明了,所以加强各学科医生间的合作,弄清每一个器官及其支配血管的交感、副交感神经支配详情,并予以总结和规范化,将会对脊柱相关疾病这门新兴学科的临床研究起到巨大的指导和推动作用。

# 第 2 章

# 脊椎的应用解剖及生理基础

脊椎特殊的解剖结构与相关疾病的发生密切相关，熟练掌握脊柱的解剖结构和功能，有利于正确理解和分析脊椎-神经-肌肉-筋膜系统发病的机制，也是临床诊治脊柱相关疾病时选择治疗方法的基本保证。

## 第一节 脊柱和脊椎的功能

### 一、脊柱的生理弯曲

脊椎是人体的中轴，由脊椎骨、椎间盘、椎间关节和椎旁韧带及肌肉紧密连结而组成。椎管由各脊椎的椎孔连贯而成，内有脊髓。成人整个脊柱从正面观为一直线，从侧面观为 4 个弯曲，颈部向前凸，胸部向后凸，腰部向前凸，骶尾部向后凸。这些弯曲是适应人体直立行走的姿势，在生长发育的进程中逐步形成的。新生儿脊柱向后凸成弧形，随着可以抬头及坐起，颈轴前凸逐步形成，胸轴后凸也显得明显，到学会站立和行走后，腰轴向前的弯曲才显著发展形成，其骶尾部仍保留原来的后凸弧度（图 2-1）。

### 二、脊椎的功能

1. 支持体重，传导重力。
2. 保护脊髓和神经根。
3. 参与形成胸腔、腹腔及盆腔。
4. 支持和附着四肢与躯干联系的肌肉和筋膜。

### 三、脊柱的运动功能

脊柱有前后伸屈、左右侧屈及左右旋转 3 种活动功能。在脊椎运动时，椎间盘的髓核成为杠杆作用的支点。由于生理弯曲存在，胸椎椎间盘髓核在中央，而颈椎及腰椎间盘的髓核偏后，其髓核前方的纤维环比后侧强而厚。前纵韧带亦较后纵韧带强而有力，当仰头、伸腰时，椎间盘后方受挤压，髓核向前移动；反之，低头、弯腰时，髓核向后推挤。如用力过度，后纵韧带和后方纤维环易发生损伤破裂而引发髓核发生突出，出现症状者，称为椎间盘突出。

由于脊椎各段的后关节面排列不同，其旋转轴心亦各异。后关节面，颈椎近似水平面，胸

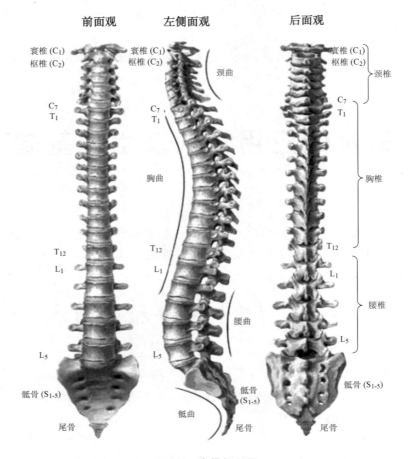

图 2-1 脊椎解剖图

椎呈额（冠）状面，而腰椎呈矢状面。同时，由于各段椎间盘中髓核位置不同，在脊椎运动时头颈部和腰部旋转的轴心位于椎管后部与椎板联合处，胸部的旋转轴心在椎间盘中心。

整条脊椎中以颈、腰段活动度较大，故较易劳损受伤；胸椎因有肋骨、胸廓的支持，受伤机会相对较少；但人们用双肩劳动，肩胛区软组织劳损相对较多。当中老年颈、胸椎椎间盘退变而引起椎间失稳时，肩胛区软组织慢性劳损即加剧，下颈、上胸段脊椎失稳而易发生脊椎错位，继而引起内脏功能障碍。颈椎处于质量较大的头颅与活动较少的胸廓之间，活动度大又要支持头部平衡，故易致劳损。腰椎亦处于较稳固的胸廓与骨盆之间，为人体的中点，在运动中受剪应力最大，并在脊椎形似宝塔的形状中处于基底部位，承受重力最大，故亦易受劳损，其发病率以下腰椎多见，因腰椎做伸屈运动时，其运动范围约 75% 发生于第 5 间隙，20% 发生于第 4 间隙，只有 5% 发生于第 1~3 间隙。

由此可见，各段脊椎在传导重力及旋转运动中，由于后柱的后关节方向不同，用力过度或用力不当，较易损伤脊椎各段交界处：头颈交界处，常见的是枕寰关节和寰枢关节错位，临床引起头晕、头痛；颈胸交界处，常见的是 $C_7$~$T_2$ 关节错位，引起颈肩综合征、颈背综合征或心悸、胸闷、干咳或哮喘等病症；胸腰交界处，常见的是 $T_{12}$~$L_2$ 关节错位，出现腰痛、膝关节痛或肠功能紊乱等病症。

# 第二节　脊椎骨与椎间盘

正常成年人脊柱有独立的椎骨 24 块：颈椎 7 块、胸椎 12 块、腰椎 5 块，骶椎 5 块融合成一个骶骨，尾椎 3～5 块融合成一个尾骨。有椎间盘 23 个和关节 134 个。

## 一、脊椎骨

### (一)脊椎骨的共有形态

椎体在前，椎弓在后。除第 1 颈椎(寰椎)外，每个脊椎骨都有 1 个椎体，7 个突起：棘突 1 个、横突 2 个、关节突 4 个。

1. 椎体　除寰椎无椎体外，其余各椎均有椎体。
2. 椎弓　呈半圆形，与椎体连接成一整体，其连接部称椎弓根，其上下有切迹，两侧壁称椎弓板(图 2-2)。

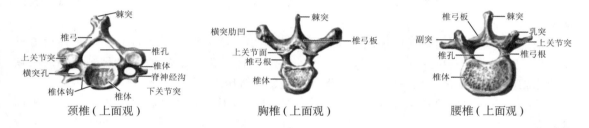

图 2-2　颈椎、胸椎、腰椎(上面观)

3. 椎孔　是由椎体与椎弓相连而成一孔。各孔连接构成椎管，为脊髓所在处。
4. 椎间孔　由椎弓根上缘的椎上切迹与上一椎弓根下缘的椎下切迹构成，孔的前壁是上下两个椎体和椎间盘，在颈椎是钩椎关节，孔的后壁是后关节。青壮年期椎间孔呈椭圆形，老年期因椎间盘退变，其纵径渐变短而呈圆形。脊髓发出的脊神经根、脊神经节并有血管在此通过，胸腰椎部还有交感神经节前纤维通过(图 2-3)。
5. 关节突　每椎有 4 个关节突，在左、右椎弓根与椎弓板相连处向上和向下突出，成为上关节突和下关节突。由下一椎的上关节突与上一椎的下关节突构成关节突关节，形成椎间孔的后壁。
6. 横突　由椎弓根与椎弓板相连处向左右突出，左右各一个。
7. 棘突　由两侧椎弓板向后会合形成，向后方突出。

### (二)颈椎

正常人有 7 个颈椎，6 个椎间盘，33 个大小关节。枕寰椎间和寰枢椎间无椎间盘。6 个椎间盘包括第 7 颈椎与第 1 胸椎间的椎间盘。寰椎和枢椎属特殊椎体，第 3～7 颈椎左右侧后方有椎体钩，故颈椎有 9 个突起处。

颈椎的椎体较小，横径长，纵径短，差约 1/2。前缘略矮，后缘略高。颈轴前弯弧度由椎间盘形成。椎体上面两侧偏后有椎体钩。椎体下面两侧偏后有斜坡。下一椎的椎体钩与上一椎体斜坡之间构成钩椎关节，此为滑膜关节(又称椎体侧方关节、椎体半关节、神经弓椎体关节、

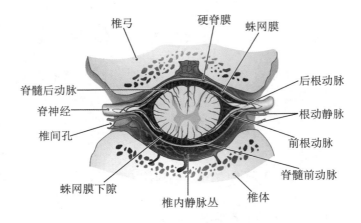

图 2-3 神经根及血管通过椎间孔

弓体关节和 Luschka 关节），其可防止椎间盘向后突出，加强颈椎间的稳定性，并形成椎间孔的前壁。

颈椎椎体前缘上面呈斜坡状，下面前缘呈岭状突出。约为椎体厚度的 1/3，故椎体前方椎间隙小。颈椎椎弓较短，故椎孔前后径小，当椎体发生前后滑脱式错位、黄韧带皱褶和后纵韧带骨化肥厚，或发生椎间盘突出时，神经根和脊髓易受挤压损害。

椎间孔为椭圆形的骨性管道，纵径长，横径短，神经根通过其中只占其 1/2～2/3。当椎间盘退变变窄时，椎间孔纵径随之缩短为圆形；钩椎关节和后关节发生错位时，椎间孔横径变成多边形或肾形而狭窄，变窄 1/3～1/2 即刺激或压迫神经根而引起颈椎病症状。枕寰及寰枢间无椎间盘，亦无椎间孔保护第 1、2 颈神经，故神经较易受损害。

颈椎横突较小，第 1 至第 6 颈椎有横突孔，椎动脉及静脉从中穿过。横突上面呈沟状，脊神经根从中通过。

关节突较低，呈块状，神经根从关节突前方通过。上关节突的关节面朝上偏后方，下关节突的关节面朝下偏前方。下椎的上关节突与上椎的下关节突组成后关节，关节近似水平面，正常时使颈部运动较灵活，颈椎失稳时，则甚易发生错位。

棘突较短且末端多分叉，第 2 颈椎（枢椎）棘突最宽大，第 3 颈椎棘突最短小，以下渐长，第 7 颈椎棘突最长，不分叉或分叉不明显，作为体表标志之一。

寰椎无椎体和棘突，由前弓、后弓和左右侧块组成。前弓短，内有关节面，与枢椎齿突形成寰齿关节，齿突由横韧带固定于关节内，前弓前方正中有前结节，是两侧颈长肌附着点；后弓长，后方正中有后结节向上突起，能防止头部过伸，是两侧头后小直肌的附着点。后弓上面两侧近侧块处有椎动脉沟；侧块上面有关节面，呈近椭圆形朝内向上的凹形面，与枕髁形成枕寰关节，主点头、仰头的伸屈运动，其活动度约占颈伸屈功能的 50%。下面两侧各有平坦的关节面，朝内下前方，与枢椎上关节突形成寰枢关节。侧块两侧有横突，较长、大，为寰椎旋转的支点。

枢椎：椎体是颈椎中最厚者，成为寰椎环绕运动的支点，上方有齿突，与寰椎构成寰齿关节。上关节面在椎体与椎弓根连接处，朝上后方稍隆起近似水平面，与寰椎下关节面形成寰枢关节，主左右旋转运动，约占全颈活动功能的 50%。其棘突宽大且分叉，横突短小且朝下。第 2 颈神经从关节突后方通过。

颈椎活动:除枕寰、寰枢关节外,其他椎间关节均属微动关节。前屈时以下段为主,后伸以中段为主,左右侧屈时全部颈椎均参加活动。颈椎后关节呈水平面,故正常时比胸椎、腰椎更为灵活。

### (三)胸椎

正常人有12块胸椎及12个椎间盘,椎体比颈椎高大,且由上而下逐渐增大。椎体上面和下面均平坦,而后侧略厚,从而使全胸段脊椎排列成后凸状背弓。

胸椎后外方近椎弓根处有与肋骨头相关节的关节凹。第1、10至第12胸椎只有上关节凹,第2~9胸椎因肋骨头上移而与相邻的上下椎体间关节,故此8个胸椎各有上下两个肋凹,与肋骨构成肋头关节。

胸椎横突比颈椎横突粗大,末端呈小球形膨大,侧方有小关节面与肋骨结节构成肋横突关节。

胸椎后关节面平坦,上关节突面向后外,下关节突面向前内,故关节呈额(冠)状面,这种关节结构使胸椎运动以侧屈活动度较大,伸屈和旋转受胸廓所限,故活动度较小。

脊髓的颈膨大达第2胸椎,腰膨大向上达第10胸椎,故第1、2和第10~12胸椎椎孔较大,呈三角形,其余椎孔较小,呈心形。

胸椎棘突较长而细,呈三棱形,末端有较粗糙的结构,向后下方互相重叠如叠瓦状,故胸椎棘突与椎体的定位约相差一节。

### (四)腰椎

腰椎负重最大,故椎体比胸椎更粗大,呈肾状,上下面扁平。

腰椎椎弓很发达,棘突呈板状,成水平方向后伸,故腰椎与棘突体表定位一致。腰椎上关节突由椎弓根发出,关节面向内呈弧形,下关节突由椎体发出,关节面向外,故腰椎后关节呈矢状面,但从上而下又逐渐转为冠状面(腰骶关节面)。

### (五)脊椎的变异

人体脊椎的变异是较常见的,尤其是某些附件的变异更多见。

1. 椎体数量的变异,如椎体融合;椎体互变,如腰椎骶化、骶椎腰化,等。
2. 横突或棘突变形较多见,如过长、过短、弯曲或分叉等。故体表触诊时,切勿单靠骨标志的偏歪而定为错位,必须与临床症状、体征(活动功能障碍、压痛)及椎旁软组织病理变化等相结合诊断为宜。

## 二、脊椎的连接

简记三长五短,即3条长韧带及各椎间5个短连接(椎间盘、椎小关节囊,3条短韧带)。

1. **椎间盘** 脊椎之间由椎间盘连接。
2. **前纵韧带** 位于椎体前方,从寰椎前弓前面至骶椎前的膜状韧带。中部较厚,侧方较薄,也称为侧纵韧带。寰椎前另有一条状较窄的膜样组织与颅底骨相连。
3. **后纵韧带** 由枢椎椎体后面至骶骨,附着于椎体后方(脊髓前方)的长韧带。在椎管内通过处于各椎体之间的裂隙,有椎体的动、静脉支穿过。由枢椎向上有膜样组织与枕骨斜坡相连。
4. **棘上韧带** 这条长韧带在各棘间韧带帮助下,可保持脊柱前屈后伸及转体运动于安全范围内。在颈椎部的棘上韧带特别发达,又称项韧带。

5. 椎弓间韧带又称黄韧带 在每个椎弓之间含大量弹性纤维,故较坚韧。其两侧有裂隙,有静脉通过。此韧带如变性,则增厚而失去弹性,可引起神经根的压迫症状,有椎间盘变性并发滑脱式错位时,黄韧带常呈皱褶状。

6. 横突间韧带 连接上下相邻的横突,使脊椎侧屈活动度受其约束。

7. 棘间韧带 连接上下相邻的棘突,功能与3条长韧带相协同。

8. 后关节囊 每个关节突之间有薄而松的关节囊与韧带相连,慢性劳损或炎症使关节囊变性、松弛,将导致椎关节失稳。

### 三、椎间盘

寰枢椎间没有椎间盘,从枢椎以下,各椎体之间均以椎间盘连接。其正常厚度约等于所连接椎体厚度的1/3,其总长度约占脊柱全长的1/4。颈部的椎间盘占颈部脊椎高度的20%~40%。颈、腰部的椎间盘前侧厚而后侧薄,形成颈、腰段脊柱前凸的弧形。胸椎椎间盘前后侧等高。

**(一)结构**

1. 纤维环为纤维交错同心环,围绕在椎间盘的外周。因前部厚而使髓核靠后,后纵韧带又窄又薄,故椎间盘易向后突出。纤维环的纤维是斜形编织的弹性纤维,包绕髓核,使两个椎体的椎间限有5mm的扭矩,有摇椅样和三轴向运动。

2. 髓核呈胶状,由类蛋白组成。含水分约80%,随年龄的不同及负重的不同可有改变,正常人早晚的身高有1~2mm的变化。成人的椎间盘除纤维环外缘有血管外,整个椎间盘均无血管和神经,髓核具有流体动力学的特点。

3. 透明软骨板是椎间盘的上下面。紧贴于椎体上,原为骨髓软骨,与椎间盘高度增长有关。在成年后软骨板和纤维环融合在一起,将髓核密封于其中。

**(二)血液供应和神经支配**

椎间盘的血液供应在胎儿期是来自周围和相邻椎体的血管,椎体的血管进入透明软骨板,但不进入髓核。出生后这些血管发生变性并逐渐瘢痕化而闭锁,因而成年人椎间盘没有血液供应,其营养来源是靠相邻椎体经软骨板类似半渗透膜的渗透作用弥散而来,与椎体进行液体交换,维持其新陈代谢。椎间盘的弹性及张力取决于软骨板的通透性和髓核的渗透力,因外伤致软骨板损害或老年性退变致髓核的吸液性改变,该椎间盘将加速变性(发生椎间盘膨出),外伤或劳损致纤维环形成裂隙或软骨板破裂,造成髓核位移穿出,若挤压到神经根或脊髓,即为椎间盘突出症。

神经支配是由窦椎神经(sinuvertebral nerve)支配椎间盘后部纤维环边缘及后纵韧带。窦椎神经由脊神经的脊膜返支和交感神经的一部分组成,为无髓鞘神经,能传导与疼痛有关的冲动。当纤维环后部、后纵韧带受牵张时可出现疼痛。

## 第三节 椎动(静)脉和脊椎、脊髓的供血

椎动脉是由锁骨下动脉左右各发出一支,左侧较大,右侧较小,从第6颈椎横突孔进入(椎静脉多以第7颈椎横突孔穿出)后,沿各横突孔上行(椎静脉下行),穿行于寰椎横突孔后,侧弯向后外侧椎动脉沟内,然后转向前方,穿过寰枕后膜外缘上行,经枕骨大孔入颅内,到延髓前内

上行,达脑桥下缘时,两侧椎动脉汇合而成基底动脉。

椎动脉分4段,其分支较多。

第1段:自锁骨下动脉至第6颈椎横突孔,其通过颈长肌和前斜角肌的裂隙,当斜角肌痉挛时椎动脉可受压迫。

与椎动脉并行的椎静脉多位于其前方,其后侧有第7颈椎横突,第7、8颈神经前支及交感神经干和星状神经节,此神经节发出的交感节后纤维与动脉并行,形成椎动脉神经丛,故临床上常见椎动脉与交感神经症状合并发生。

椎动脉进入横突孔的位置多见于第6颈椎,亦有个别从$C_7$、$C_5$或$C_4$颈椎横突孔穿入者,椎静脉多由寰椎横突孔上行。

第2段:一般将第6至第2颈椎横突孔之间的椎动脉称为第2段。此段椎动脉较垂直,在各椎平面分出椎间动脉,此分支经椎间孔进入椎管,营养脊髓及被膜。

第2段椎动脉周围有神经丛及静脉丛,其前内方有钩椎关节。该关节错位或骨质增生时,易压迫椎动脉使其扭曲、偏斜,造成管腔狭窄或发生痉挛而引起供血障碍。

第3段:位于枕下三角内,从寰椎横突孔上方穿出,向后绕过寰椎上关节突的后外侧,到寰椎后弓上面外侧的椎动脉沟内,转向前方,穿过寰枕后膜的外缘,沿椎动脉沟进入椎管,贯穿脊膜,上行通过枕骨大孔入颅腔。第3段椎动脉的前方有头外侧直肌和寰椎侧块,后方有头上斜肌、头后大直肌和头半棘肌。第1颈神经在此段椎动脉与寰椎后弓之间,沿椎动脉沟穿出。此段椎动脉有肌支和颅后窝脑膜支。第3段椎动脉纡曲度大,当枕寰关节或寰枢关节发生错位或邻近肌肉痉挛时,均可使椎动脉受压迫或受刺激引起动脉痉挛而致血供受阻。

第4段:自枕骨大孔向上绕到延髓前内上行,达脑桥下缘时,两侧椎动脉汇合成基底动脉。椎动脉第4段发出如下分支。

1. 脊髓前动脉　在汇合成基底动脉前,各分出1支在延髓前下行一段,汇合组成一条脊髓前动脉,供血脊髓前部。

2. 小脑后下动脉　在延髓两侧,左右椎动脉各发出1支,分别进入小脑两侧及延髓外侧。

3. 脊髓后动脉　从椎动脉或小脑后下动脉左右各分出1支下行动脉,供血脊髓后部。

4. 内听动脉　又称迷路动脉,有时发自小脑后下动脉,左右各分出1支而汇合成细长纡回的动脉,供血内耳。故颈椎病能影响内耳血循环而出现耳鸣、听力减退。

5. 椎间动脉　来自肋间动脉、腰动脉、骶动脉发出的侧支(脊髓支),经椎间孔进入椎管后与脊髓前动脉、脊髓后动脉相互吻合,形成血管网,包围脊髓全部,并穿入脊髓实质内。进入脊髓的动脉均为终端动脉,无吻合支。

椎-基底动脉系统供血范围包括脊髓、延髓、小脑、脑桥和大脑枕叶,故颈椎病损害椎动、静脉而引起缺血时,多出现头晕、眩晕、视物模糊、恶心呕吐等症状,检查可有水平性眼球震颤、一侧肢体力弱或腱反射亢进等。临床上还可发生中脑病变,如动眼神经受累,引起眼肌麻痹、复视和视物不清等;如椎动脉突然受到刺激或压迫而供血骤然减少,可发生猝倒的现象(图2-4)。

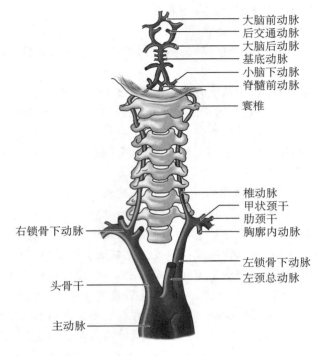

图 2-4 椎动脉的行径

# 第四节 脊 髓

## 一、形态

脊髓呈长椭圆形,位于椎管内,全长 42~45cm,直径 1cm,上端在枕骨大孔处与延髓相接,下端为脊髓圆锥。脊髓在颈部和腰部有较膨大部分,称为颈膨大和腰膨大。颈膨大由 $C_4$~$T_1$ 组成,最粗大部分横径为前后径的 2 倍。腰膨大由 $L_2$~$S_3$ 组成。

## 二、脊髓与脊椎骨的关系

由于脊椎骨发育较快,而脊髓发育较慢,新生儿脊髓下端可达第 3 腰椎,而成年人的脊髓下端只达第 1 腰椎下缘,故成年人脊髓的节段与脊椎骨关系不在一个水平上。其相互关系为:颈髓节段比相应颈椎高出一节段,如 $C_5$ 平第 4 颈椎;中胸段脊髓比相应胸椎高 2 个椎位,如 $T_5$ 平第 3 胸椎;下胸段脊髓比相应胸椎高 3 个椎位,如 $T_{11}$ 平第 8 胸椎;腰髓位于第 10~12 胸椎部;骶尾脊髓位于第 12 胸椎至第 1 腰椎。第 2 腰椎以下为马尾神经。成人的上颈髓节段($C_1$~$C_4$)大致平对同序数椎骨,下颈髓节段($C_5$~$C_8$)和上胸髓节段($T_1$~$T_4$)约平对同序数椎骨的上 1 块椎骨,中胸髓节段($T_5$~$T_8$)约平对同序数椎骨的上 2 块椎骨,下胸髓节段($T_9$~$T_{12}$)约平对同序数椎骨的上 3 块椎骨,腰髓节段约平对第 10~12 胸椎,骶髓、尾髓节段约平对第 1 腰椎(图 2-5)。

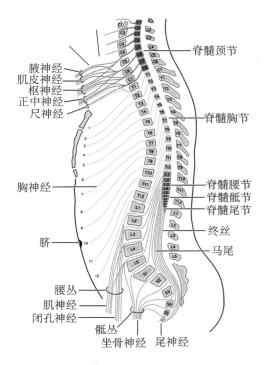

图 2-5　脊髓节段与脊椎骨的关系

## 三、脊髓被膜

脊髓外包 3 层膜,自外向内依次为硬脊膜、蛛网膜和软脊膜,借齿状韧带和神经根固定于椎管内。神经根向侧方延伸时,均覆有 3 层脊膜呈袖套状,称为脊膜袖,至椎间孔处。在脊神经节的外方,硬脊膜与椎间孔的骨膜和脊神经的神经外膜融合在一起,使脊神经固定,对脊髓亦有固定作用。故牵扯脊神经时,外力不易传到神经根,更不易伤及脊髓。对腰椎间盘突出者做颈静脉压迫试验时,因脊髓液压力升高,脊膜袖内压力亦随之升高,故神经根压力加重而出现坐骨神经痛加重的现象。

硬膜向下达第 2 或第 3 骶椎管内成为盲端,再向下成为终丝,附着于尾骨的骨膜上。硬膜与骨性椎管之间为硬膜外隙,此腔内含富有脂肪组织的疏松结缔组织,并有动脉血管网及椎内静脉丛。若椎内静脉丛因静脉血淤滞而扩张时,亦可造成椎管狭窄症,硬膜前方正中与后纵韧带紧密相连。

蛛网膜很薄,与软脊膜之间的间隙为蛛网膜下隙,腔内充满脑脊液。

软脊膜紧贴于脊髓表面,在脊髓两侧前后根之间,软脊膜外面变厚,向侧方形成膈膜。软脊膜外缘分成 20～22 个扇形齿状韧带,连同该处的蛛网膜一同附着于硬膜上,对脊髓起悬吊作用。齿状韧带并不紧张,不影响脊髓随脊柱运动。

## 四、脊髓内部结构

### (一)脊髓表面的沟和裂

1. 腹正中裂　为脊髓腹侧面正中线上的纵行裂,裂较深。将脊髓的腹侧面分成左右两部分。
2. 背正中沟　为脊髓背侧面正中线上的纵隔,将脊髓的背侧面分成左右两个部分。
3. 腹外侧沟　沟纹不甚明显,左右各一,为脊神经腹根出口。
4. 背外侧沟　沟纹较浅,左右各一,为脊神经背根传入脊髓处。
5. 背中间沟　在胸髓中段以上,始逐渐明显,位于背正中沟与背外侧沟之间,将薄束与楔束分开。

### (二)脊髓的节段

脊髓共分31个节段,每一节段有两对神经根(前根和后根)。颈髓8个节段,胸髓12个节段,腰髓5个节段,骶髓5个节段,尾髓1~2个节段。在脊髓圆锥以下的腰骶神经根,在椎管内的方向几乎是垂直的,构成马尾。

### (三)脊髓内部结构

脊髓内部结构包括脊髓灰质、脊髓白质和中央管三部分。

1. 脊髓灰质　位于脊髓的中央,包含许多神经细胞团,横断面呈"H"形,全部呈立柱状体。在灰质的两侧部分,按位置分布为后角、前角及侧角。中间连接的部分称为灰质连合。

(1)前角:又称腹角,其切面较短,分为头及底,头在腹侧部。前角中含有较大的多极运动细胞(下运动神经元)。这些细胞又分为四个小组,其排列规律,内侧的细胞主司躯干运动,在外侧的细胞主司四肢运动。

1)腹内侧细胞群:在前角腹内侧,司颈部与躯干的肌肉运动。
2)背内侧细胞群:在前角背内侧,该细胞群在胸腰段脊髓内,司躯干的肌肉运动。
3)腹外侧细胞群:在前角外侧腹方,细胞群在颈膨大及腰膨大处较发达,司肩、上臂、骨盆及股部的肌肉运动。
4)背外侧细胞群:在前角外侧背方,细胞群在颈膨大及腰膨大处较发达。颈膨大处细胞司前臂及手的肌肉运动,腰膨大处细胞司小腿及足的肌肉运动。

前角细胞发出神经纤维,从腹外侧沟穿出,组成前根。

(2)后角:在其切面上又分为尖、头、颈、底四个部分,含有较小的神经细胞,主要接受脊髓神经后根传入的神经传导。尖,在后角的尖端部分,该部分细胞小而少,称为胶状质,为接受与传到脊髓后根传入的普通感觉的第二神经元(温痛觉和一部分触觉);头,在尖端的腹侧,比较膨大,内含固有核,发出纤维,组成脊髓小脑腹侧束;颈,比较狭窄的部分;底,是后角的根部,其内侧含有较大的细胞群,称为背核(克氏柱,Clarke柱),自此发出纤维,组成脊髓小脑背侧束。

(3)侧角:在前角与后角之间,范围较小,里面含有多极的小型细胞。是交感神经元的所在地,司内脏器官运动、汗腺分泌、血管运动及神经营养功能。

在第8颈节和第1胸节的侧角中有一群细胞,称为睫状体脊髓中枢。从这里发出的交感神经纤维,经过前根、颈交感神经节(上、中、下)、交感神经、颈动脉周围交感神经丛和睫状神经节,到达眼部,支配3个平滑肌:瞳孔散大肌,司瞳孔扩大;上睑板肌,司眼裂开大;眼眶肌,当此肌紧张到一定程度时,能使眼球向外突出。

排尿和排便的脊髓中枢在第3、4、5节骶髓前后角之间的细胞中,性中枢则位于第2、3、4髓前后角之间的细胞中。

2. 脊髓白质　由髓鞘的神经纤维组成。大致形成神经纤维束与脊髓平行,上下传导。现分成后索、侧索及前索叙述。

(1)后索:位于后正中沟与脊髓后角之间,略呈三角形。在胸髓中段以下仅有薄束,而在此以上则有楔束。

1)薄束:在后索内侧部,该束是传导胸中段以下的深部感觉。自内向外的排列为骶、腰、胸。

2)楔束:位于后索的外侧部,其纤维传导胸中段以上的深感觉。

薄、楔两束,传导精细的触觉(辨别两点距离、纹理粗细、重量、实体等)。

(2)侧索:位于脊髓前角与后角的外侧,含有上升及下降的两种纤维,其主要的神经束如下。

1)皮质脊髓侧束:位于脊髓小脑背侧束的内侧,是对侧大脑皮质运动区下降的纤维束。其末梢终止于前角细胞,司随意肌运动的传导。

2)脊髓丘脑侧束:位于脊髓小脑腹侧束的内侧与红核脊髓束的腹侧,为传导痛觉与温度觉的纤维束。

3)脊髓小脑背侧束:位于侧索的背外方,为传导深部感觉至小脑的神经纤维束。

4)脊髓小脑腹侧束:位于侧索的腹外方,亦为传导深部感觉至小脑的神经纤维束。

5)红核脊髓束:位于皮质脊髓侧束的前侧,是自对侧红核下降的神经纤维,其末梢终止于前角,为调节肌肉运动的纤维。

(3)前索:位于前正中裂与前角之间,亦含有上升与下降两种神经束,其主要的神经束如下。

1)皮质脊髓前束:位于前索的内侧,是同侧大脑皮质运动区直接下降的纤维束。其大部分纤维将经过白质前连合而终止于对侧的前角细胞,一小部分纤维终止于同侧的前角细胞,司躯干的肌肉运动。此束在胸髓以下即消失。

2)脊髓丘脑前束:位于前索外侧部分,是传导粗触觉、压觉的神经纤维束。

3)前庭脊髓束:位于皮质脊髓前束的外侧,是自脑干前庭神经核下降的神经纤维束。其末梢终止于前角细胞,司身体平衡的传导。

4)顶盖脊髓束:起自中脑的顶盖(上丘和下丘),随即交叉下行。它的主部终于颈髓,入胸髓后纤维渐少,散在侧、前基束的外方。纤维止于前角细胞间,内侧部主视觉反射,外侧部主听觉的反射。

5)网状脊髓束:起自脑干网状结构中的大型细胞,纤维中继多种冲动,散漫下行。在脊髓中此系行于侧、前束的外方,与红核脊髓束、顶盖脊髓束和基束的纤维相混杂。它们止于前角细胞,参与维持身体平衡、肌肉的协调。

6)橄榄脊髓束:起于橄榄下核,下行止于前角的灰质(多在上颈部)。此束功能尚不明,应附属小脑系统。

3. 中央管　在灰质中央为一细长管道,里面含有脑脊液,上通第四脑室,下通脊髓圆锥末端的终室。在下更加缩小,形成一个盲管,管壁由一层室管膜细胞构成。

# 第五节 脊 神 经

脊髓每个节段发出一对脊神经,共31对(个别人32对),即颈神经8对,胸神经12对,腰神经5对,骶神经5对及尾神经1~2对。脊神经由脊髓前根(运动根)和后根(感觉根)合成根神经(混合神经),通过椎间孔后,分成前支和后支。后支较细,穿横突向后行,分布于颈、背、腰、骶部肌肉和皮肤;前支粗大,向外前行,支配头颈、胸、腹及四肢的肌肉和皮肤。每一对脊神经前支在椎间孔外不远处发出交通支,与交感神经节相联系,并发出脊膜返支(窦椎神经)再入椎管,支配椎管内骨膜、硬脊膜、硬膜外血管、椎间盘后部纤维环、后纵韧带及关节囊。

## 一、脊神经的纤维

脊神经包括4种神经纤维。

1. 躯体感觉纤维　神经末梢终于皮肤、肌肉、肌腱、关节和骨膜,向中枢传导各种深、浅感觉。

2. 躯体运动纤维　神经末梢终于全身骨骼肌中的运动终板,支配颈、躯干及四肢骨骼肌的运动。

3. 内脏感觉纤维　传导胸、腹部内脏、血管、腺体的感觉。

4. 内脏运动纤维　来自脊髓侧角交感神经元的纤维,随周围神经和动脉分布至皮肤的汗腺、竖毛肌、血管及肌肉内血管,司汗腺分泌、血管收缩及调节肌肉营养。

部分颈神经与脑神经联合支配的纤维,称为交通支。例如,$C_3$、$C_4$部分纤维与副神经结合支配斜方肌和胸锁乳突肌,故常见落枕患者胸锁乳突肌痉挛,当纠正落枕引起第2~4颈椎小关节错位后,肌痉挛即可缓解。

## 二、神经丛

脊神经前支组成各神经丛,即颈神经丛($C_1$~$C_4$组成)、臂丛($C_5$~$C_8$,$T_1$组成)、腰丛($T_{12}$,$L_1$~$L_4$组成)、骶丛(尾丛)($L_4$~$L_5$,$S_1$~$S_5$,$Co_1$~$Co_2$组成),胸神经不组成丛。各神经丛分布情况如下。

### (一)颈丛($C_1$~$C_4$;前支)

1. 皮支

(1)枕小神经($C_2$):支配枕外部、耳郭后面及乳突部皮肤。

(2)耳大神经($C_2$、$C_3$):支配耳郭、乳突及腮腺区皮肤。

(3)颈横神经($C_2$、$C_3$):支配颈前面皮肤。

(4)锁骨上神经($C_3$、$C_4$):支配锁骨区、肩部及上胸部皮肤。

2. 肌支

(1)胸锁乳突肌支($C_2$、$C_3$):参与副神经支配。

(2)斜方肌支($C_3$、$C_4$):参与副神经支配。

(3)颈深肌支:$C_1$支配头前直肌、头侧直肌;$C_2$~$C_4$支配头长肌;$C_1$~$C_4$支配颈长肌;$C_3$、$C_4$支配中斜角肌;$C_4$支配前斜角肌;$C_3$~$C_5$支配肩胛提肌。

3. 膈神经（$C_3 \sim C_5$）

(1)运动纤维：支配膈肌。

(2)感觉纤维：支配心包、膈、纵隔、胸膜和肋胸膜一部分。

(3)至舌下神经交通支：支配颏舌骨肌、肩胛舌骨肌、胸骨舌骨肌、胸骨甲状肌及甲状舌骨肌。

(4)至迷走神经交通支（$C_1$）：支配颅后窝硬脑膜感觉。

(二)臂丛（$C_5 \sim C_8$，$T_1$ 前支）

1. 锁骨上分支

(1)肩胛背神经（$C_3 \sim C_5$）：支配菱形肌及肩胛提肌。

(2)胸长神经（$C_5 \sim C_7$）：支配前锯肌。

(3)锁骨下神经（$C_5$、$C_6$）：支配锁骨下肌。

(4)肩胛上神经（$C_5$、$C_6$）：支配冈上肌、冈下肌。

(5)胸前神经（$C_5 \sim T_1$）：支配胸大肌、胸小肌。

(6)肩胛下神经（$C_5$、$C_6$）：支配肩胛下肌、大圆肌。

(7)胸背神经（$C_6 \sim C_8$）：支配背阔肌。

2. 锁骨下分支

(1)外侧束

1)肌皮神经（$C_5 \sim C_7$）：皮支支配前臂外侧面皮肤；肌支支配肱二头肌、喙肱肌及肱肌。

2)正中神经（$C_6 \sim T_1$）：皮支支配手掌面桡侧 3 个半手指皮肤；肌支支配前臂旋前圆肌、掌长肌、指浅屈肌及桡侧腕屈肌、拇收肌以外的拇指肌，以及桡侧的第 1 和 2 蚓状肌、拇长屈肌、指深屈肌的桡骨头、旋前方肌。

(2)内侧束

1)臂内侧皮神经（$C_8$、$T_1$）：支配臂内侧面皮肤。

2)前臂内侧皮神经（$C_8$、$T_1$）：支配前臂内侧面皮肤。

3)尺神经（$C_8 \sim T_1$）：皮支支配手掌面尺侧一个半手指和手背尺侧 2 个半手指的皮肤；肌支支配尺侧腕屈肌、指深屈肌的尺骨头，尺侧第 3、4 蚓状肌，小鱼际肌，各骨间肌及拇收肌。

(3)后束

1)腋神经（$C_5$、$C_6$）：皮支支配臂外侧面皮肤；肌支支配三角肌及小圆肌。

2)桡神经（$C_5 \sim T_1$）：皮支支配臂和前臂背面、手背桡侧 2 个半手指皮肤；肌支支配肱三头肌之长头、肘肌、肱桡肌及前臂背侧各伸肌及桡侧之各伸肌。

(三)胸神经前支（$T_1 \sim T_{12}$）

1. 肋间神经　皮支支配胸前和胸部外侧皮肤，第 2 肋间神经外侧皮支称为肋间臂神经，支配臂内侧面皮肤；肌支支配肋间肌。下 6 对肋间神经还支配腹肌。

2. 肋下神经（$T_{12}$）　胸神经前支。

(四)腰丛（$T_{12}$、$L_1 \sim L_4$，前支）

1. 髂腹下神经（$T_{12}$、$L_1$）　皮支支配大腿上外侧及耻骨联合附近的皮肤；肌支支配腹肌。

2. 髂腹股沟神经（$L_1$）　皮支支配阴囊、阴茎根的皮肤（女性支配阴阜和大阴唇皮肤）及大腿上内侧皮肤；肌支支配腹肌。

3. 生殖股神经（$L_1$、$L_2$）　皮支支配大腿前侧、腹股沟韧带下方和阴唇皮肤；肌支支配提睾肌和肉膜。

4. 股外侧皮神经($L_2$、$L_3$)　支配大腿外侧面皮肤。

5. 股神经($L_2 \sim L_4$)　皮支(最长的皮支为隐神经)支配大腿前面皮肤及小腿内侧和足内侧缘皮肤；肌支支配股四头肌。

6. 闭孔神经($L_2 \sim L_4$)　皮支支配大腿内侧面中部皮肤和髋关节；肌支支配大腿内收肌群和闭孔外肌。

(五)骶丛($L_4 \sim L_5$，$S_1 \sim S_5$，$Co_1 \sim Co_2$，前支)

1. 阴部神经($S_1 \sim S_4$)　皮支支配会阴及外生殖器皮肤；肌支支配会阴肌。

2. 臀上神经($L_4 \sim S_1$)　支配臀中肌、臀小肌、阔筋膜张肌。

3. 臀下神经($L_5 \sim S_2$)　支配臀大肌。

4. 短的肌支　支配梨状肌($S_1$、$S_2$)、闭孔内肌($L_5$、$S_1$)及股方肌($L_5$、$S_1$)。

5. 股后皮神经($S_1 \sim S_3$)　支配大腿后面皮肤。

6. 坐骨神经($L_4$、$L_5$，$S_1 \sim S_3$)

(1)胫神经：皮支支配小腿后面及足外侧缘、足跟内外侧及足底的皮肤；肌支支配腓肠肌、跖肌、比目鱼肌、腘肌、胫后肌、踇长屈肌、趾长屈肌及足底部肌肉。

(2)腓总神经：皮支支配小腿前侧、外侧和足背皮肤；肌支支配胫前肌、踇长伸肌、趾长伸肌、腓骨长肌、腓骨短肌及足背肌肉。

(六)脊神经后支的分布

1. 枕大神经($C_2$)　支配头下斜肌、头夹肌、头最长肌及枕部皮肤。

2. 枕下神经($C_1$)　支配头上斜肌、头下斜肌、头后大直肌、头后小直肌。

3. 第3枕神经($C_3$)　支配头半棘肌及枕部皮肤。

4. 颈神经($C_4 \sim C_8$)

5. 胸神经($T_1 \sim T_{12}$)

6. 腰神经($L_1 \sim L_5$)　以上颈、胸及腰神经后支按节段支配头、颈、背、腰部的肌肉及皮肤感觉，其中 $L_1 \sim L_3$ 后支的皮支组成臀上皮神经，支配臀部上部皮肤。

7. 骶神经($S_1 \sim S_5$)　从骶孔穿出，支配臀中部皮肤。

8. 尾神经($Co_1 \sim Co_2$)　从骶管裂孔穿出，支配尾部皮肤。

## 第六节　脊椎的肌肉

脊椎的肌肉是保持脊椎稳定和完成脊柱运动的重要组成部分。脊椎病变可引起相应肌肉痉挛、肿胀或萎缩，从而牵拉脊柱造成脊柱平衡失调。所以，熟悉脊椎和相关肌肉的解剖、支配神经和功能，在诊治脊椎相关疾病时的神经定位及触诊定位、手法复位均有很大帮助。

### 一、脊柱后群肌肉

脊柱后群肌肉位于人体躯干后部，由浅至深分为4层。

(一)第一层

背阔肌，斜方肌。

1. 背阔肌　位于腰背部，是全身最大的阔肌。起于第7颈椎以下棘突至骶骨髂嵴，止于肱骨小结节下方,由 $C_6 \sim C_8$ 神经支配。作用为内收、内旋和后伸肩关节。

2. **斜方肌** 位于颈、背部,呈三角形。起于枕骨结节外侧上项线,项韧带、胸椎棘突,止于肩胛冈、肩峰和锁骨肩峰部,由副神经外侧支及 $C_2 \sim C_4$ 前支神经支配。作用为上部肌束收缩可上提肩胛骨,下部肌束收缩使肩胛骨下降,全肌收缩使肩胛骨向脊柱靠拢。

（二）第二层

肩胛提肌,小菱形肌,大菱形肌,上后锯肌,下后锯肌,头夹肌,颈夹肌,前锯肌。

1. **肩胛提肌** 位于斜方肌深面,颈椎和肩胛骨之间。起于 $C_1 \sim C_4$ 横突后结节,止于肩胛骨内上角,由 $C_2 \sim C_5$ 神经后支支配。作用为近固定时,使肩胛骨上提和下回旋。远固定时,一侧收缩,使头向同侧屈和轻度回旋；两侧收缩,使颈伸。此肌劳损时,上位颈椎失稳,肩胛骨内上角有摩擦音。

2. **小菱形肌、大菱形肌** 位于斜方肌深面,脊柱和肩胛骨之间。小菱形肌起于第 $C_6$、$C_7$ 项韧带和 $T_1$ 椎骨的棘突,止于肩胛冈内缘；大菱形肌起于第 7 颈椎、第 $1 \sim 4$ 胸椎棘突,止于肩胛冈以下肩胛内缘。由 $C_2 \sim C_6$ 肩胛背神经支配。作用为拉肩胛骨向内上。下颈椎、上胸椎失稳与此肌劳损有关,查体可触及此肌肌力改变,在肩胛内缘有摩擦音。

3. **上后锯肌** 位于上胸段。起于胸腰交界部（$T_{11}$、$T_{12}$、$L_1$、$L_2$）椎骨的棘突,止于下位肋骨（$T_9 \sim T_{12}$）,由肋间神经 $T_9 \sim T_{12}$ 支配。作用为呼吸肌,可上提第 $2 \sim 5$ 肋骨。

4. **下后锯肌** 位于下胸段。起于颈胸交界部（$C_7$、$T_1$ 与 $T_2$）椎骨的棘突,止于上位肋骨（$T_2 \sim T_5$）,由肋间神经 $T_1 \sim T_4$ 支配。作用于呼吸肌,可向下后拉下四肋骨。

5. **头夹肌** 位于颈后部中层。起于第 $3 \sim 7$ 颈椎项韧带和第 $1 \sim 3$ 胸椎棘突,止于最上项线外侧 $1/2$ 和乳突后缘,由 $C_1 \sim C_4$ 神经后支支配。作用为伸展颈部并使头向同侧转动。

6. **颈夹肌** 位于颈后部中层。起于第 $3 \sim 6$ 胸椎棘突,止于第 $1 \sim 3$ 颈椎横突后结节,由 $C_1 \sim C_4$ 神经后支支配。作用为伸展颈部并使头向同侧转动。

头夹肌和颈夹肌是较强的中层颈部肌肉,与颈椎稳定有密切关系。多关节移位患者常出现此组肌的肌力改变,棘突上项韧带附着处有摩擦音或硬结。X 线片可见软组织钙化点。

7. **前锯肌** 起于胸廓上 9 个肋骨面,止于肩胛骨内侧缘。神经支配是胸长神经 $C_5 \sim C_7$。作为肩胛骨的一块主要稳定肌,使肩胛保持于胸廓的位置,可以外展,如拉动肩胛的内侧缘远离脊柱,也会产生向上的旋转,长头和下部的纤维倾向于拉动肩胛骨的前角远离脊柱,因此可以轻微地向上旋转肩胛骨,它是菱形肌的拮抗肌。

（三）第三层

竖脊肌,为一纵长肌群。其肌束在腰部分为 3 个纵行肌束,最外侧为髂肋肌,中间为最长肌,最内侧为棘肌。

1. **髂肋肌**（外侧）。跨接于背外侧之骶髂肋角和颈椎横突间,跨接 $4 \sim 5$ 椎间,各肌互相重叠,形成骶棘肌外侧柱。神经支配及作用同上。

2. **棘肌**（内侧柱）。附于棘突两侧,分为颈棘、胸棘、头棘 3 部分,形成骶棘肌的内侧柱。胸棘起于 $L_3 \sim T_{10}$ 各棘突,止于 $T_9 \sim L_2$ 各棘突；颈棘起于 $T_2 \sim C_6$ 各棘突,止于 $C_4 \sim C_2$ 各棘突；头棘起于 $T_1 \sim C_5$ 各棘突,止于枕骨项面。神经支配为脊神经后支作用。

3. 竖脊肌和夹肌是脊柱背侧最强肌柱,是维护椎间稳定性最重要的肌肉,骶棘肌的主要作用是维持脊柱直立姿势,伸展脊柱。当人前屈时,有抗重力的作用。骶棘肌劳损后除引起局部症状外,多能造成脊椎失稳,成为椎小关节功能紊乱的重要原因。

### (四)第四层

横突间肌,椎枕肌,多裂肌,棘突间肌,回旋肌。

1. 横突间肌　作用是当骶棘肌伸展脊柱时,维持颈曲和腰曲的弓度及旋转脊椎,并能防止椎体向前滑脱,故有椎体滑脱者,应注意检查和治疗此肌。

2. 椎枕肌　①头后小直肌:起于寰椎后结节,止于枕骨下项线内 1/3,由 $C_1$ 神经后支支配。作用为稳定枕寰、寰枢关节。②头后大直肌:起于第 2 颈椎横突侧面,止于枕骨下项线中 1/3,由 $C_1$、$C_2$ 神经后支支配。作用为稳定枕寰、寰枢关节。③头上斜肌:起于寰椎,止于枕骨下项线外 1/3,由 $C_1$ 神经后支支配。作用为拉动寰椎在枢椎上水平转动,是转头动作的主要肌肉。④头下斜肌:起于枢椎横突侧面,止于 $C_1$ 椎横突,由 $C_1$、$C_2$ 神经后支支配。作用为一侧头下斜肌痉挛时头连续向患侧旋转,两侧痉挛时可不断地左右摇头。⑤头侧直肌:起于寰椎横突,止于枕骨颈静脉突下面,由 $C_1$ 神经前支支配。对寰枢关节起稳定作用。⑥头前直肌:起于寰椎侧块前面,止于枕骨鳞部,由 $C_1$ 神经前支支配。对寰枢关节起稳定作用。

3. 多裂肌(中层)　跨接于各椎横突与棘突之间,每肌束跨行 3 节椎间,肌束互相重叠。起于腰椎乳突、各胸椎横突和各颈椎关节突,止于各椎棘突。由脊神经后支支配。

4. 棘突间肌　起于上颈椎横突,止于下颈椎横突,由本椎间孔发出的神经支配,作用为颈椎之钩椎关节错位时即痉挛成为粒状结节。

5. 回旋肌(深层)　多为胸椎所有,颈、腰椎间较少见,一般跨行 1 节椎间,起于下一胸椎横突,止于上一胸椎棘突根部及椎弓板处。神经支配及作用同上。

## 二、脊椎前群肌肉

脊椎前群肌肉位于人体躯干前部,由浅至深分为 3 层。

### (一)第一层

胸锁乳突肌,腹外斜肌,腹内斜肌,腹直肌,腹横肌。

1. 胸锁乳突肌　起于胸骨柄前面及锁骨胸骨端,止于乳突,由副神经外侧支及 $C_2$~$C_4$ 前支神经支配。作用为一侧收缩,使头向同侧屈,并转向对侧。两侧收缩使头后伸。

2. 腹外斜肌　起于下位 8 个肋骨外面。止于髂嵴前部,由 $T_7$~$T_{12}$ 神经前支支配。作用为背肌拮抗肌,使躯干转向对侧,维持腹压。

3. 腹内斜肌　起于胸腰筋膜、髂嵴前部、腹股沟韧带外侧 1/2,止于第 10~12 肋软骨、肋骨,下缘移形于腱膜,止于白线,由 $T_1$ 至 $L_1$ 神经前支支配。作用为背肌拮抗肌,使躯干转向对侧,维持腹压。

4. 腹直肌　起于第 5~7 肋软骨剑突,止于耻骨联合上缘,由肋间神经、$T_6$~$T_{10}$ 神经支配。作用为使脊柱前屈,维持腹肌。

5. 腹横肌　起于第 7~12 肋软骨内侧、胸腰筋膜、髂嵴前部内唇腹股沟韧带外侧 1/3,移形于腱膜止于白线,参与联合腱、提睾肌,由 $T_1$~$L_1$ 神经前支支配。作用为背拮抗肌,使躯干前屈。

### (二)第二层

前斜角肌,中斜角肌,后斜角肌,腰小肌,腰大肌。

1. 前斜角肌　起于第 3~6 颈椎横突结节,止于第 1 肋骨斜角肌结节,由 $C_3$~$C_5$ 神经支配。作用为颈侧屈、侧旋、前屈,上提 1、2 肋。中段颈椎钩椎关节错位时,前斜角肌、中斜角肌紧张。

2. 中斜角肌　起于第1~6颈椎横突前结节,止于第1肋骨中部,由$C_2$~$C_4$神经支配。作用同前斜角肌。在上位颈椎钩椎关节错位时,中斜角肌紧张。

3. 后斜角肌　起于第5~7颈椎横突后结节,止于第2肋骨之外部,由$C_4$~$C_5$神经支配。作用同前斜角肌。下位颈椎钩椎关节错位时,后斜角肌紧张。

4. 腰小肌　起于第12胸椎、第1腰椎的椎体侧面,止于髂骨筋膜,由$L_1$~$L_3$神经支配。作用为紧张筋膜。

5. 腰大肌　起于第12胸椎及腰椎横突、椎间软骨,止于股骨小转子,由$L_1$~$L_3$神经支配。作用为屈及外旋髋关节,下肢固定时使骨盆前倾和躯干前屈。

(三) 第三层

腰方肌,头外侧直肌,颈长肌,头前直肌,头长肌。

1. 腰方肌　起于髂嵴,止于第1~4腰椎横突及第12肋骨,由$L_1$~$L_3$肌支神经支配。作用为侧屈腰椎下降固定肋骨。

2. 头侧直肌　起于寰椎横突,止于枕骨颈静脉突下面,由$C_1$前支神经支配。$C_1$损害(寰枕移位)重者可肌痉挛时头连续向患侧旋转,两侧痉挛时可不断地左右摇头。

3. 颈长肌　起于第3~6颈椎横突前结节,止于枕骨底部下面,由$C_2$~$C_7$神经支配。作用为与斜角肌协同作用为头颈部提供垂直稳定性。

4. 头前直肌　起于寰椎侧块前面,止于枕骨鳞部,由$C_1$前支神经支配。作用为$C_1$损害(寰枕移位)重者肌痉挛时头连续向患侧旋转,两侧痉挛时不断地左右摇头。

5. 头长肌　起于第3~6颈椎横突前结节,止于枕骨下缘。由$C_1$~$C_5$神经支配。颈椎小关节失稳,椎体向前滑脱时易造成此组肌肉损伤。

## 三、腰髋部后侧群、臀部肌肉

臀肌属于髋部肌。浅层有臀大肌和阔筋膜张肌;中层由上向下依次为臀中肌、梨状肌、上孖肌、闭孔内肌、下孖肌和股方肌;深层有臀小肌和闭孔外肌。

1. 臀大肌　略呈四方形,宽阔厚实,几乎覆盖整个臀部。起于髂骨外面和骶骨背面,腰背筋膜外,止于股骨臀肌粗隆及大腿筋膜,由$L_5$~$S_1$臀下神经支配。作用为后伸及外旋髋关节,下肢固定时,可伸直躯干,防止躯干前倾,以维持立姿。臀大肌深面与大转子和坐骨结节之间有臀大肌转子囊和臀大肌坐骨囊等滑液囊。

2. 阔筋膜张肌　起于髂前上棘,止于胫骨外侧髁,由$L_4$~$S_1$臀上神经支配。作用为紧张髂胫束,屈髋关节,伸膝关节。

3. 臀中肌、臀小肌　臀中肌位于臀大肌深面,臀小肌则在臀中肌深面,均近似扇形,起于髂骨外面,止于股骨大转子,两肌均受$L_4$~$S_1$臀上神经支配。作用均为使髋关节外展,其前部肌束可内旋大腿,后部肌束可外旋大腿。

4. 梨状肌　部分位于盆内,起于骶骨前面外侧部,肌腹穿过坐骨大孔,止于股骨大转子内侧面,因而将坐骨大孔分为梨状肌上孔和梨状肌下孔。上、下孔各有许多重要的神经和血管通过。由骶丛分支神经支配。作用为外旋髋关节。

5. 上孖肌和下孖肌　起自坐骨小切迹邻近骨面,伴行于闭孔内肌腱的上方和下方,共同止于转子窝。

6. 闭孔内、外肌　闭孔内肌起于闭孔膜内面,止于转子窝,由骶丛分支神经支配,作用为外旋大腿。闭孔外肌起于闭孔膜外面,止于转子窝,由闭孔神经支配,作用为外旋大腿。

7. 股方肌　起于坐骨结节,止于转子间嵴。闭孔内肌、上孖肌、下孖肌、股方肌和闭孔肌的共同作用是外旋大腿,其中闭孔外肌受闭孔神经支配,其余均由骶丛肌支支配。

## 四、上肢肌肉

三角肌:起于锁骨外 1/3、肩峰及肩胛冈,止于肱骨三角肌粗隆,由腋神经 $C_5\sim C_6$ 支配。

肱二头肌:长头起于肩胛骨关节盂上结节,短头起于喙突,止于桡骨粗隆,由肌皮神经 $C_5\sim C_7$ 支配。作用为屈肘、前臂旋转。

肱三头肌:起于关节盂下方、肱骨后面,止于尺骨鹰嘴,由桡神经 $C_6\sim C_8$ 支配,作用为伸肘。

桡侧腕屈肌:起于肱骨内上髁、前臂筋膜,止于第 2、3 掌骨底掌面,由正中神经 $C_6\sim C_8$ 支配。作用为屈腕、前臂旋前。

指伸肌:起于肱骨外上髁,止于第 2~5 指中节和末节指骨基底,由桡神经 $C_6\sim C_8$ 支配。作用为伸腕、伸指。

桡侧腕短伸肌:起于肱骨外上髁,止于第 3 掌骨底背面,由桡神经 $C_6\sim C_8$ 支配。作用为伸腕、手外展。

旋后肌:起于肱骨外上髁,止于桡骨上 1/3 外面,由桡神经 $C_6\sim C_8$ 支配。作用为前臂旋后。

肱桡肌:起于肱骨外上髁,止于桡骨茎突,由桡神经 $C_6\sim C_8$ 支配。作用为屈前臂并稍旋后。

指伸肌:起于肱骨外上髁,止于第 2~5 指中节和末节指骨基底,由桡神经 $C_6\sim C_8$ 支配。作用为伸腕、伸指。

拇长、短伸肌:起于尺桡骨背面,止于第 1 掌骨基底及拇指第 1 指节骨底,由桡神经 $C_6\sim C_8$ 支配。作用为外展拇指,伸拇指第 1 节。

指深、浅屈肌:起于尺骨及骨间膜、肱骨内上髁,由正中神经 $C_7\sim T_1$、正中神经、尺神经 $C_7\sim T_1$ 支配。作用为屈指各节,屈指中节。

拇长屈肌:起于桡骨及骨间膜,止于拇指末节骨底,由正中神经 $C_7\sim T_1$ 支配。作用为屈拇指。

## 五、大腿肌肉(股部前群、内侧群、后群)

缝匠肌:起于髂前上棘,止于胫骨上端内侧面,由 $L_2\sim L_4$ 股神经支配。作用为屈膝关节,使已屈小腿内旋。

股四头肌:股直肌起于髂前下棘,股中间肌起于股骨体前面,股内侧肌和股外侧肌起于股骨粗线,止于胫骨粗隆,由 $L_2\sim L_4$ 股神经支配。作用为伸膝关节,股直肌还可屈髋关节。

股二头肌:长头起于坐骨结节,短头起于股骨粗线中部,止于腓骨头,由 $L_4\sim S_3$ 坐骨神经支配。作用为骨盆固定时,屈膝关节和伸髋关节;小腿固定时,协调臀大肌伸躯干。

半腱肌、半膜肌:起于坐骨结节,止于胫骨上端内侧。作用为当骨盆固定时,屈膝关节和伸髋关节;小腿固定时,协调臀大肌伸躯干。

耻骨肌、长收肌、短收肌、大收肌、股薄肌：起于耻骨支及坐骨支前面，止于股骨嵴、胫骨上端的内侧，由 $L_2 \sim L_4$（闭孔神经）神经支配。作用为髋关节内收并稍外旋，股薄肌协助屈膝关节。

## 六、小腿肌肉（前侧群、后侧群、外侧群）

腓肠肌：内外侧头起于股骨内、外髁，止于跟骨结节，由胫神经 $L_4 \sim S_2$ 支配。作用为屈小腿、提足跟。

比目鱼肌：起于胫、腓骨近端后面，止于跟骨结节，由胫神经 $L_4 \sim S_2$ 支配。作用为屈小腿、提足跟。

腘肌：起于股骨外侧髁，止于胫骨近端后面，由胫神经 $L_4 \sim S_1$ 支配。作用为屈小腿，内旋小腿。

胫骨前肌：起于胫、腓骨及骨间膜前面，止于第 1 跖骨底及第 1 楔骨，由腓神经 $L_4 \sim S_1$ 支配。作用为使足背伸及内翻。

踇长伸肌：起于同胫前肌，止于踇趾末节趾骨底，由腓神经 $L_4 \sim S_1$ 支配。作用为伸踇趾、助足背伸。

趾长伸肌：起于同胫前肌，止于第 2～5 趾，形成趾背腱膜，由腓神经 $L_4 \sim S_1$ 支配。作用为伸趾、助足背伸。

趾长屈肌：起于胫骨后面，止于第 2～5 趾末节趾骨底，由胫神经 $L_5 \sim S_2$ 支配。作用为屈 2～5 趾，使足跖屈。

踇长屈肌：起于胫骨后面及骨间膜，止于踇趾末节趾骨底，由胫神经 $L_5 \sim S_2$ 支配。作用为屈踇趾，使足跖屈。

胫骨后肌：起于胫腓骨后面及骨间膜，止于足舟骨，第 2、3 楔骨，跖骨，股骨，由胫神经 $L_5 \sim S_2$ 支配。作用为使足跖屈并内翻。

腓骨长肌：起于腓骨外面，止于第 1 跖骨底，由腓浅神经 $L_5 \sim S_1$ 支配。作用为使足跖屈并外翻。

腓骨短肌：起于腓骨外面，止于第 5 跖骨底，由腓浅神经 $L_5 \sim S_1$ 支配。作用为使足跖屈并外翻。

## 七、足部肌肉

短伸肌：起于跟骨上外面，止于踇趾第 1 节趾骨底，由腓深神经 $L_4 \sim S_1$ 支配。作用为协助伸踇趾。

趾短伸肌：起于跟骨上外面，止于各趾第 1 节趾骨底，由腓深神经 $L_4 \sim S_1$ 支配。作用为协助伸趾。

踇展肌、踇短屈肌、踇收肌：起于跟骨、足舟骨、跖长韧带，止于踇趾第 1 节趾骨底，由足底内侧神经 $L_5 \sim S_1$、$L_5 \sim S_2$、$S_1 \sim S_2$ 支配。作用为使踇外展、屈曲，内收。

小趾展肌、小趾短屈肌、小趾对跖肌：起于跟骨、跖骨及趾长韧带，止于小趾第 1 节趾骨底及第 5 跖骨，由足底外侧神经 $S_1 \sim D_2$ 支配。作用为使小趾外展、屈曲、内收。

趾短屈肌：起于跟骨结节及跖腱膜，止于第 2～5 趾，由足底内侧神经 $L_5 \sim S_1$ 支配。作用为屈趾。

跖方肌:起于跟骨,止于趾长屈肌腱,由足底外侧神经 $S_1 \sim D_2$ 支配。作用为协助屈趾。

蚓状肌:起于趾屈长肌腱(4块),止于第1节趾骨、趾背腱膜,由足底内、外侧神经 $L_5 \sim S_2$ 支配。作用为屈跖趾关节,伸趾关节。

骨间足底肌:起于跖骨(7块),止于第1节趾骨,由腓深神经 $S_1 \sim S_2$,足底外侧神经 $S_1 \sim S_2$ 支配。作用为以第2趾为中心并拢和散开。

## 第七节　脊椎和脊髓的生物力学

人类的脊椎使人体保持直立位,同时承受挤压、牵拉、弯曲、剪切和旋转应力,主要有3个基本的生物学功能,即将头和躯干的负荷传递到骨盆;提供在三维空间的生理活动和保护脊髓。脊椎生物力学近年来是一个被研究较多的领域,并通过对脊椎生物力学的研究,为脊椎伤病的防治提供了不少的新概念和新理论,对临床工作具有重要的指导意义。

### 一、脊椎的功能单位

脊椎的功能单位(functional spinal unit,FSU)也称活动节段,由相邻的两个椎骨及其间的软组织组成。FSU 的前部由椎体、椎间盘和前、后纵韧带组成;后部包括椎弓、椎间关节、横突、棘突和韧带。FSU 是显示与整个脊椎相似的生物力学特性的最小功能单位。研究表明,对 FSU 施加载荷,可出现三维六自由度运动,产生3个位移和3个转角。在三维六自由度运动曲线中,其中一条为主运动曲线,表示与加载方向一致的运动,其他5条为耦合运动曲线,代表其他方向的运动。虽然 FSU 在功能性运动或静止状态下,始终承受着不同的负荷,但其主要承受的是轴向压缩负荷。

### 二、脊椎的运动与脊椎的稳定性

脊椎运动通常是多个活动节段的联合动作。由于脊椎间的解剖学特点,使脊椎能沿横轴、矢状轴和纵轴活动。正常脊椎能够前屈后伸、左右侧弯和轴向旋转。因小关节面的排列方向不同,不同节段的活动方向和幅度也不一样。颈椎关节面的方向接近水平面,故能做较大幅度的屈伸、侧屈和旋转活动;胸椎的小关节面呈额状位,加上胸廓的存在,使其活动受到一定的限制;腰椎的小关节面呈矢状位且与横截面呈90°,与冠状面呈45°,其伸屈活动幅度从上至下逐渐增大,而旋转、侧屈活动幅度则明显受限。另外,由于小关节面的排列各异,当脊椎做水平旋转活动时,其轨迹的中心也不同,颈椎的轨迹中心位于前方体外,胸椎在前方体内,腰椎位于后方体外。因此,只要小关节少许错位,即可引起退变和损伤性关节炎。脊柱屈曲的最初50°～60°主要发生在腰段,随后骨盆前倾可提供进一步屈曲。躯干侧屈活动位于胸段与腰段脊柱。颈椎和上胸椎侧屈时伴有旋转,棘突转向侧屈的凸侧;腰段则相反,侧屈时棘突转向侧屈的凹侧。

脊椎具有内源性稳定和外源性稳定。前者靠椎间盘和韧带,后者靠有关肌肉,特别是胸腹肌。内源性稳定是椎间盘髓核内的压应力使相邻椎体分开,而纤维环及其周围韧带在抵抗髓核的分离压应力情况下,使椎体靠拢,这两种不同方向的作用力,使脊椎得到较大的稳定性。一般认为,脊椎外源性稳定较内源性稳定重要。失去内源性稳定,脊椎的变化较缓慢,而失去外源性稳定,则脊椎不能维持其正常功能。如脊椎侧凸,无论是麻痹性还是特发性,若失去外源性稳定,脊椎即开始出现原发性侧凸,继之出现代偿性侧凸,整个脊椎可发生明显的畸形。而失去内源性稳定时,脊椎的畸形变化往往较缓慢。不论是脊椎的内源性还是外源性稳定结构遭受破坏,均可影响脊柱的稳定性。

脊椎不稳是指脊椎在生理荷载下,不能维持椎骨之间的正常位置而发生的过度或异常活动,这种不稳往往导致错位。目前,对脊椎不稳的诊断标准仍有争论。一般认为,在屈伸侧位X线片上,如腰椎椎体间的水平位移大于3.0mm,转角大于10°,或相邻椎体上下缘的水平延长线交角大于11°,即为腰椎不稳定。

### 三、脊椎负荷与应力分布

物体所支持的力称为负荷。脊柱是负荷结构,虽然脊椎需承受牵拉、弯曲和旋转负荷,但它主要承受的是压缩负荷。外部负荷作用于脊柱,椎骨和椎间盘即产生应力和应变。由于椎骨的弹性模量明显大于椎间盘,因此,椎间盘更易产生应变。

在大多数情况下,椎体和椎间盘承受了大部分载荷,小关节面仅承受33%的载荷。椎体承载后,载荷可从椎体上方的软骨终板,经过椎体骨皮质或骨松质,传递到下方软骨终板。光弹性试验结果表明,腰椎椎体是主要承载结构,由于生理前凸的特点,其后部应力大于前部,小关节则仅承受小部分载荷,椎体的强度随着年龄的增长而减弱,椎体对压缩载荷的承受比例,40岁以下为骨皮质45%、骨松质55%,40岁以上为骨皮质65%、骨松质35%。有研究证明,椎体骨组织减少25%,其强度将减弱50%。

### 四、椎间盘的生物力学

椎间盘构成脊柱整个高度的20%～33%,其主要生物力学功能是对抗压缩力,但对脊椎活动也具有决定性影响。

椎间盘是脊椎的主要承载结构。脊椎承受较小的荷载时,由于椎间盘的弹性模量大大小于椎体,很易发生变形,因而能起到吸收震动、减缓冲击和均布外力的作用。当载荷增加到一定程度时,骨骼首先被破坏,软骨板发生骨折。椎间盘的抗压力能力很大,腰椎间盘能承受的最大压力:青年人为635.6kg,老年人为158.8kg;能使腰椎间盘破坏的压力:青年人为453.6～777.1kg,而老年人仅为136.1kg。有研究报道,当人体站立位承载50kg时,腰椎间盘需承受100～300kg的力。

椎间盘的承载能力有其特点,即其机械能与结构和作用力的方向有密切的关系。这种结构有利于对抗压缩力,但并不十分有利于对抗其他力量,对张力特别是扭力的承受性远不如压缩力。腰椎间盘在横切面上的剪切刚度约为260N/mm,这足以应付一般外力,只有在暴力很大时,才能使正常的椎间盘发生异常位移。Farfan认为,扭力是造成椎间盘损伤的主要原因,扭转和弯曲载荷对椎间盘的破坏度要比压缩载荷大得多。扭力可使纤维环中斜行纤维破裂形成裂隙。扭力与压缩力同时起作用时,纤维环先破裂,然后髓核从破裂处突出。

腰椎间盘在不存在荷载时,具有10N/mm的内压力,这种预应力是由于黄韧带的拉力产生的,是使早晚人体身高改变的主要因素。青年人的身高,早晨比傍晚平均可增加1.1cm,而在70岁以上的人则变化很小。由于受失重的影响,宇航员从太空返回地球后,身高可增加5.0cm。随着年龄的增长,椎间盘内的预应力逐渐降低,髓核变得不饱满,将轴向压力分布到内层纤维环的能力下降,使大部分荷载由纤维环直接承担,可引起纤维环膨出,使椎间盘厚度减小,韧带松弛,从而影响脊椎的内源性稳定。

椎间盘的运动轴在髓核处。由于髓核具有不可压缩的特性,其运动学作用与轴承的作用极为相似。由于椎间盘的存在,脊柱可沿横轴、矢状轴和纵轴做平移和旋转活动。其伸屈活动主要靠椎间盘和椎间韧带的支持,伸屈范围则取决于椎间盘的大小、形态和生化特性。髓核的位置可随脊柱运动的方向而改变,脊椎前屈时,椎间隙前方变窄,髓核向后移动,后方纤维环承受髓核的压力增加;脊椎后伸时,后方椎间隙减小,髓核向前移动,前方纤维环压力增加;脊椎侧屈时,髓核移向凸侧;脊椎旋转时,纤维环斜行方向的纤维按运动的相反方向受到牵张,而与此方向相反的纤维则得到松弛。

### 五、脊髓的生物力学

脊髓受椎管的保护,同时也受周围软组织的支持和保护,后者包括软脊膜、齿状韧带、蛛网膜、硬膜及脑脊液和硬膜外组织。包含软脊膜的脊髓为一具有特殊力学特性的结构,如去除其周围神经根、齿状韧带等组织,将脊髓悬吊起来,其长度可因自身重量而延长100%。

脊柱做生理性伸屈和侧屈活动时,椎管的长度也随之改变。脊柱屈曲时伸长,伸直时缩短。椎管长度的改变总伴有脊髓的相应改变。脊髓的折叠与展开机制,可以满足从脊椎完全伸直至完全屈曲所需要的70%~75%的长度变化,其余即生理活动的极限部分,则由脊髓组织本身的弹性变形来完成。在脊髓长度改变的同时,可伴有横截面积大小和形状的变化。当脊髓由完全屈曲转为完全伸直时,其截面积可从接近圆形而变为椭圆形。

脊髓借齿状韧带悬挂于硬膜内,神经根对其也具有部分支持作用。脊椎完全屈曲时,脊髓、神经根和齿状韧带均处于生理性牵张状态。由于齿状韧带向下倾斜,韧带上的张力相对于脊髓轴线来说,可以分解为两个分力:轴向分力与成对的横向分力。轴向分力与脊髓所受张力相平衡,有利于减少对脊髓的牵拉;成对的横向分力则自身相互平衡,可保持脊髓位于椎管的近中线处,以最大限度地防止脊髓的骨性碰撞与震荡。此外,硬膜外脂肪和脑脊液也可通过减少摩擦和吸收能量的作用而对脊髓提供保护。

# 第八节 自主神经系统

自主神经又称为内脏神经。自主神经的高级中枢在大脑的边缘叶;较高级中枢在丘脑下部;低级中枢在脊髓和脑干。自主神经的传出部分,就是内脏的运动神经。

### 一、自主神经的结构与特点

自主神经系统在结构上分为3部。头部的传出纤维包含在第Ⅴ、Ⅶ、Ⅸ和第Ⅹ对脑神经中;颈胸腰部的传出纤维,由脊髓的颈胸腰节发出,称为交感神经系统;头、骶部的传出纤维,称为副交感神经系统。大部分内脏同时接受交感系统与副交感系统的双重支配,少部分内脏(肾上腺、皮肤)只有交感神经支配。

躯体神经由低级中枢(脊髓)到达骨骼肌,只有一级神经元。自主神经由低级中枢到达内脏,必须经过两级神经元,即节前神经元和节后神经元。节前神经元的细胞体在低级中枢发出节前纤维,节后神经元的细胞体聚成交感神经节和内脏神经节,发出节后纤维。节前纤维与节后纤维在自主神经节内联系,节后纤维的末梢分布于内脏效应器。

传入纤维和传出纤维,由器官传入中枢的感觉神经纤维称为传入纤维,与一般躯体感觉神经比较,除纤维较细外,无其他差别。而由中枢向内脏发出的纤维,称为传出纤维,在结构上及功能上均有明显不同。无论是交感神经还是副交感神经,都包含两个神经元,一是与脑或脊髓相连的节前神经元,细胞体位于脑或脊髓内,其轴突为节前纤维;另一个是节后神经元,细胞体一般位于神经节内,与节前纤维的末梢构成突触,其轴突为节后纤维,止于所支配的器官。

自主神经有如下3种神经节。

1. 交感神经节又称椎旁节,在脊柱两旁。
2. 终节是交感神经节,在器官附近或散在于器官内部。
3. 自主神经丛节在脊柱前方,又称椎前节。

## 二、交感神经系统

(一)交感神经节

1. 椎旁神经节 位于脊椎的两侧,在胸部仅位于肋头之前,上下相连,形成两条交感神经干。交感神经节与脊神经的数目不相等,在颈部只有颈上、中、下3节。上节由第1~4节融合而成,中节由第5、6节融合而成,下节由第7、8节融合而成。胸部的交感神经节与脊神经的数目相等,亦为12节,但腰部为4节,骶部也为4节。两侧的交感神经干向下在骶骨前会合,形成奇节。

2. 椎前神经节 位于腹后壁,紧贴于椎体之前。节前纤维自中枢发出后,多借道椎旁神经节通行,但在节内不停留;节后纤维直达附近器官。主要的椎前神经节有腹腔节、肾节及肠系膜上、下节等。

(二)传出神经的节前纤维和节后纤维

1. 节前纤维 脊髓灰质自第1胸节至第2腰节,皆有一个中间带外侧核,交感神经的联合细胞位于此外侧中间柱中,其节前纤维经脊神经前根及白交通支到达各交感节,在各交感节中与兴奋细胞形成突触。因为这些纤维一般具有髓鞘,呈白色,故称白交通支,但也有无髓鞘纤维的。另外,在白交通支内尚有内脏传入纤维通行。节前纤维并不一定与同一平面交感节的兴奋细胞形成突触。它可能在交感干中止上升或下降,与其他平面交感节内的兴奋细胞形成突触。因为仅$T_1$~$L_2$(有时为$L_3$或$L_4$)神经具有白交通支,所以,进入胸上部交感干的节前纤维,除一部分终止于相应的交感干神经节外,还有一部分沿交感干上升,分别终止于颈上、中、下3个神经节。进入胸中部交感干的节前纤维,除一部分终止于相应的交感干神经节外,尚有一部分上升或下降,终止于相距较远的交感干神经节内。交感干神经节以下的纤维,除终止于相应的交感干神经节外,尚有一部分沿交感干下降,终止于骶部交感干神经节内的节前纤维,即来自胸交感干下部的几个白交通支。

胸腰部至椎前节节前纤维,经过椎旁节时不中断,在抵达椎前节时才交换新的神经元。内脏大神经($T_3$~$L_1$)、内脏小神经($T_9$~$L_1$)、内脏最小神经($T_{12}$)和$L_1$~$L_3$内脏神经,终止于腹腔节和主动脉前节,在椎前节内另换一新的神经元,之后再分布于腹腔内脏,肾上腺则属于例外。

2. 节后纤维 即兴奋细胞的轴突,因大部分无髓鞘,呈灰色,故亦称灰交通支。一般情况下,每个椎旁节至相应的脊神经均有灰交通支。无论是白交通支还是灰交通支,都有无髓鞘纤维和有髓鞘纤维,只是比例不同。白交通支含有髓鞘纤维多,灰交通支含无髓鞘纤维多。这些节后纤维加入脊神经后,再达皮肤的血管、汗腺、皮脂腺、竖毛肌、血管内膜及四肢远侧的深血管。其他一部分节后纤维为内脏纤维,来自颈节的纤维,经颈神经到达头颈大血管,分布于各种腺体、眼的不随意肌,颈上、中、下交感节各有纤维下行组成心上、心中、心下神经下行达心丛;来自胸上部各节($T_1 \sim T_5$)的胸交通支,达胸部内脏如心、肺、食管和主动脉等;至于达腹腔内脏的纤维,则为椎前节发出的节后纤维;分布至脊髓被膜血管的纤维,随脊神经的脊膜返支返回椎管内,分布于其上。

交感神经节后纤维借其产生的化学递质,作用于支配的器官。有些学者认为,交感神经节后纤维兴奋时,释放的递质即肾上腺素,也有的学者对此持否认态度。生理实验发现,肾上腺素的作用与交感神经兴奋并不完全相同,故称此物质为交感素,并且假定交感素有两种,一种为交感兴奋素,能促进组织兴奋,如心搏加强、血管收缩等;另一种为交感抑制素,能抑制组织的活动,但缺乏直接论证。

(三)交感神经的传入纤维

胸腹内脏的传入纤维大都有较厚的髓鞘,一般皆经白交通支先至脊神经节,神经细胞位于该神经节内,在该处无神经末梢参与,因而亦无节前、节后纤维之分,以后则沿脊神经后根入脊髓,与灰质外侧柱的联合细胞形成突触,其走行路线与一般脊神经传入纤维相同。各纤维多在第1胸节至第3腰节入脊髓,但也有(较少数)在颈骶两部入脊髓者。四肢无交感神经传入纤维,四肢血管的痛觉借脊神经的传入纤维间接传入。

(四)身体各部交感神经分布

1. 头颈部　起源于脊髓第1、2胸节灰质外侧中间柱内。由此发出的节前纤维在交感干内上升,在颈上节或有时在颈中节交换神经元,节后纤维到达头颈部的汗腺、唾液腺、泪腺、垂体、瞳孔开大肌、上睑与眶的平滑肌及头颈血管,包括颈动脉窦。甲状腺由颈中节或颈上、中、下三节交感神经支配。

颈部交感神经链位于颈长肌的浅面、椎体的两旁近横突部和椎前筋膜的深面,有时也位于该筋膜中,同时它又位于颈总动脉和颈内动脉的后方。有1/3的颈交感神经链由3个颈部交感神经节组成,而有2/3的颈交感神经链由4个神经节组成,即上、中、中间和下节,上节和下节一般较恒定。

颈部交感神经节以颈上神经节为最大,位于第1、2或第2、3颈椎横突水平,在颈血管鞘的后方,有3/4的情况位于迷走神经的后方,所发出的灰交通支与上位3、4个颈神经的前支相连。颈上神经节可在一个或数个平面上缩窄。

颈中神经节为颈交感神经节中最小者,其单独出现率约为3/4。此神经节最常位于第6颈椎横突水平,多位于甲状腺下动脉弓之上,或在甲状腺下动脉之前,有时亦位于颈长肌前,所发出的灰交通支至第5、6颈神经前支,有时也达第4或第7颈神经前支。颈中神经节缺如,或由数个小节代替,或全部或部分与颈下神经节合并。

颈中间神经节亦称椎节或椎动脉神经节,位于椎动脉根部的前方或前内方,以及甲状腺下动脉的下方,比颈中节更恒定。其长度一般小于颈中神经节或颈下神经节。或单独出现,或与颈中神经节同时出现。由其发出的锁骨下袢比由颈中神经节发出者多,后者亦可自颈下神经节、颈中节或交感干的节间支发出。颈中间神经节只见于1/3的情况,该节的位置相当于第7颈椎之前,而且被颈内静脉掩盖。

通常颈下神经节与第1胸节融合形成星状神经节,此神经节位于斜方肌脊椎三角内,相当于第 7 颈椎及第 1 肋头的前方。

颈上神经节的位置及形态比较恒定,向下延伸可以超过第 3 颈椎横突平面,最长的可达 $C_5$ 平面。

在颈部,各交感神经节均有心脏的分支发出,下行进入心丛。交感神经的心脏支以多个交通支相互吻合,另外,还与迷走神经的心脏支相吻合,从而形成浅部和深部的心脏主动脉神经丛。

2. **胸部** 交感干每侧由 10～12 个胸神经椎旁节及其间的节间支相连而成。由于第 1 胸神经节常与颈下神经节融合为星状神经节,第 12 胸神经节有时也与第 1 腰神经节融合,因此,胸交感神经椎旁节的数目可能与胸神经的数目不相一致。胸神经节除了第 1 胸神经偶尔缺少白交通支外,其余均有白、灰交通支至相应的胸神经。自上位 5 个胸神经发出的节前纤维大部分上升,成为颈上、中、下神经节的节前纤维。上 5 个胸神经的分支细小,分布至肺、心、主动脉、气管及食管等处。下 7 个胸神经节的分支较粗,在脊柱侧方合成内脏大、小神经及最小神经。

胸交感干上段多位于肋头前方,下段多在椎体侧面,由外上方向内下方斜行,多数穿膈肌中间脚与外侧脚之间下行(占 82.5%),其他尚有穿内侧脚间及穿膈肌实质者。

胸腔脏器的节前纤维起于第 1～5 胸髓节灰质侧角内,一部分起于第 1～3 胸髓节的纤维,上行至颈交感节;大部分进入相应的椎旁节。节前、节后纤维的交替站,位于颈上、中、下 3 节和上段胸节,由颈上、中、下 3 节发出的节后纤维形成心支加入心丛,自上述 5 个胸节发出的分支则直接加入心丛。

腹腔脏器的节前纤维起于第 5(或第 3、4)胸髓节灰质侧角内,进入相应椎旁节后,形成内脏大、小神经和最小神经;由第 1、2 腰髓节发出的纤维则直接加入主动脉肾丛。节前、节后纤维的交替部(包括腹腔神经节、肠系膜上神经节和主动脉神经节),位于太阳丛。由太阳丛发出的节后纤维沿大血管分布,最终到达各器官。

3. **腰部** 当腰交感节独立存在时,多位于相应的椎骨水平,或在同侧椎骨与上下位椎骨之间,其位置及数目变化较大。

(1)腰交感神经节的位置:第 2 腰交感神经节($GL_2$)的位置最为恒定,位于第 2 腰椎水平。少数情况下,$GL_1$、$GL_5$ 有上下移位,$GL_3$、$GL_4$ 部分向上移位,腰节融合时,多位于相邻椎骨间的椎间盘处。在第 1 及第 5 腰椎水平,多有一个独立的神经节。

独立腰交感神经节中,$GL_1$、$GL_2$ 及 $GL_5$ 的位置 50% 以上在椎体侧面,$GL_3$、$GL_4$ 则位于相应椎体稍高的平面。融合的 $GL_2$、$GL_3$ 则位于 $L_1$ 及 $L_2$、$L_3$ 椎间盘相应的范围内,占 86%。有 19% 的情况腰椎侧面无腰交感神经节。在第 4、5 腰椎水平的交感神经节位置及形态非常恒定,进入该部的节前纤维从较高节段发出,然后进入腰丛。

(2)腰交感神经节的数目:腰交感神经节的数目为 1～6 个,常见的为 2～4 个,数目及位置很少对称。腰交感干在不同腰椎平面可以发生干分裂现象。

腰交感神经节常相互融合,一般为 2 个交感节相吻合,但也可为 3～5 个。在同一个交感干上,也可出现 2 个融合节。在腰节融合上,以 $GL_2$、$GL_3$ 融合部最多,其次为 $T_1$ 及 $L_4$。

腰交感干尚可出现副节。副节多出现在交通支、内脏支或交感根上,与交感干或交感节以 1～2 根丝相连,此种情况多见于下腰部。

腰交感节的大小、形状,视该节独立存在或与其他节融合而异。如果腰交感节为单节,则其形态大多数为棱形、三角形,而融合者则多呈棒状或链珠状,最长可达6.1mm,占整个腰椎长度的1/3。

(3)腰神经接受交通支的数目:变异较大,许多学者均做过报道。$L_1$、$L_2$神经多接受两条交通支,有时可多达5条;$L_3$神经多接受1~2条,$L_4$、$L_5$神经多接受1条。每个腰神经除接受同位腰交感节的交通支外,还可与上、下相邻的腰神经连接,同时也常与上位腰神经相连。

两侧腰交感节的数目及位置很少对称。腰交感干通常位于腰椎的前外侧,在腰椎与腰大肌之间的沟内,右侧交感干均由下腔静脉外缘覆盖,左侧交感干则位于腹主动脉的外侧。施行腰交感神经切除时,通常以位于骨盆缘及髂总动脉的第4腰节为标志,由此向上追踪切除。腰动脉多位于腰交感干的深面,少数则位于浅面,且都在左侧。

腹腔内神经丛由交感神经纤维及椎前神经节组成,神经丛内也有副交感神经纤维加入。神经丛多围绕动静脉形成,主要有腹腔丛、肠系膜上丛、腹主动脉丛(肠系膜间丛)及肠系膜下丛等,各丛再沿动脉分支形成次级丛,最后分布于各器官。

在第5腰椎及第1骶椎前,腹主动脉末端及其分叉处,有上腹下丛,又称骶前神经,但此丛很少形成单独原神经。此丛的纤维来自腹主动脉丛、肠系膜下动脉丛及第3、4腰神经节的内脏神经。此丛向下分成左右腹下神经,连接下腹下丛。下腹下丛除来自腹下神经的纤维外,还接受交感干弧神经节的节后纤维及盆神经的节前纤维。

4. 控制上肢血管舒缩的路径　控制上肢的节前纤维发于脊髓的哪个部位尚未确定。动物实验显示,主要由$T_4$~$T_8$脊神经发出,人类则自$T_3$~$T_5$或$T_7$发出,也有人认为人体的最高发出部位在$T_2$。关于$T_1$的作用,虽然在某些动物中发现它与上肢血管舒缩有关,但在人类尚不能确定。

分布到上肢血管的节前、节后纤维间的突触,一般在星状节、颈下节或第1、2胸节交换神经元,有时也在第3胸节交换。由此,发出的节后纤维经大量灰交通支向上走行,主要加入臂丛的下干,以后则大部分继续走行于正中神经、尺神经及其分支内,小部分走行于桡神经、肌皮神经及其分支,最后沿动脉网分布,当接近四肢表面时,其分布更为丰富,其中以分布于表面各血管附近者最多。

锁骨下动脉的上部,直接接受来自星状神经节的纤维,虽然对较小动脉的紧张状态没有影响,但可明显减少上肢的血流。

上肢其他大动脉由臂丛的神经纤维支配。这些交感神经纤维所导致的锁骨下动脉痉挛,虽然对较小动脉的紧张状态无任何影响,但可明显减少上肢的血流。

上肢其他大动脉是由臂丛及其分支的交感神经纤维所供应。腋动脉主要接受来自臂丛内侧束的交感神经纤维,但其第3段常有来自正中神经的交感神经纤维附加供应;肱动脉由来自不同高度的正中神经,以及偶尔发自肌皮神经纤维供应;桡动脉主要接受来自正中神经的交感神经纤维,也有部分来自桡神经;尺动脉由正中神经的交感神经纤维供应,但亦有尺神经附加供应。

5. 控制下肢血管舒缩的路径　控制下肢血管的节前纤维来自脊髓的多个不同平面,其最高部位可能在$T_{10}$。节前纤维在腰交感神经链中下行不同距离,然后交换神经元,足部的血管舒缩神经大部分经过坐骨神经。

股动脉的交感神经一部分由沿腹主动脉、髂总动脉及髂外动脉外膜连续下行的神经纤维供应,这些纤维起于盆内脏及生殖股神经,另一部分来自股神经及其分支内的交感神经纤维。股动脉外膜中有交感神经网存在(图2-6)。

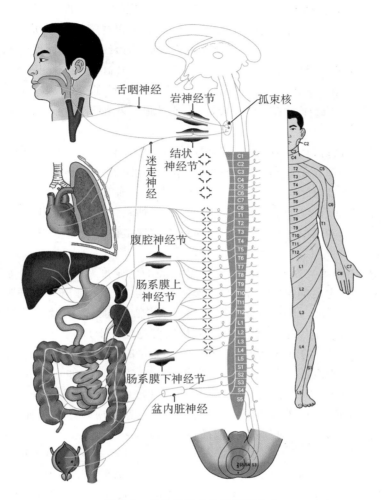

图 2-6　身体各部交感神经节分布

## 三、副交感神经系统

**(一)副交感神经节前神经元**

节前神经元的细胞体位于中脑、脑桥、延髓和脊髓骶节内的神经核,即动眼神经副核、上涎核、下涎核、迷走神经背核和第2～4骶髓的侧角内,其轴突随动眼神经、面神经、舌咽神经、迷走神经等脑神经和第2、3或第3、4骶神经传出。节前纤维一般较长,通常在到达支配的器官或邻近这些器官之后,终止于有关终节内,才交换神经元,故节后纤维极短。

**(二)副交感神经节后神经元**

节后神经元的细胞体位于器官附近或器官内部终节内,如睫状神经节和黏膜下丛的神经节细胞等。终节发出的节后纤维终止于所分布的器官。

### (三)副交感神经的分布

**1. 头部**

(1)动眼神经:副交感神经节前纤维的细胞体位于中脑的动眼神经副核,轴突至睫状神经节交换神经元;节后纤维经睫状短神经至眼球内的睫状体和虹膜的环形肌,兴奋时能引起睫状体收缩而使眼球晶状体凸出以观察近物,同时可引起瞳孔括约肌收缩而使瞳孔缩小。

(2)面神经:节前神经元细胞位于脑桥唾液腺上核,传出纤维中间神经(面神经的感觉根)分布于泪腺、颌下腺、下颌下腺、舌下腺、鼻、鼻咽和口腔的黏液腺。此神经的传出纤维内含有分泌神经和血管舒张纤维,面神经除引起泪腺和唾液腺分泌外,还可使分泌腺的血管扩张。

(3)舌咽神经:节前纤维的细胞体位于延髓的唾液腺下核(下涎核),其轴突随舌咽神经鼓室支横越鼓室,接纳面神经的小支,成为岩小支,成为岩小浅神经,至耳神经节,再沿交通支至耳颞神经,然后至腮腺,除使腮腺分泌外,尚可扩张腮腺的血管。

(4)迷走神经:节前纤维的细胞体位于延髓的迷走神经背核。其传出纤维并不传达痛觉冲动,主要控制不随意肌,并含有分泌和血管舒张纤维。迷走神经分布于心、肺、食管、胃、肠的近侧端,至结肠左曲、胰、脾和肾。

迷走神经的传出纤维兴奋时,能增加食管、胃、肠的紧张度和运动,如增加肠蠕动、促进肠排空等。在循环系,主要抑制心肌活动,减慢心率,并收缩冠状血管。在呼吸系,迷走神经兴奋可促进小支气管收缩。此外,迷走神经兴奋还可增加胃液、胰液及胆汁等消化液的分泌,故可促进胰岛素分泌,间接加速血糖的利用,并协助肝糖原的形成,从而降低血糖浓度。

**2. 骶部** 副交感神经的骶部细胞,起于第2、3或第3、4骶髓的侧角。一部分在盆丛更换神经元,另一部分抵达直肠或膀胱壁后才更换神经元,在直肠两侧加入交感神经的盆丛部分组成致密网,依附于作为耻骨后间隙的后界,亦即由髂内血管发出至膀胱后外侧缘分支的内侧面,其内含有交感与副交感两种纤维,随血管的分支到达盆腔内脏称盆内脏神经,又称盆神经,能使阴茎或阴蒂海绵组织内的动脉舒张,因而使阴茎或阴蒂勃起,也称为勃起神经。左右腹下神经在平骶岬的高度,约3%自髂动脉间丛分为3~4条神经干下行,每个神经干逐渐加粗,其分支互相吻合形成网状。神经的直径为1~1.5mm,一侧的高度为3~5mm,长度平均为10cm。腹下丛则能使前列腺和精囊收缩而排出其分泌物,并使男性前列腺和女性阴道分泌增加。

盆神经丛是由盆神经和腹下神经在直肠下段外侧呈锐角合成的,其全部神经纤维平行走向膀胱底部,上部纤维分布至膀胱体部、尿道内口的周围;中部纤维分布到膀胱底部及生殖器;而下部纤维分布于直肠、输尿管、输精管和子宫颈的一部分,直接由腹下神经的分支支配。盆神经尚有一部分纤维进入骨盆神经,直接分布到前列腺、直肠和膀胱(图2-7,图2-8)。

# 第 2 章 脊椎的应用解剖及生理基础

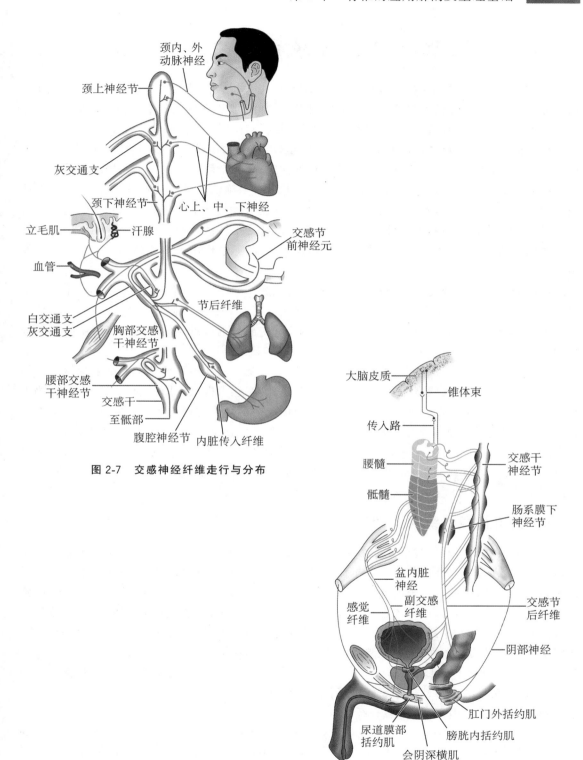

图 2-7 交感神经纤维走行与分布

图 2-8 膀胱直肠的神经分配

# 第九节　自主神经系统生理与临床

自主神经系统的解剖生理和病理与脊椎病密切相关。脊柱病变引起的全身症状,尤其是内脏症状,多为自主神经受损的结果。因此,临床医师要理解脊椎病的复杂性和多样性,要探索脊椎相关性疾病及其机制,必须熟知自主神经系统的解剖生理与临床的关系。

机体的运动分为躯体运动和器官运动,躯体运动可随意识发动,又能随意识停止;而器官运动,则大多数受交感神经与副交感神经的双重支配,脑和脊髓的作用只是加强或减弱它的作用。大脑皮质控制躯体运动与内脏运动的区域,并没有明确的分界。实验发现,刺激中央沟前面的运动区和运动前区,不仅能引起躯体运动,而且能引起或抑制内脏的活动。大脑皮质下行的传导路径分为锥体系和锥体外系。正常的躯体运动受锥体系及锥体外系的共同作用。大脑皮质对内脏活动的控制,主要是由锥体外系和丘脑下部,通过作用于交感神经的低级中枢而发挥作用。

由于交感神经系统的节前神经元位于脊髓的胸腰段,副交感神经系统的节前神经元位于脊髓的骶段,故可以认为脊髓是交感神经系统和副交感神经系统(骶部)的低级中枢。头部副交感系统的节前神经元分布于延髓、脑桥及中脑,这些部分也可以认为是副交感系统脑部的低级中枢。

一般公认,中脑以下的脑干特别是延髓,是交感系统与副交感系统的主要反射中枢。它们的兴奋过程处于不平衡状态,交感中枢的兴奋升高,副交感中枢兴奋即被抑制;反之,副交感中枢的兴奋加强,交感中枢的兴奋即减弱。这两个系统中枢兴奋过程的相互转变,既取决于直接到达中枢的内脏感觉冲动,也取决于高级中枢的兴奋或抑制作用。交感系统与副交感系统,对所支配器官的作用是对立统一的,正常情况下处于动态平衡中。它们通过释放特殊的化学递质,使器官发生兴奋或抑制,从而调节内脏的活动。肾上腺素的分泌直接受交感系统的控制,因此当情绪激动时,既能引起交感神经系统兴奋,也能引起肾上腺素分泌。

## 一、自主神经系统的生理作用

自主神经系统与躯体神经系统在形态及功能上有以下不同点。①躯体传入纤维感受体表、骨、关节及肌肉传来的刺激,调节机体运动及机体与外界环境的相对平衡;而自主性传入纤维,则感受身体内部器官传来的冲动,调节机体的内在环境。②躯体运动神经支配骨骼肌,使其发生迅速适宜的运动;而自主性神经纤维则支配内脏、心血管、平滑肌和腺体,在正常情况下进行相对平衡且有节律性的内脏活动。③躯体神经传出纤维,均匀地起于脑干及脊髓的全长,在周围保持明显的分节性;自主性神经的周围传出纤维,仅由中枢神经系统部分发出,即中脑、脑桥、延髓、脊髓的 $T_1 \sim L_3$ 及 $S_2 \sim S_4$ 节。前部合为头部,而从脊髓发出者,区分为胸腰部及骶部,不过缺乏明显的分节性。④躯体神经传出纤维有明显的髓鞘,属 A 纤维;而自主性神经纤维无髓鞘,或有髓鞘但很薄,属于 B 纤维或 C 纤维。

交感神经与副交感神经在形态及功能方面存在下列不同点。①交感神经几乎分布于全身各部,而副交感神经分布则比较局限,皮肤、汗腺、竖毛肌、肌内血管和肾上腺髓质等部位无副交感神经分布。②交感神经的节前神经元起自 $T_1 \sim L_3$ 脊髓灰质侧柱的中间带外侧核内,节后神经元位于椎旁神经节和椎前神经节;副交感神经的节前神经元起自中脑、延髓及 $S_2$ 脊髓,节后神经元位于睫状神经节、蝶腭神经节或脏器壁内神经节(终节)。③交感神经离效应装置较远,节前纤维较短,节后纤维较长;而副交感神经离效应装置较近,节前纤维较长,节后纤维较短。④交感神经的功能,在于应对环境急剧变化,产生兴奋以适应需要,如心跳加快、冠状血管血流量增加、皮肤和腹腔内脏小动脉收缩,以引起血压增高,血糖上升,呼吸加深、加快及瞳孔散大等;副交感神经的功能,则在于保持身体安静时的生理及能量平衡,如协助营养、消化及生殖活动。⑤效应器对交感神经传导冲动发生反应的间隔期为几秒至1分钟,作用可维持几秒至几分钟;而对副交感神经的反应间隔期仅为千分之几秒至百分之几秒,作用维持时间也很短。⑥交感神经和副交感神经节前纤维的神经末梢释放的神经递质为乙酰胆碱;大部分交感神经节后纤维的末梢释放交感素(即去甲肾上腺素及少许肾上腺素);副交感神经节后纤维及小部分交感神经节后纤维(支配汗腺及骨骼肌)的神经末梢也释放乙酰胆碱。

(一)交感神经系统的作用

内环境的恒定是由身体与周围环境的平衡来保证的,而身体与外环境的平衡,只有通过神经系统的高级中枢进行条件反射性活动才能完成。在交感神经影响下,心率加快、心搏加强、肌肉工作能力提高、肝糖原动员等,能使身体在外界环境发生变化时应对"急变",但这种过程并非仅由交感神经单独作用,而是通过和副交感神经密切相互作用而实现,单凭任何一种神经是不可能达到内环境协调平衡的。

1. 对循环系统的作用　对此发生作用的交感神经纤维,由上5个胸节发出,部分到颈上、中、下神经节,发出节后纤维再下行加入心丛,然后经过冠状动脉丛至心脏。

部分交感神经自椎旁节发出节后纤维,经灰交通支进入周围神经后,分布于四肢的血管。这些无髓纤维终止于动、静脉的外膜,形成血管周围丛,后者又发出分支,分布于血管的外膜,或者在外膜与中间层之间,小纤维进入肌层并控制肌层,其他神经纤维,有的分布于肌层或内膜交界处,但都不终止于内膜。交感神经纤维大量分布于动脉附近,动、静脉分流处,以及小动脉的四周。

冠状循环及脑循环的血管都同时接受交感和副交感两种纤维,因此刺激交感神经,一般情况下均能使周围动脉收缩,如果去除交感神经,则会出现周围动脉扩张。治疗周围血管疾患施行交感神经切除术即以此为依据。刺激交感神经虽可使横纹肌、肺循环和脑循环的动脉收缩,但作用很弱,有人认为它具有对周围动脉相同的作用,但也有人反对。临床上对有间歇性跛行及疼痛的血栓闭塞性脉管炎患者施行交感神经切除术,症状往往会减轻。由此可以说明,它具有扩张横纹肌动脉的作用。运动时,供应横纹肌的血管因肾上腺素的作用而舒张,以适应需要,此时腹腔器官血管收缩,血液暂移于横纹肌,而这时,肺与脑的工作加强,但它们的血管并不收缩;相反,因大动脉血压升高而呈继发性扩张,从而保证了运动时肺及脑部的血液供应。

交感神经对于冠状动脉的作用,与一般周围动脉不同,受刺激时,冠状动脉扩张,心搏加快,心脏本身循环增强,可适应心肌代谢的需要。

刺激交感神经还可引起脾的平滑肌收缩,从而使脾内所储藏的红细胞被释放到循环系统。

2. 对消化系统的作用　作用于消化系统的交感神经,其节前纤维为内脏神经,到达腹腔丛后,更换神经元,节后纤维分布于胃肠道。交感神经对胃肠道的作用主要是抑制,使胃肠蠕动减慢,排空减少。但当胃肠紧张性太低或不运动时,交感神经冲动则可提高并出现兴奋作用,以保持胃肠一定的张力。交感神经还可以兴奋回盲瓣及肛门括约肌,使其收缩。

交感神经对消化腺分泌功能的影响表现很不一致。交感神经可抑制胃液分泌。对胰和唾液腺的作用:虽然可促进其分泌,但因引起分布到此部的血管发生收缩而使分泌不明显。

3. 对呼吸系统的作用　交感神经兴奋时,小支气管平滑肌的活动受到抑制,因而可导致小支气管扩张,空气出入畅通。因此,哮喘患者注射麻黄碱后症状可以缓解。

4. 对泌尿系统的作用　支配膀胱的交感神经纤维由盆神经丛发出,盆神经丛又接收腹下丛的分支。交感神经能使膀胱壁松弛,内括约肌收缩,因而阻止小便排出。

5. 对生殖系统的作用　分布于子宫的纤维来自腹下丛,经盆神经丛到此。一般认为,子宫的平滑肌仅受交感神经支配,但实际上交感神经对子宫的作用并不重要。刺激腹下丛,对非受孕子宫的活动起抑制作用,而对怀孕的子宫则可促进其活动。

在男性,射精管和精囊的平滑肌亦受腹下丛的支配,兴奋时,能引起此两处平滑肌收缩而发生射精动作。

6. 其他作用　由颈上神经节发出的纤维分布于瞳孔开大肌,能使瞳孔扩大。刺激交感神经能引起汗腺分泌和毛发竖立。另外,交感神经系统对于血糖浓度有调节作用,内脏大神经兴奋时,一方面可直接使肝糖原分解为葡萄糖进入血循环,另一方面还可引起肾上腺分泌,促进肝糖原分解,从而使血糖浓度增加。

肾上腺髓质接受由内脏神经和 $L_1 \sim L_2$ 节发出的节前纤维,髓质分泌的肾上腺素与交感神经的作用相似,也能导致血管收缩、心率加快、胃肠蠕动减慢、小支气管扩张等。也有与交感神经作用不同之处,它对汗腺的分泌无影响,但能收缩竖毛肌。另外,还能促进胃液分泌,但对胰液分泌无影响。分娩时,少量的肾上腺素可使子宫暂时松弛。

交感神经系统对个体的生存有重要意义。简要地说,当机体在情绪冲动、肌肉运动、寒冷刺激、失血过多、缺氧和窒息等情况下,交感神经即发生兴奋,随之肾上腺素分泌增加,继而受交感神经支配的各种器官也出现一系列反应,机体在应激状态下,身体重要器官血供增加,可防止发生功能衰竭,以及配合个体在不利条件下维持生存,但都是在大脑皮质控制下进行的。

(二)副交感神经系统的作用

副交感神经系统的作用恰与交感神经相反,可保持机体在安静状态时的生理平衡。其作用可总结为以下3方面:①协助维持营养的平衡,如增进胃肠活动、消化腺分泌、促进大小便排出。②保持身体的能量,如缩瞳以减少刺激,促进肝糖原生成以储蓄热能。另外,还有心跳减慢、血压下降、支气管收缩等,以节省不必要的消耗。③协助生殖活动,如生殖器血管扩张、性器官分泌液增加。

副交感系统的活动也受大脑皮质的控制,当大脑兴奋被抑制,肌肉活动减少时,副交感系统的兴奋即相对加强,以加速能量的储备及疲劳的恢复。

(三)自主神经系统的临床意义

根据交感神经及副交感神经系统的功能,可以得出这样的结论:除了汗腺、竖毛肌、肾上腺、子宫及部分血管外,其他人体组织及器官一般都同时受交感神经系统和副交感神经系统的双重支配。

整个身体的活动或加强或减弱,不外乎沿着两个方向发展——兴奋或抑制,它们与所支配的器官不但毫无冲突,而且相互依存,互相协调,若两者缺一,则器官的活动就不能很好地配合整体的需要,不是过强过弱,就是需加强时不能加强,需减弱时无法减弱。因而仅靠其中一个单独的调节,对于整个机体的生存显然是不够的。

据研究,中枢神经系统对各种器官都发生营养性影响,主要通过自主神经来实现。主要有

3种影响：①引起或停止器官的活动；②对血管的影响，调节器官的新陈代谢及其功能状态；③营养性影响，通过加强类似的营养神经，对各器官发挥作用。

自主神经系统的营养功能，就是对组织代谢的作用。活动着的器官对内、外环境的适应性是靠营养作用来体现的。神经的兴奋性加强，其营养物质大量输入组织，并为更好地利用它创造条件，故称营养神经为代谢神经。自主神经系统不仅支配自主性生命器官，同样也影响骨骼肌。刺激交感神经纤维，可提高已疲乏肌肉的工作能力，这种刺激虽不能导致肌肉收缩，但可改变肌肉的组织状态，提高肌肉对运动神经传来冲动的感受性。沿副交感神经和运动神经传导的冲动也可能有营养作用。临床上的颈椎病或腰腿痛伴有肌肉萎缩的患者，均与其相应交感神经的椎旁节或椎间孔内的节前纤维（脊膜返回支）受损有关。

## 二、自主神经系统疾病的诊断学基础

### (一)常用检查

1. 一般检查

(1)皮肤的色泽、温度、汗液分泌及营养状况：自主神经如有刺激性病损，表现为皮肤发红、发热、潮湿、角化过度及脱皮等；如有破坏性病损，则表现为皮肤发红、发凉、干燥、菲薄，皮下组织轻度肿胀，或指甲变脆、毛发脱落，甚至发生营养性溃疡。

(2)括约肌功能：肛门及膀胱括约肌直接受骶髓低级自主神经中枢控制。若骶髓或低位脊髓发生病损，可出现尿便功能障碍；如颈、胸高位脊髓发生病损，可出现尿失禁（排尿反射亢进）、便秘或大便失禁。

(3)性功能：患腰骶椎疾病时，自主神经的低级中枢发生病损，可出现阳痿或月经失调。如出现阳痿则多提示有鞍区感觉障碍。

2. 自主神经反射

(1)眼心反射：压迫眼球可引起心率轻度减慢，称为眼心反射。检查时，患者安静，仰卧数分钟后，计1min脉搏数，然后再用手指压迫两侧眼球，过20～30s再数1min脉搏数。正常者每分钟脉搏减慢10～20次。迷走神经麻痹者无此反应，迷走神经紧张者则超过此数，交感神经兴奋者此反射减弱或消失（即不变慢，或反而加速）。

(2)竖毛反射：搔划或以冷的物体（如冰块）刺激颈部或腋部及斜方肌上缘皮肤，正常人于4～5s潜伏期后出现竖毛反射，7～10s时最明显，15～20s消失。轻微刺激时仅同侧身体一部分有反应，强烈刺激则反应常遍及全身，在中线刺激可两侧均有反应。

(3)颈动脉窦反射：用手压迫单侧或双侧胸锁乳突肌前上方1/3处，约第4、5颈椎横突前方（该处相当于颈动脉窦或颈动脉体），直至感到颈动脉搏动为止，可以反射性刺激迷走神经及脑部自主神经中枢，正常人脉搏可减慢6～8次，交感神经紧张者可无此反应。在病理状态下，还可有血压降低、晕厥或意识丧失。疑有颈动脉窦过敏的病例，压迫应轻，只压一侧，并密切观察心率等。

(4)卧立试验：由平卧站起至直立位，在变换体位后，如1min内的脉搏次数增加超过10次，或由直立位至卧位每分钟脉搏次数减少超过10次，均提示自主神经兴奋性增高。

(5)皮肤划痕症：用光滑小木签钝头在皮肤上划一条线，数秒钟后如出现白后转红的条纹，为正常皮肤划痕现象。划后仅出现白线条，为毛细血管痉挛现象，是血管收缩神经兴奋性增高所致。副交感神经功能亢进的人或交感神经麻痹区，白后速红，潮红线锃亮，甚至隆起，中间复出现白色,但与正常差异甚大。

(6) 总体反射:为脊髓防御反射的一部分,除了髋、膝关节屈曲及距小腿关节背屈外,还可出现不自主排尿、排便、病变水平以下出汗及血管运动改变。

### (二) 循环障碍

心脏的功能活动、血压调节及周围血管舒缩功能是在中枢神经控制下进行的,主要中枢在下丘脑。下丘脑接受来自大脑皮质的神经冲动,其传出神经冲动作用于脑干、脊髓的心血管调节低级中枢,经交感及副交感神经的周围部分以调节心率、血压及血管舒缩功能。

1. **神经源性血压紊乱** 血压的调节与自主神经的功能密切相关,故神经系统疾病可出现血压增高或血压降低的变化。

高血压是一种常见的临床表现,80%~90%的高血压由原发性高血压引起,其余10%~20%则属于症状性高血压。此处指的是神经源性高血压,即由神经系统病变及功能障碍引起的高血压。高血压与颈椎病因相关,我们多年总结的颈椎病例中,伴发高血压患者颈椎病治疗显效者,其血压均能恢复正常。

急性颅内压增高时常引起血压增高,特点是收缩压明显增高,而舒张压则不增高或增高不明显,并伴脉搏减慢。血压增高的机制可能是由于延髓受压、缺血,引起血管舒缩中枢调节,致反射性血压增高,以改善延髓的缺血及缺氧。但在慢性颅内压增高时,血压改变并不明显。癫痫大发作时表现为血压升高,可能与缺氧、深呼吸、肌肉收缩等有关。在颞叶癫痫、间脑癫痫发作时,可表现为发作性血压升高而无惊厥,但常伴有其他自主神经紊乱表现。颅内占位性病变如侵及下丘脑及间脑,则可导致间脑性阵发性高血压。脑炎、脑膜炎时,由于损害了血压调节中枢,或因颅内压增高,亦可出现血压升高。脑出血、蛛网膜下腔出血及高血压脑病时,血压升高更为明显,这与急性颅内压增高、缺氧、脑血管痉挛等均有关。此外,支气管哮喘患者行颈动脉窦神经切除术后,可出现高血压。甚至有学者报道,在做颈动脉鞘剥离及颈动脉造影时,亦发现有血压升高。高位脊髓损伤或炎症时(颈及 $T_6$ 以上),可出现发作性高血压。在 $T_6$ 以下的脊髓横贯性损害,脊髓血管运动中枢至内脏的交感神经纤维并未受损,故可引起内脏代偿性血管扩张以调节血压,而不引起反射性血压升高。在脊髓灰质炎的急性期,并发高血压者较多,可占50%左右,大都为重型病例,多发性神经根炎患者血压升高,大多与缺氧有关,另外,与调节血压的神经受损也有一定关系。魏征、龙层花等发现并证实,颈椎病、上胸椎病变易出现高血压,其机制亦系交感神经纤维或颈动脉窦受激惹所致。

2. **原发性直立性低血压** 是一种原因未明的中枢神经系统或周围性交感神经的变性病变,主要病变在交感神经节。此病常见于中年男性,临床特点是直立时收缩压与舒张压降低,无汗、阳痿。此外,还可伴有大小便障碍、霍纳综合征。在直立时,除血压下降外,常可发生晕厥。晕厥发作时,脉率并不改变,也无苍白、出汗和恶心等先兆表现。晚期可出现两侧对称性躯体神经缓慢进行性受累表现,如腱反射亢进、锥体束征阳性、上睑下垂、构声障碍、震颤等。诊断主要根据直立时收缩血压降低 6.67kPa(50mmHg)左右、无汗、阳痿与霍纳综合征,并除外其他疾病引起的直立性低血压,即可确定为原发性直立性低血压症。本症尚可见于家族性自主神经功能不全及急性自主神经功能不全。

3. **周围血管舒缩障碍** 周围血管的传入神经纤维是脊神经的感觉支,传出神经纤维主要有收缩血管的作用,但某些部位也可能存在血管扩张神经。前者主要是交感神经,后者则具有交感及副交感两种神经(如鼓索神经、舌咽神经及骶髓副交感神经)。

自主神经功能紊乱引起的血管功能障碍可分为痉挛性、扩张性两类。这种疾患在早期多属功能障碍,但晚期或严重病例则常伴有血管器质性损害,可导致肢体末端显著的营养障碍。

(1)动脉痉挛性紊乱

1)肢端动脉痉挛病:亦称雷诺病,系周围血管神经功能紊乱引起的肢端小动脉痉挛性疾病。常见于青年女性,好发于手及手指,但亦可累及趾、鼻尖、耳轮,甚至波及更广泛的区域。临床特点为阵发性、对称性、间歇性指端发白、发红(称为肢端动脉痉挛现象),常由情绪激动或受寒诱发,故寒冷季节发作加剧,入夏缓解。始发于手指,以后向近端扩散。初呈现青紫、发红,而后变冷、苍白及麻木,然后变红,局部发热及疼痛。反复发作可引起血管壁改变而导致手指指端营养障碍,皮肤出现溃疡、硬变及坏死。检查时皮肤温度低于正常,肢体周围动脉搏动正常。如将病肢浸入冰水或冷水中,可激发发作,局部加温可使之缓解。

肢端动脉痉挛现象由其他疾病引起者,称雷诺综合征或雷诺现象,如颈肋、交感型颈椎病、前斜角肌综合征、肋锁综合征、脊髓空洞症、多发性硬化、硬皮病、震动病、铅中毒等,应注意鉴别,以便对症施治。前4类病因与颈椎病因相关,笔者采用牵引下正骨法为主治法,纠正$C_3$~$C_6$钩椎关节错位,能解除斜角肌痉挛,或纠正$C_6$、$C_7$旋转式错位均对本病有良好疗效。

2)肢端青紫症:是一种少见而不严重的肢端动脉痉挛性疾病,系由皮肤小动脉对寒冷的敏感性增高,发生血管张力增强而导致的局部窒息。此病多见于青年女性。其动脉痉挛是持续性的,一般局限于手,少数病例尚可发生于足,呈慢性肢端发绀。在温暖环境下,发绀的程度可稍减轻,但常不能使其完全消失,遇冷则加剧。此病无杵状指;身体其余部位无发绀,无心脏杂音,周围动脉搏动存在,可与发绀性先天性心脏病相鉴别。此病不发生肢端坏死及其他缺血并发症。本症的脊椎病因与上述雷诺病类同。

3)网状青斑:较肢端青紫症多见。临床特点是皮肤颜色呈斑点网状青紫,发生部位除手及足外,还可延伸到腿及臂部,有些病例可到躯干。寒冷及情绪激动时症状出现或加剧,一般呈间歇性,遇冷出现而遇热时消失,周围动脉搏动存在。网状青斑可以是原发性的,亦可以继发于红斑狼疮、结节性动脉周围炎等,无论是原发性还是继发性,并发症均少见,有时仅指端或踝部发生缺血性溃疡,一般不易愈合,但发展到需截肢的尚属罕见。

(2)动脉扩张性紊乱

1)红斑性肢痛症:主要发病机制为手、足血管过度扩张。男性青壮年较常见,但女性也不少见。临床表现为肢体远端特别是双足发作性血管扩张。伴剧烈灼痛,发作时疼痛部位皮肤发红,并可肿胀,皮肤温度升高。患者在行走或睡眠时将足置于被内,可引起发作或使症状加剧。将疼痛部位暴露于冷空气或浸入冷水中,可使症状缓解,故夏季加剧,冬季减轻。原发性红斑性肢痛症很少发生营养性改变,如溃疡及坏死;继发者可能发生。由于红斑性肢痛症并不常见,故应与临床上较多见的手足灼性感觉异常相鉴别。其主要不同点是发作时有症状部位的皮肤温度不同,红斑性肢痛症患者皮肤温度升高;而其他疾病引起的手足灼性感觉异常,皮肤温度常降低。

大多数红斑性肢痛症是原发性的,亦可继发于真性红细胞增多症、高血压、糖尿病、系统性红斑狼疮、类风湿关节炎等,故在诊断时应予排除。

2)肢端感觉异常症:是一种缓慢进行性疾病,常见于中年女性,临床表现为持续性上肢肢端麻木、刺痛、蚁走感、疼痛、皮肤发冷及轻度苍白。症状常于晚间加重。其主要病因是上肢血管及神经在胸腔入口处或其远端部分如腕部受压(腕管综合征)。诊断时必须与脑及脊髓的器质性疾病引起的肢端感觉障碍相鉴别。

临床较常见的周围血管器质性病变如血管闭塞性脉管炎及动脉硬化症,因非自主神经功能紊乱,故不在此叙述。

**(三)出汗障碍**

正常人通过不显性出汗形式散热,以调节体温。当体温与室温升高时,则可显性出汗。因此,出汗是不断变化着的生理功能,可防止体温突然升高。根据汗腺的分泌机制不同,可分为大汗腺和小汗腺。前者主要分布于腋、乳头周围、下腹及耻骨部,而后者则分布于全身。小汗腺的功能受交感神经的支配。汗腺的交感节前纤维起自脊髓的侧角细胞,经交感神经干终止于节后神经元,而后以胆碱能性节后泌汗纤维分布于汗腺。交感神经支配汗腺的活动受温度、精神及味觉等刺激的影响。热调节性出汗受下丘脑的热调节中枢控制,由通过该中枢的血液温度变化而激起,传入刺激则来自皮肤。由下丘脑发出的传出通路经延髓、脊髓侧角至交感神经节。临床表现为全身性出汗,以躯干上部、面部显著,入睡后可加重。精神性出汗的中枢及其传导过程尚未清楚,可能与大脑额叶有关。精神性出汗表现较局限,主要在手掌、足底、腋窝、腹股沟,面部则较轻。味觉性出汗为正常人在吃热、辣食物时的额及鼻部出汗,其反射中枢联系迄今未完全明了,仅对检查面部交感神经功能有一定意义。出汗系脊髓总体反射的表现之一,脊髓反射性出汗仅见于某些病理状态,如脊髓横贯性病变。

临床上泌汗紊乱的症状有多汗、无汗、臭汗、色汗及尿汗等。神经病变引起的泌汗异常主要是泌汗量的变化,以多汗或无汗症常见,泌汗障碍分为全身性和局限性两类。颈椎病损害星状神经节时($C_5 \sim T_2$),常会有全身性多汗,治脊疗法有良好疗效。下述临床表现可作参考。

1. 颈部交感神经麻痹  可出现霍纳综合征,其症状除同侧瞳孔缩小、结膜血管扩张、上睑下垂外,还可出现面部血管扩张及无汗。病变为周围性者,临床表现更完全。

2. 周围神经病变  该神经支配区的皮肤常出汗减少或无汗,毛果芸香碱亦不能使之出汗。多发性神经炎时则表现为四肢远端对称性出汗减少或无汗,但少数患者可出现代偿性热调节性出汗增多。

3. 脊髓侧柱病变  脊髓空洞症时,相应节段的皮肤热调节性出汗障碍,但一般不是完全性无汗,毛果芸香碱可使之出汗。在脊髓横贯性病变时,病变水平以下无汗或出汗减少。临床上对感觉水平不明确的病例,可做出汗试验以发现泌汗障碍的水平,故有一定的定位诊断意义。如果病变水平以下躯干及肢体尚有出汗,提示脊髓病变尚属不完全性横贯损害。脊髓横贯损害时,在病损水平以下无汗,但有时可出现脊髓反射性出汗。

4. 下丘脑病变  除瞳孔缩小外,还可引起同侧半身不出汗,其程度和范围均较周围性交感神经麻痹明显且广泛。

**(四)营养障碍**

自主神经功能损害,可导致相应组织发生营养障碍,包括皮肤、皮下组织、骨、关节及肌肉的营养障碍,可发生于中枢及周围神经病变,这是因为累及其中的自主性或营养性纤维。临床上常见的是神经病变所伴发的营养障碍如下所述。

1. 周围神经病变时肌肉与皮肤的营养障碍  脊椎病因可致周围神经损伤,常伴有营养性障碍,肌肉萎缩是常见的临床表现。周围神经病变时皮肤的营养性改变常以肢端突出,临床表现为皮肤紧张、光滑与菲薄,在慢性失神经皮节可见色素沉着及湿疹样改变。皮下组织可相继发生萎缩、纤维化。由于皮下组织纤维化,可导致皮肤皱纹加深。在严重的感觉丧失时,指

(趾)甲可发生横裂、增厚、起褶、变脆,甚至呈爪形或杵状指等改变。严重的营养改变常见于周围神经损伤及慢性感觉性神经病变。缺血性挛缩是除了周围神经损伤之外,还有缺血所致的缺血性麻痹,伴以皮肤发绀、变冷、水肿,皮下组织纤维化,以及肌肉及肌腱纤维化、条索化、挛缩、结节样改变,可导致畸形。

2. **神经源性关节病** 骨关节营养改变是由于失神经后,自主神经亦受损所致。神经源性关节病可见于脊椎病、脊髓空洞症、脊髓肿瘤、脊髓痨及其他脊髓病变。腰椎关节错位或退变、腰椎间盘突出和骨盆旋移症伤及自主神经,常出现下肢关节疼痛、怕冷、关节滑膜分泌紊乱,引起关节肿胀,若股神经同时受损,使股四头肌肌力减弱时,膝关节活动不协调,加速骨质增生及韧带破坏,软骨及骨萎缩,以致形成无痛性关节肿胀,活动范围过度及畸形,导致骨关节炎。

### (五)排便障碍

排便是一种神经反射活动。排便困难是神经系统疾病较常见的功能紊乱表现之一。直肠和肛门内括约肌接受盆神经($S_2 \sim S_4$,副交感神经)和腹下神经交感支支配,而肛门外括约肌接受阴部神经($S_2 \sim S_3$,躯体神经)支配。盆神经兴奋时直肠收缩,肛门内括约肌放松;腹下神经兴奋时,直肠松弛,肛门内括约肌收缩;阴部神经兴奋时,肛门外括约肌收缩;肛门外括约肌为随意控制,而肛门内括约肌不受意志的控制,可因直肠扩张而松弛。在人类,肛门内括约肌的松弛反射由直肠壁内神经丛所司,所以截瘫患者肛门内括约肌的松弛仍能正常进行。排便的过程:粪便被结肠运动推入直肠,刺激直肠壁内的机械感受器,引起神经冲动,经盆神经、腹下神经到排便中枢($S_2 \sim S_3$),而后经脊髓丘脑束上行到丘脑及大脑皮质,产生排便感觉,再由中枢下行纤维兴奋排便中枢,使盆神经兴奋,腹下神经和阴部神经受抑制,引起直肠收缩,肛门内、外括约肌扩张,使粪便排出。同时,膈肌和腹肌收缩及做屏气动作,使腹内压升高,协助粪便排出。

在颈段以上慢性横贯性损害病例,其排便呈自动性,即排便无自觉便意感,但可因排便时直肠或膀胱扩张,造成自主神经反射,导致患者出汗、竖毛、血压增高及肢体血管显著收缩,使患者感到发热、头胀或头痛,而知道要大便。高位脊髓病变患者因呼吸麻痹而排便障碍。下部脊髓或圆锥病变则因失去对结肠膨胀的任何感觉而大便失禁。

脊髓严重损害如脊髓型颈椎病常发生便秘,这是因为损害了排便感觉的上行纤维。功能性便秘是由于排便反射经常受到大脑皮质抑制,使直肠对粪便扩张的刺激敏感性逐渐下降,大便在肠内停留过久,水分被吸收过多而造成大便干燥。脊椎病伴有骨盆旋移症者常有大小便失禁症状亦与此有关。

# 第 3 章

# 病理与发病机制

## 第一节 发病病因

脊椎相关疾病的发生是由多种原因引起的,而且其作用于人体的过程也是十分复杂的,从病因作用于人体的时间顺序看,有先天及后天因素之分;从病因的来源来看,有外在和内在之别。

### 一、外在因素

1. 肌源性软组织损伤因素  椎周软组织急慢性损伤,形成脊柱周围无菌炎症,软组织机化、粘连,形成无菌结节,刺激或压迫椎周的脊神经、内脏神经,引起临床相关综合征。

2. 骨源性动态失衡因素  脊椎急慢性损伤造成脊椎本身的椎间关节错位、小关节紊乱、骶髂关节半错位或尾骨偏歪,均可引起脊椎力学平衡失调,出现脊椎功能障碍,同时,脊椎错位的关节也可刺激压迫脊神经及交感神经节,出现临床症状。

3. 局部炎症  如下颌淋巴结炎症、咽喉壁急慢性炎症。咽喉部的细菌和病毒可以沿淋巴管扩散到颈椎的环枕关节周围肌肉、韧带、关节囊等,导致肌肉痉挛收缩,甚至导致颈项韧带玻璃样变、颈项韧带松弛,致椎周软组织异常改变。

### 二、内在因素

1. 退行性变  属于脊椎相关疾病的内在因素,多是由于椎间盘及周围的肌腱、韧带的退行性变,椎间盘是脊椎中退变最早的单位,正如潮起潮落、日升日落,当人体20岁以后,一旦停止生长发育,标志着人体物极必反,开始椎间盘退变。椎间盘退变是三位一体的,一方面主要有髓核的退变、脱水、弹性下降,导致椎间盘高度变低;另一方面,软骨板也在发生退变,渗透性增加,加速了髓核脱水。同时,纤维环也出现了同样的退变,韧性下降,脆性增加,加速了椎间盘的变性,甚至破裂造成髓核脱出。当椎间盘三位一体退变之后,造成脊柱周围关节稳定性结构破坏,使脊椎椎轴发生动力学改变,容易引起脊神经或内脏神经受到刺激压迫,出现临床相关的综合征。

2. 精神因素  人的精神状态不仅与发病有关,还与疾病的康复密切相关。长期处于精神紧张状态,背部肌肉一直紧张,导致背痛的发生,如长期处于精神紧张状态,背部肌肉就不能放松,在左右侧肌肉张力不等的状态下,高张力侧肌肉的收缩会导致头痛、头晕、背痛等的发生。

## 三、基础病因

### (一) 椎间盘退行性变导致脊椎失稳

椎间盘20岁后开始退变,30岁后退变加快,当某个椎间盘发生退行性改变后,其椎间隙逐渐变窄,使椎周软组织相对松弛(主要是前纵韧带和后纵韧带)而致椎间失稳,在一定诱因作用下,发生椎体滑移或椎间关节错位,从而对神经根、椎间血管、交感神经或脊髓造成压迫、刺激而致病。

### (二) 颈肩背腰部的椎周软组织慢性劳损导致脊柱失稳

脊椎是人体负重和运动的中轴,连接脊椎的椎间软组织,包括韧带、筋膜、椎间盘、关节囊及肌肉如果发生慢性劳损,则会造成该处组织松弛或硬变(纤维化或钙化),使脊柱的静力平衡或动力平衡失调,而致椎间关节处于失稳状态。软组织慢性劳损的常见原因如下。

1. 头颈、腰背部受撞击伤,或软组织急性扭挫伤后,致气滞血瘀、组织撕裂,发生水肿、血肿,如未彻底治疗,可发展为纤维化、钙化,致肌肉、韧带、关节囊等粘连,造成伤侧(椎旁)软组织痉挛。幼儿及青少年时期外伤(产伤)致病的尤为多见。

2. 长期低头工作者,在某一特定姿势下长期做重体力劳动(坑道作业、机械维修)者,不重视定时适当做肌力平衡运动锻炼者。

3. 姿势不良,如歪头写字、姿势性驼背、习惯俯卧或睡高枕等。

4. 反复轻度扭挫伤,如举、抬、挑、搬重物时,用力不当。

5. 自幼缺乏体力运动锻炼,或因疾病导致体质瘦弱、气血亏虚的人,突然做超重或过伸、过屈头颈、腰背的工作。

6. 剧烈运动前没有做适当的预备运动,如跳高、跳远、投掷运动、球类比赛等。

### (三) 椎间盘突出

椎间盘突出者多有椎间盘退变或急性外伤史。腰段脊柱负重大,为好发部位;颈椎活动频繁和活动度大,椎旁肌肉相对较弱,外伤后易发生;胸椎椎间盘较小且有胸廓限制运动,故相对较少发生。椎间盘突出达到一定程度,会直接损害神经根或脊髓,成为脊椎病病因。

### (四) 脊椎骨质增生

增生组织突入椎间孔、椎管或颈椎横突孔,直接压迫刺激神经根、椎动静脉、交感神经或脊髓而致病。

### (五) 韧带肥厚、钙化或骨化

后纵韧带、黄韧带劳损、创伤后形成钙化、骨化、肥厚的组织,直接侵入椎间孔或椎管可致病;正常情况下尚可代偿,当椎间关节错位时,常致椎间韧带(关节囊)发生皱褶(挤压),对邻近的脊髓、神经根、椎动静脉及交感神经造成刺激、压迫而致病。

### (六) 先天性畸形

先天性椎体融合、颈肋等,局部活动度减少,增加其上、下椎间负担,易发生劳损,故脊椎病好发于畸形椎体的上、下椎间部位。先天性椎管狭窄,其椎管、椎间孔及横突孔等骨性孔道比正常人狭小,代偿功能较差,本来不会引起病变的轻度脊椎错位、骨质增生或韧带肥厚钙化也易致病,且患病后症状往往比一般正常人重。

### (七)脊椎旁器官炎症

脊椎旁的咽喉、食管、气管、盆腔等组织、器官发生炎症时,可致关节囊及其周围韧带充血、肿痛或松弛,使脊椎的稳定性受到损害,在一定诱因作用下,可发生错位。

上述病因中,以椎间盘退变、椎周软组织相对松弛及劳损,造成脊椎失稳而发生脊椎错位最常见。

## 四、发病诱因

### (一)轻微扭挫伤

对正常人不会造成损害,然而对脊柱失稳者,可使其发生椎间关节错位,或使骨质增生处椎间软组织损伤,引起无菌性炎症过程而发病。

### (二)过度疲劳

正常人因工作或生活过度疲劳,只要休息一段时间即能恢复。但对脊椎退变或失稳者,则难以坚持正常工作,稍过劳即可发病。

### (三)睡眠姿势不良

睡眠姿势不良是生活中导致脊柱慢性劳损的原因之一。对于脊柱退变或失稳者,睡姿不良极易在熟睡中引起错位而发病。例如,偏睡一侧、俯卧、扭腰、枕头过高或过低等,均属不良睡姿,常因落枕而引起颈椎病发作。

### (四)工作及生活中不良姿势

办公或上课时长期坐的桌椅高度不适宜,单肩背重物,驼背,激烈运动前不做预备活动,使运动中肌力不协调,某些特殊体位的重体力劳动等。现代化工作和学习多用电脑,如不注意工作姿势,极易引发颈椎、胸椎变形错位,出现多种神经、肌肉或上肢关节痛等症状;现代生活享受中,由于兴趣所致,常长时间处在不良姿势中,如侧卧在沙发上看电视、低头玩手机等,伤及颈胸交界区,引发胸闷、心悸。

### (五)感受风寒

脊椎退变及失稳后,局部受凉,肌肉收缩不协调,易诱发疾病。

### (六)其他疾病

例如,脊椎病患者感冒时,常因炎症致颈椎关节炎发作。由于肿瘤发病人数的增多,出现肿瘤压迫或者骨转移,引起脊椎相应部位骨质破坏、变形,椎体、关节错位而出现症状。过度肥胖尤其是内脏性肥胖,导致脊椎负重增加,更易引起椎体失衡。

### (七)内分泌失调

由于内分泌失调常并发自主神经功能紊乱,可使脊椎失稳加剧。常见的有更年期妇女易患脊柱综合征,妇女经前期紧张性头痛,常为 $C_2$、$C_3$ 椎体小关节错位引起。

## 第二节　病理与发病机制

脊椎相关疾病的病理是探索在各种病因作用下,脊椎功能紊乱所引起相关器官疾病的机制。脊椎相关疾病的发生、发展、变化与脊椎内在的平衡功能、患者自身的体质和致病因素的性质密切相关。外因作用于脊柱,引起脊柱失稳,内外平衡失调,导致器官组织神经调节、血液供应、代谢发生紊乱,从而产生一系列病症。

## 一、椎间盘退行性变及膨出

椎间盘由软骨板、纤维环及髓核构成。一般认为,椎间盘从 20 岁开始发生变性,若遇急性创伤或慢性劳损,受损伤的椎间盘可提前和加速变性。其退行性变的病理过程及结果,分述如下。

### (一)透明软骨板

自 MRI 用于诊断脊椎病以来,不少学者已观察到发生脊柱创伤的青少年患者,虽未发生椎间盘突出,却由创伤(扭伤或挫伤)引发软骨板爆裂,而促使部分受伤颈椎提前发生退行性变。无外伤的情况下,椎间盘的上、下软骨板随椎间盘的退变而逐渐变薄,甚至被髓核侵蚀而造成缺损,失去软骨板半渗透膜作用,减弱或失去与椎间盘内组织营养液的交换作用,这样会更加促进纤维环及髓核的变性。

### (二)髓核

髓核在胸椎椎间盘内处于中部,在颈、腰脊柱段,因生理前曲而多处于椎间盘的偏后部。正常髓核内由含水量丰富(水分约占 80%)的纤维网和黏液样组织基质组成,其中主要为有弹性的黏蛋白(proteoglosis,蛋白多糖)。成年人随着椎间盘退变的发生和发展(有外伤或劳损部位,先发生或加速发展),其水分逐渐减少,致使其渐渐被纤维组织及软骨细胞代替而成为弹性下降的纤维软骨实体,进而致椎间盘的高度降低,发生椎间盘膨出则椎间隙更狭窄。

### (三)纤维环

纤维环在椎间盘的外周,受脊柱运动和负载时的压应力和剪应力最强,是导致纤维环退变发生和发展的主因,故其发生变性比软骨板与髓核更早,纤维交错的纤维环虽然较结实,但因持久运动和互相摩擦,可导致纤维变粗和发生透明变性(变脆),从而使纤维弹性变弱,在一定诱因下(急性外伤或慢性劳损),部分纤维断裂或某局部环破裂形成裂隙,可造成髓核由破裂处突出,该处的后纵韧带剥离、血肿和无菌性炎症等引发症状,若突出物刺激、压迫损害神经根或脊髓,则临床上发展为脊椎病或椎间盘突出。椎间盘突出的初期为较软的髓核和纤维组织,治疗恰当,有望髓核还纳,以后会渐钙化及骨化。椎间盘突出程度轻者,因椎管内仍有代偿空间(先天条件决定),故可毫无症状,突出程度重或并发椎间错位(后天条件决定),达到失代偿程度时,对神经根、椎间动脉、交感神经、脊髓造成刺激、压迫,临床即发病。

临床上诊治脊椎病时,对椎间盘变性应做具体分析,通常可分为 3 期。

(1)早期:椎间隙轻微变窄,相关椎体轻度骨质增生(唇样变),此期椎间失稳,极易发生椎间错位。

(2)中期:椎间隙明显变窄,相关椎体明显骨质增生(骨刺样、骨峪向外隆突),此期椎间失稳,仍易发生错位。

(3)晚期:椎间隙重度变窄,相关椎体骨桥形成,此期椎间重新稳定,不会发生错位。

椎间盘膨出(退变性)、突出或脱出(外伤性),虽可成为脊椎病的病因,但必须做具体分析:①外伤急性期,MRI 所示有此变化,临床有该段脊髓受压症状、体征者,可确诊为脊髓型脊椎病或椎间盘突出,非手术疗法无效时,应及早行手术治疗;②MRI 显示虽有此变化,但临床症状和体征与该脊髓受损无关者,说明椎管内的病理变化仍有代偿空间,应另找确切病因(其他椎间错位);③无近期外伤史的脊椎病患者,MRI 显示有椎间盘突出(多已硬化)脊膜囊有受压的,临床症状和体征亦与该病变部位相关,应加强三步定位诊断,对病变椎间有错位者,可选用治脊疗法治疗,力争将错位复正,促使变窄了的椎管和椎间孔恢复到代偿位置,以达到临床痊愈。

## 二、骨质增生及韧带钙化

脊椎的骨质增生(骨刺、骨唇、骨嵴)属人体代偿功能的生理现象,由于脊柱的急性外伤、慢性劳损,或椎间盘变性等原因,引起脊柱失稳后的椎间活动度增大,从而导致在椎体边缘、关节突、横突和钩突上附着的肌腱、韧带、骨膜、筋膜遭受牵扯、挤压、摩擦而剥离、损伤、萎缩,继而使骨膜、关节软骨缺损后发生骨质增生。轻度的骨质增生属生理代偿性改变,临床上不会引发病理性症状。骨质增生随年龄的增长而增多(与椎间盘变性相关),但不一定致病,只有较大的骨刺突入椎管、椎间孔或横突孔,才会直接压迫脊髓、神经根、交感神经或椎间动脉而出现症状。

骨质增生在脊椎病的X线片中是很常见的,一般认为是脊椎病的主要病因。但是临床上80%以上患者的发病原因与骨质增生非直接关系。因此,对脊椎病的骨质增生,要用三步定位诊断法进行鉴别诊断,才不会发生发病椎间的定位错误。

韧带钙化属陈旧性创伤后的病理性改变,脊椎病的X线片、CT、MRI均可明确显示,大部分无临床意义,对于后纵韧带、黄韧带形成的钙化、骨化灶,在脊髓型患者应结合临床,综合分析其对发病的影响。

## 三、关节改变及脊椎错位

龙层花教授经50多年临床实验研究和动物实验证明,脊椎因损伤、退变而失稳导致的椎关节错位,是引起脊柱相关疾病临床症状发作的主要原因之一,这就为治脊整脊和牵引治疗具有良好的临床疗效提供了客观依据。诚然,骨性病变是客观存在的,但95%以上均仍在代偿范围之内,一旦因故并发椎间错位,达到失代偿范围时,则引起临床症状而发病。

椎间盘退变,椎间隙变窄,导致后关节的关节囊及椎间韧带相对松弛,椎间孔的纵径势必随之缩短,椎间孔由椭圆形渐变成圆形。圆形椎间孔内的神经根、血管仍有宽松的代偿空间,这是许多健康老人虽有明显的脊椎退变而不患脊椎病的道理。针对100例正常人颈椎X线片的研究结果证明,59岁以上年龄组20人中,17人有明显的颈椎椎间盘变性和颈椎骨质增生,但他们均未患颈椎病。若因外伤、姿势不良、过度疲劳等诱因作用,退变椎间发生错位,达到失代偿程度时,即引起临床发病。

关节错位(displacement)使椎间孔横径及椎管的矢状径变形而变窄。笔者根据尸体解剖所见,结合临床颈椎X线片观察,关节错位使上关节突移向椎间孔内,使椎间孔横径缩小达1/3时,可刺激神经根(临床症状时轻时重);达1/2时,神经根可受到压迫,临床症状明显。

有先天性椎管狭窄、椎体后缘有骨质增生(骨嵴)、后纵韧带钙(骨)化,或原已有轻度椎间盘膨出或椎间盘突出者,当椎间发生滑脱式错位(滑椎)时,椎管矢状径因滑椎而更加变窄,即对脊髓产生刺激、压迫(脊髓型脊椎病);因椎关节失稳,在诱因作用下,引起椎间关节发生左右旋转式错位、侧弯侧摆式错位、前后滑脱式错位、倾位仰位式错位或混合式错位,均会造成椎间孔变形变窄,达到失代偿程度时,损害到神经根、血管、交感神经及脊髓,即可发生脊椎病的症状。故诊治脊椎病时,如能熟悉本书所述的椎间错位的诊断标准,有利于早期确诊或对重症患者治疗的疗效预测,减免选用手术(非手术)疗法的盲目性,必须手术者,如能在术前先将错位关节复正后再行手术,能使手术疗效更佳。

腰椎间盘突出(脱出),早已为临床医师熟悉;颈、胸椎椎间盘突出,以往认为是极少发病的;此前认为颈椎负重较轻,又有钩突的加固,多数学者认为颈椎不易发生椎间盘突出。在 CT、MRI 应用于临床后,才认识到颈椎间盘突出发病率同样很高。脊髓型颈椎病多并发颈椎间盘突出。

颈、胸、腰椎各节段的椎间盘突出,青少年患者多由外伤引发,中老年患者多在椎间盘退变基础上由于不良姿势下的轻微外伤(扭曲过度、挫碰跌伤、超重负载等)而引发,使髓核从因变性变弱的或曾破裂的纤维环向外突出。突出的髓核可呈隆突型、破裂型或游离型。

椎间盘突出的方向:向前突出一般不伤及脊髓和神经根,多无临床意义;因软骨板破裂,髓核向椎体突出者(Schmorl 结节),急性期多有脊椎深部疼痛或椎旁软组织痉挛、疼痛;向后或侧后方突出者,椎间盘突出程度较轻时,多处于代偿状态而无任何不适症状,或偶有脊椎病的局部不适(多诊断为某肌肉劳损,可触及椎旁肌紧张,有轻压痛,实为椎间失稳期的椎间关节功能紊乱);急性外伤发病者,外伤致该椎间盘纤维环破裂,椎间压力增大而逼使髓核从裂隙突出,引起相邻软组织创伤、出血渗出或突出物刺激、压迫神经根或脊髓,即发生放射性神经疼痛或脊髓损害症状。突出的髓核因退变或损伤可破裂成碎块,或渐形成瘢痕样结缔性变或钙化。椎间盘突出将加速该部退行性变的进程,纤维环皱缩使椎间隙变窄,椎体上下透明软骨板硬化,继发性损害而骨质增生加重。受损的神经根,在无菌性炎症过程的急性期,局部充血水肿,受压迫日久,将出现脱髓鞘变性或发生粘连。受损神经根支配区域的肢体出现运动和感觉的异常,甚至瘫痪。腰椎间盘突出若损害马尾神经,常出现大小便功能障碍症状。继发性损害还有黄韧带肥厚或皱褶,黄韧带增厚多因颈腰弓前凸消失或反张,导致黄韧带长期处于张力和应力增强状态而形成,黄韧带增厚将使椎管狭窄加重。临床上确诊和选用手术治疗的椎间盘突出患者能在术前先行将并发的椎间关节错位复位,可以显著地提高手术的优良率。对于突出较轻、黄韧带皱褶而无肥厚者,选用正骨推拿为主治法的综合疗法,多能取得理想的疗效而免除手术。

总之,当椎体错位使椎间孔变小时,则会对椎间孔的神经根、淋巴管、动脉、静脉产生压力(stress),进而产生压迫(compressure)或刺激(irritation)。

1. 神经系统受到压力、压迫、刺激时,若压迫到知觉(输入)神经时则产生麻木,若压迫到运动(输出)神经时肌肉则呈现痉挛、硬化、疼痛,若压迫到交感神经则内脏发生病变。

2. 淋巴管受到压力、压迫、刺激时,会使患者抵抗力降低,导致发炎或坏死的情况。

3. 动脉受到压力、压迫、刺激时,会使输入到脊髓的营养受阻,脊髓营养减少,神经的活动也随之减弱,内脏功能也随之减弱。

4. 静脉受到压力、压迫、刺激时,会使血中的废物难以清除,循环中的新陈代谢功能受到阻碍,导致组织器官肿胀、疼痛。

所以治脊疗法的目的不仅是释放在椎间孔内被压迫或刺激的神经根,也是释放在椎间孔内被压迫或刺激的血管。换言之,借着治脊的手法不仅是治疗椎间孔内神经根异常所发生的病与痛,也是治疗椎间孔内血管发生的病痛,也可治疗椎间孔淋巴管异常所引发的疾病。

## 四、椎周软组织改变

**(一)黄韧带肥厚**

可能由于长期过度牵扯（低头工作、睡高枕、长期弯腰工作等），或因脊椎失稳，活动度加大，使黄韧带负担过大，久之则发生代偿性的增生肥厚，甚至钙化、骨化，压迫神经根而出现症状。在退变失稳的椎间发生滑脱式错位时，松弛的黄韧带发生皱褶，重者突入椎管内而压迫脊髓产生症状。

**(二)前、后纵韧带改变**

前、后纵韧带可能因为遭受急性外伤，也可能由于脊柱失稳、过度活动而受到损伤，可发生剥离、出血、水肿、机化、钙化与骨化。前纵韧带钙化与项韧带钙化多无临床意义，只提供该局部曾有外伤史。后纵韧带钙（骨）化灶可对脊髓或神经根造成压迫并产生症状；椎间盘变性与前后纵韧带的改变互为因果，是中老年人椎间失稳的主要原因。

**(三)项韧带和棘间韧带改变**

颈肩臂部的外伤或超重负载常引发项韧带损伤，损伤后因修复不良而钙化、骨化。或因颈椎失稳后，项韧带（棘上韧带）由于活动过度而肥厚。项韧带钙化多见于$C_3 \sim C_6$的夹肌、半棘肌与小菱形肌附着点，头颈及上肢运动易损伤此段项韧带。项韧带钙化部位与颈椎病的发病部位多一致，胸腰椎的倾位、仰位式错位者，棘突间变宽，棘上韧带和棘间韧带多因撕裂、剥离而萎缩，导致手法复位后较难稳定。

**(四)椎旁相关肌肉改变**

椎旁肌肉可遭受急性扭挫伤或慢性劳损，多为肌腱的骨附着点发生撕脱性损伤，或为肌纤维局限性撕裂，慢性劳损的局部组织呈纤维性变，或机化粘连，可以造成脊柱两侧肌力失衡。若脊柱已处于失稳状态，则极易发生错位而出现相应神经支配的肌肉痉挛，病程长者，可在脊旁观察到这些肌肉呈代偿性肥厚。

以上病理变化属脊椎病的基础病理，以下的属脊椎病损害相关组织而继发的病理变化。

## 五、神经根改变

神经根可受突出的椎间盘、变窄的椎间孔或骨刺的压迫而损害。椎间盘向后外侧突出虽未侵入椎间孔，但仍可压迫脊膜囊内的神经根。如单独压迫后根则可出现麻木感而无运动障碍；反之，如压迫前根则可有运动障碍而无麻木感；如在前后根汇合后处受压，则患者既有运动障碍，又有感觉障碍。神经根受压后根袖可发生纤维化增生肥厚，轻者神经纤维有神经炎症改变，重者可发生沃勒变性（Wallerian degeneration）。

## 六、椎动(静)脉改变

椎动脉-基底动脉供血范围包括脊髓、延髓、小脑、脑桥和大脑枕叶，故颈椎病损害椎动（静）脉而引起缺血（淤血）时，多出现头晕、脑胀、眩晕、恶心、呕吐甚至颈性晕厥等症状，体征可出现水平性眼球震颤、某侧肢体力弱或腱反射亢进等，临床上还可发生中脑病变，如动眼神经受累，引起眼肌麻痹、复视和视物模糊等，有些还发生猝倒。脊髓缺血导致的病变是值得进一步研究的内容。椎间关节错位不只损害脊髓、神经根，亦会损害椎间动（静）脉，或因损及脊膜返支（交感神经）和椎旁交感神经节，导致动脉痉挛而缺血。椎动脉可因颈椎错位或钩突关节骨质增生的骨刺压迫而受挤压或扭曲,这可从椎动脉造影或 MRI 检查中得到证实。椎动脉受压后可产生血循环障碍,一侧椎动脉受压尚不至于出现脑动脉缺血症状;若一侧已有病变,在向健侧转头使健侧椎动脉也受压迫后,则可出现症状。枕寰关节及寰枢关节失稳错位,常加大椎动脉第 3 段的扭曲,极易引起双侧椎动脉供血不全而发生眩晕或晕厥;颈椎失稳错位使椎动脉受刺激引起痉挛时,亦可发生头晕或眩晕症状。临床研究证明,$C_1$~$C_3$ 发生错位时,其横突或钩椎关节错位,刺激、压迫颈上交感神经节,极易诱发脑动脉痉挛而造成脑神经的功能障碍。

## 七、脊髓改变

脊髓受到椎间盘突出、骨质增生、椎体滑脱等骨性直接压迫而损害,随受损伤的程度和时间发生不同程度的病理变化,或因脊髓前动脉受压而致血供障碍。在早期为功能障碍性改变,尚可逆转,如受压时间长,治疗未能改善,则可发生脊髓变性、软化,甚至空洞形成,成为难以恢复的损害。

## 八、交感神经改变

交感神经的低级中枢在脊髓侧角,交感神经的节前纤维是有髓鞘纤维,随同本节段脊神经前根通过椎间孔而达交感神经节。其节后纤维循 3 个途径分布:①随脊神经分布;②缠在血管上随血管走行分布;③直接分布到内脏、器官。交感神经的功能与副交感神经相拮抗,互相调节、平衡,以维持器官的正常功能。

如因脊椎错位、椎间盘突出、韧带钙化或骨刺等造成压迫或牵扯而损害交感神经时,则可引起自主神经功能紊乱,出现很多器官与内脏症状。例如,颈椎病可引起头、眼、耳、鼻、喉部症状;椎动脉供应脑干和枕叶视中枢的血循环,可出现脑神经或脑功能障碍症状;颈上交感神经节发出的节后纤维分布于眼部及颈动脉丛,调节眼循环和瞳孔开大肌、眼睑肌,颈上交感神经节位于 $C_1$~$C_3$ 横突前方,当上位颈椎错位后,横突亦随之偏移,可牵扯、刺激颈上交感神经节,而引起室上性心动过速,或眼部、五官出现症状;三叉神经脊髓束(脊束核)在颈髓中亦可因枕寰关节错位而受到刺激,引起眼周神经痛或前额痛,$C_1$~$C_4$ 多关节错位并发椎间盘突出,可引起三叉神经痛(第 2、3 支);交感性的颈动脉、脑动脉痉挛,导致眼循环障碍而造成视网膜病变。

颈交感神经节有心支,支配心脏,颈交感神经节又来源于第 1、2 胸交感神经节的白交通支。根据笔者观察,功能性心律失常者,由于上位颈椎错位可以出现窦性心动过速、心悸;$C_4$~$C_6$ 错位常可出现心动过缓;心房颤动者可由 $C_7$~$T_2$ 错位引起;室性、房性期前收缩及房室传导阻滞者,常见 $T_3$~$T_5$ 错位;有学者报道,刺激 $C_7$ 神经根,受试者感到胸部与腋下痛;$C_7$、$C_8$ 神经根受刺激时,可引起胸大肌痉挛。从生理解剖方面分析,右侧交感神经纤维大部分终止于窦房结,左侧纤维大部分终止于房室结和房室束,交感神经节前纤维受压,功能低下后,副交感神经相对兴奋,冠状动脉发生痉挛性收缩,可以出现心绞痛发作;如果脊柱发生旋转式错位,这种骨性刺激偏于某侧,将会导致心脏出现异搏点而发生心律失常。

临床上经常有胸闷、胸痛及心律失常同时存在,改变体位后(改变卧姿、练功或打太极拳)能使胸闷、胸痛较快消失,而心律失常恢复较迟。这是由于椎间关节错位、椎间孔变窄刺激神经根所致,从脊髓发出的肋间神经只有一级神经元,骨关节错位一旦复位,神经根刺激去除,肋间肌痉挛即可解除,故胸闷、胸痛较易消失,而心律失常恢复较慢,是因为交感神经节前纤维在通过椎间孔同时受到刺激或压迫而发生损害,其节前纤维属 B 类有髓鞘纤维,纤维较细,传导速度慢,潜伏期长,损害严重时可引起脱髓鞘改变,同时由于交感神经从脊髓侧角至心脏为二级神经元,介质分泌的恢复亦需较长时间,因此,交感神经功能恢复要比周围神经慢一些。

腰骶丛神经根如受到刺激或压迫,亦可出现该神经分布区的运动、感觉障碍,如引起自主神经功能紊乱,则可出现相应肢体发凉、怕冷或肌萎缩,或并发胃肠道功能紊乱、排尿障碍、痛经、阳痿等改变。损害内脏神经常引起异常运动、通过障碍(肠痉挛、肠梗阻、尿路痉挛)、循环障碍或炎症(无菌性)等。诊断脊椎相关性疾病时,要鉴别内脏疾病的病因。例如,慢性前列腺炎可出现下腰痛;卵巢、子宫、输卵管疾病亦可引起腰痛;肾脏病变有腰痛;有些消化道疾病也可牵涉上腰段或背部而引起疼痛,如十二指肠溃疡、胰腺炎或肿瘤等。故在诊断中应注意鉴别,以便有的放矢地进行治疗。

## 第三节 脊椎相关疾病发病机制的几种学说

本节以颈椎病为例,讲述脊椎病的发病机制。对脊髓型颈椎病的发病机制,国内外学者认识基本相同,即认为骨性病变是主要的。但对神经根型、椎动脉型、交感型等的认识,则存在截然不同的观点,主要有 3 种学说:传统的骨性学说和软组织损伤学说及骨性病变与软组织损伤互为因果学说。

### 一、传统的骨性学说

传统的骨性学说是目前医学界仍普遍遵循的理论,有广泛深远的影响。国内外多数学者认为,骨质病变是形成颈椎病的主要因素,有些影响较大的专著强调椎间盘变性、椎间盘突出物、椎骨椎体缘骨赘形成、椎间孔缩小、椎体移位性损伤等病理改变。先天性因素及后天性病损造成椎管狭窄的危害性更为学术界所公认。在这种观点指导下,针对骨质病变进行手术,确实解决了部分难治性颈椎病,如重症脊髓型颈椎病。因此,半个世纪以来,骨性学说长期处于独尊的地位。对我国,从城市大医院到基层医院,骨性学说目前仍有极深的影响,诊断上完全靠 X 线片、CT 及磁共振成像等,治疗效果的好坏也靠影像学检查鉴定。

### 二、软组织损伤学说

对于骨性学说不能说明的现象,运用软组织损伤学说,却能予以较满意的解释。85%~90%的患者是在无外伤情况下,毫无原因地突然出现颈肩臂痛或头晕、耳鸣等症状。增生性骨性病变是逐渐形成的,虽然部分患者在受凉、感冒或情绪紧张时诱发,但这些外因绝不会突然造成骨质增生性变化,而软组织可以突然发生痉挛,这是医学界所熟悉的。

X 线片所见与疼痛、眩晕等症状不成正比。颈椎病早期多表现为剧烈的头、颈、肩、臂痛,此时 75%~80%的患者骨质并无明显改变,引起疼痛的主要原因是无菌性、化学性炎症刺激。中后期 X 线检查,骨质改变十分明显,但疼痛多不明显,甚至可以毫无疼痛。

采用针灸、封闭、拔罐等非手术治疗,疼痛等症状可以较快缓解,部分患者甚至表现为戏剧性症状迅速消失。这些治疗短时期内与骨质病变无大关系,至少在短时间内对骨质不会有直接影响。治疗后即刻发生可逆性反应是软组织痉挛的特征,绝不是骨质病变的表现。

国内针对骨刺的治疗,有如"小针刀""针灸刀""微型外科疗法""化刺汤""祖传消刺丸""醋疗软化骨刺"等,这些疗法与药物不可能像"导弹疗法"那样只对骨刺有化消之功,而对正常骨组织无损伤之力。笔者长期观察,这些治疗主要针对软组织,至少在短时间内不会对骨刺有直接完全的消除作用。

### 三、骨性病变和软组织损伤互为因果学说

此学说简称软硬相关学说。软组织损伤学说(简称软学说)认为,除脊髓型颈椎病外,颈、肩、臂痛及腰背腿痛均由软组织损伤引起,与骨性病变无关(骨和椎间盘是硬组织,故简称为硬学说)。软、硬两大学派几年来进行了激烈的争鸣,似难找到共同语言。笔者认为两者绝非对立,而是互相关联,互为因果的。过分强调骨性病变的临床意义而忽视软组织损伤的客观存在,或过分强调软组织损伤而否定骨性病变的作用,两种观点均不全面。软组织急性损伤或慢性劳损是脊椎病的病理基础,每例患者(100%)在发病脊椎的椎旁均可检出软组织(筋膜、韧带和肌肉)劳损体征,但临床发病的患者80%以上与脊椎骨关节病理改变有明显的相关性。依据如下。

1. 解剖生理学基础　脊椎与神经根(包括交感神经纤维)关系极为密切。脊髓分前根和后根,两种神经根分别支配运动和感觉,在椎管内斜行1~2个神经节,于椎间孔内合成具有混合功能的脊神经,出椎间孔后分成前支和后支,前支组成神经丛,分布于肢体远端,后支分布于椎旁、躯干皮肤与肌肉。骨性病变可以单独累及前根、后根的前支、后支。单纯前根受累,临床上的突出表现是肌无力和肌肉萎缩,无感觉障碍;单纯后根受累,表现为疼痛或麻木,无运动障碍;单纯后支受累表现为椎旁软组织疼痛、肌紧张(保护性),有压痛,或麻木、无力、肌萎缩,而无肢体远端症状;单纯前支受累表现为肢体远端疼痛、肌痉挛(神经损害性),有过敏和压痛,或麻木、肌无力、肌萎缩。临床上以前后支同时受累多见,尤其是典型的急性神经根型颈椎病,既有头、颈项、背疼痛,又有肩、臂、手疼痛或麻木,并有肌痉挛或肌无力、肌萎缩。

2. 肌电图检测　80%以上的颈椎病患者有神经根受累图形,其中95%以上前、后支分布区同时有病变,说明神经根在合成脊神经处最易发生刺激压迫,这与X线片、CT检查所示骨性病变多在椎体侧后缘或因椎关节错位(上关节突前移)相一致,此类患者用牵引或正骨推拿治疗常有立竿见影的疗效。

3. 群体及个体分析　群体发病年龄,骨性病变多在中老年,软组织损伤可见于各个年龄段。个体上,如一患者有发作性颈、肩、臂痛,X线片或CT检查可在相关脊椎发现异常。

### 四、衣架理论

某些脊椎相关性疾病不能用上述理论进行解释,国外一些学者又提出"衣架理论",从不同角度来论述脊椎病与内脏的相互关系。

在临床工作中发现,不少内脏肿瘤患者,如胃癌患者的第5~8胸椎有侧弯和旋转移位,肺癌患者的上段胸椎棘突偏离脊椎正中线,肝癌患者第8~10胸椎错位。还有一些内脏疾病患者,如幽门螺杆菌感染引起的胃溃疡,其交感神经节段在第5~8胸椎有脊椎错位。如果用脊椎错位的理论解释,应该是脊椎错位使交感神经受刺激或压迫而导致相应内脏出现病症,但是用前面所述的脊柱相关疾病的理论来解释肿瘤、感染、内脏下垂等的发病机制就太牵强,而用"衣架理论"就能很好地解释。肝、脾、肾等内脏器官通过机体的结缔组织悬挂在脊柱两旁,类似衣服挂在衣架上,正常时处于平衡状态。当悬挂的衣服过重时,衣架就会失去平衡。当人体

内脏出现病变时,如肝炎时肝的质量和体积不断增加,若得不到及时适当的治疗,久而久之,由于脊柱内外力的平衡失调,再加上炎症对脊柱周围软组织的刺激,就会发生类似衣架偏歪的情景,导致胸椎错位。说明内脏病症同样可以引起脊柱失稳,它们之间是互为因果的。除了内脏病变可以引起脊柱失稳移位,外伤性或劳损性肋骨错位也是胸椎失稳不可忽视的因素。

"衣架理论"是脊柱相关疾病理论的补充,说明内脏器官疾病同样可以反过来影响脊柱的平衡,使脊柱失稳,它们之间是互为因果的关系。在临床治疗类似病症时,同时考虑脊柱失稳和内脏病变两个病因,按照"标本兼治"的治疗原则进行治疗,不仅能收到满意的治疗效果,而且能够避免疾病反复发作。另外需要注意的是,"衣架理论"对于内脏肿瘤等病症所致的脊柱失稳是不适用的。

# 第4章

# 临床表现与诊断

脊柱相关疾病的诊断,随着对发病机制研究的深入而有所提高。脊椎失稳成为脊柱相关疾病病情容易反复发作、损害渐次加重的特征。目前国内外对一些疾病已有明确的诊断标准,但尚缺乏从脊椎病因学观点来认识,使不少疾病处于诊断成立后治疗方法不满意的状态。采用三步定位诊断的意义在于判断疾病是否属于脊柱相关的疾病,排除治脊疗法的禁忌证。本章将脊柱相关疾病的共有诊断要点分述如下。

## 第一节 临床症状及体征

### 一、脊椎相关疾病的临床表现

脊椎的疾病除可产生自身功能范围的改变外,还可引起脊髓、神经、血管及周围软组织损伤等临床综合征。它不仅涉及大家熟悉的颈、肩、腰、腿痛,还涉及循环、呼吸、消化、神经、内分泌、免疫等系统的许多种病症。

脊椎分为三个部分:颈段、胸段、腰段。颈段脊椎损伤在临床以头面部五官症状和颅脑神经症状为主要表现,有眩晕、头痛、眼部症状、鼻部症状、咽喉部症状、耳部症状、脑神经症状(呛咳、声音嘶哑、伸舌障碍、语言不清、软腭麻痹等)、循环系统症状(胸闷、胸痛、气短、心悸等,甚至出现心律失常)和其他症状。

胸椎两侧为足太阳膀胱经的循行部位,很多内脏的俞穴位于这个部位,也是脊柱内脏相关疾病体表反应点的常见部位,主要以内脏的功能失调为主,胸脊神经激惹症状(损伤的神经节段支配区的放射性或局限性胸背部疼痛、麻木、肌肉紧张、痉挛或肌肉萎缩),自主神经功能紊乱症状(皮肤苍白、潮红、冰凉、灼热、多汗或无汗、心悸、心律失常、假性心绞痛、胸闷、胸部堵塞和压迫感、呼吸不畅、喘咳或痉挛性呛咳,以及哮喘、食欲缺乏、脘腹胀满、胃痛、腹痛、腹泻、便秘、十二指肠溃疡、胃下垂、慢性胃炎、慢性结肠炎、胆囊炎等)。

腰脊椎和骶髂关节损伤主要表现为腰腿痛和盆腔器官的功能紊乱:腰痛和腰腿痛、盆腔器官功能紊乱症(尿频、尿急、排尿不畅、遗尿、阳痿、下腹疼痛、里急后重感、腹泻、便秘、痛经、月经失调等)(图4-1)。

### 二、判断是否有脊椎相关疾病

根据患者的病史、临床症状和体征,在排除相关系统疾病后可对患者进行一般检查,如通

上篇 总 论

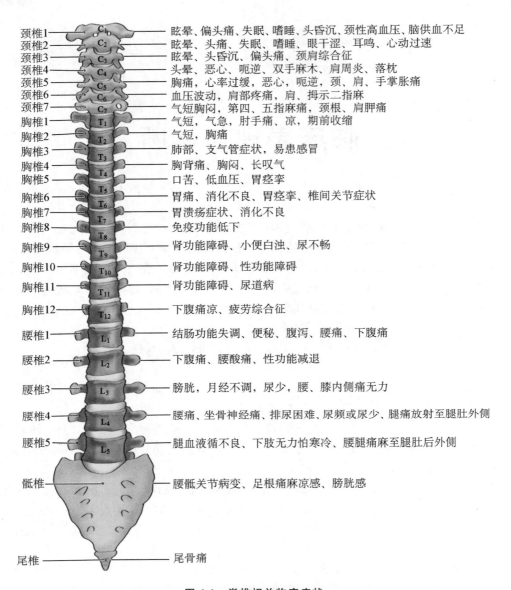

图 4-1 脊椎相关临床症状

过外观姿势、疼痛、脊椎活动范围、脊椎棘突偏歪等情况可对患者的疾病做出初步诊断,但是明确诊断还要依靠系统、周密、准确的检查,如 X 线平片、CT、MRI 等,有时还要做一些特殊检查才能明确诊断,如奎氏试验、椎管造影、椎间盘髓核造影、椎动脉彩色多普勒检查、脑电图等。

(一)询问病史与症状

询问病史及自觉症状,是诊断脊柱相关疾病的首要步骤,也是三步定位诊断中的第一步。

询问病史时,除性别、年龄、职业外,要着重了解下列内容:本症的发病多与外伤有关,详细询问外伤史,包括青少年时期的外伤史,其在分娩时有无产伤的可能。因外伤史在第一次接诊时易于忽略,头、颈、背、腰、臀部外伤后常不是马上出现症状,尤其慢性劳损更是如此。重视外伤史的询问,对治疗方案的制订有特别重要的意义。职业、工作、生活中的不良姿势是慢性劳损的因素;要询问脊柱症状与内脏症状可能的联系,起病是突然发作还是逐渐发生,发病突然者多有诱因,了解发病诱因有助于预防复发。

要有脊椎整体观,询问清楚出现症状的时间与各部位各种症状出现的先后过程,脊椎生物力学失衡的发生和发展过程,深究其发展过程是"上梁不正下梁歪",或"下梁不正上梁歪"。

按神经定位诊断法要求,询问疼痛的性质,酸痛、麻痛、钝痛、烧灼性痛或放射性痛,持续性痛或间歇性痛,体位改变时疼痛的影响是加重、减轻还是不变。疼痛的具体部位应了解准确,在头、颈、胸腹、腰背、臀部及四肢某一范围内的,按周围神经定位诊断。感觉有无改变,麻木感、针刺感、肿胀感、冷厥感或灼热感,感觉有无减退或消失。有无运动障碍,颈、肩、臂、腰背或下肢运动障碍达到什么程度。有无自发的肌肉跳动,肌肉有无萎缩或代偿性肥大。上肢有无持物落地(失落)现象,下肢是否有僵硬,踩棉花感,是否发生截瘫、偏瘫、单瘫或交叉瘫及面瘫等情况,以利于分析病损所在,脊髓(直接挤压、缺血性损害)、神经根(椎间孔内口部错位或骨质增生,常只累及前根或后根)、交感神经(内脏支、脊膜返支、椎旁节)、血液循环或淋巴循环(受损是直接或间接的),以便更准确地制订治脊疗法方案。

诊断脊椎相关性病症时,应关注内脏及器官功能障碍的情况。交感神经节段损害将引起其支配的器官功能发生紊乱,故询问病情时,除了解周围神经损害的情况外,应同时了解该节段交感神经所支配的内脏或器官有无病理性症状。例如,颈椎病有无胸闷、气短、哮喘、干咳、心悸发作,有无心律失常或类心绞痛症状发作,心动过速或心动过缓;有无不明原因的血压波动(过高或过低);有无明显器质性病变的视物模糊、闪眼、流泪或眼干、复视、瞳孔散大、眼睑无力下垂或眼睑持续抽搐、眼窝内抽痛或霍纳综合征、视野内冒金星等症状;或发生神经性(非耳内病变)的耳鸣、听力减退;发生慢性咽喉部不适或吞咽困难、恶心呕吐和顽固性呃逆等($C_1$~$C_7$);有无上腹(肝区或胃脘区)疼痛、反酸、嗳气、腹胀肠鸣、大便稀溏或便秘等症状($T_5$~$T_9$);有无尿频、尿痛、早泄、阳痿或痛经等症状($T_{10}$~$L_2$、骨盆)。在颈段还要注意椎动静脉受交感神经损害引起的脑部供血不足导致的脑神经损害,如头晕、眩晕发作,突发猝倒,严重者可引起脑萎缩、变性病变。

总之,询问病情时,注意按神经定位诊断的需要,应包括发病脊椎相关的脊髓节段、周围神经和交感神经损害的临床表现和血液循环、淋巴循环是否正常。有无外伤史,是否因工作、生活的不良姿势引发病症,以及发病的诱因。

(二)体征

临床体征的检查是诊断脊椎病的重要环节,其中的触诊是第二步定位诊断,是指导治疗和验证疗效的重要技术。

受累的神经根、椎动静脉、交感神经或脊髓所支配的部位可出现运动障碍、感觉异常、压痛、反射改变等一些阳性体征。若有自主神经功能紊乱则可引起所支配器官的体征改变。结合临床症状、X线片所见,必要时加用辅助诊断的检查方法,并与有关疾病进行鉴别,才能做出比较正确的诊断。

临床检查要注意,有时神经根的分布并不完全严格按照正常解剖位置,如 $C_4$ 的神经纤维从脊髓发出后在椎管内下行,与 $C_5$ 的纤维在一起,故在 $C_5$ 椎间孔内的 $C_4$ 神经根受刺激,则可出现 $C_4$ 神经根受累的症状。由于周围神经的分布有重叠现象,皮肤感觉区也受此重叠的影响,再加上交感神经的反射刺激,就增加了对神经根受累的正确位置判定的困难。因此,一定要做好三步定位诊断,必要时还应加用辅助诊断的方法方可确诊。现将一般常见的体征检查情况分述于下。

1. 物理检查

(1)压痛点检查:在病变部位可有棘突上压痛,棘突间韧带有压痛,颈腰背肌有压痛,棘突两旁某点有压痛(棘突旁关节突关节处),有神经根炎症时深压会出现沿神经的放射痛,可能有椎间盘突出;在 $L_5$~$S_1$ 间压痛,可能有腰骶关节错位、劳损、游离棘突、杵臼棘突或骨盆旋移症等。

(2)触诊检查

1)颈椎横突、关节突触诊法:设乳突至肩峰连线,定为颈椎横突的体表连线。患者端坐位,双手放在膝部,术者用双手拇指轻置患者乳突部,双手示、中两指置其下颌部作支点(整个触诊过程都不要松开此点)。双拇指(指尖向上)下移到乳突下方(指尖尚未离开乳突尖),同步向前、向后触诊第 1 颈椎横突(拇指位移在 1cm 范围内),若触到单侧横突向后移者,属 $C_1$ 旋转式错位;若一侧横突内凹而对侧向外凸或下移,则属 $C_1$ 侧摆式错位;第 1 颈椎横突触诊明确后,将双拇指在原位置转 90°,指尖由向上转为向后,再将双侧拇指指腹稍加轻力向前按,此时双拇指的指尖已置于 $C_2$、$C_3$ 后关节部,指腹置于 $C_2$ 横突部(乳突肩峰线上),双拇指向下移动触诊至下 2 个颈椎后关节处,再向上移动 1 个颈椎后关节突处,如此向上下滑动对比,触清关节突有无向后隆起,横突左右是否对称,由 $C_2$ 至 $C_7$ 如有异常,应检查是否同时有压痛和病理性阳性反应物、硬结、肌痉挛的索状物、摩擦音等。若有,即为小关节错位体征;若无,或为畸形(先天性)。由于颈椎棘突多有分叉,且长短悬殊,故触诊容易有误差,触诊以检查横突关节突较好。前后滑脱式错位时,可触及在同一椎体的左右 2 个后关节均向后隆凸、压痛;侧弯侧摆式错位时,一侧指腹触及侧凸的横突,对侧指腹有凹陷感,单椎为侧摆,多椎为侧凸;左右旋转式错位者,拇指触到向后隆凸的后关节与滑脱式类似,但均是单侧出现,可在上下两椎间(小旋转),一在左另一在右,或两者发生在多个椎间(大旋转);混合式错位者,兼有两种以上体征。

如因病重或治疗需要,可在不同体位下触诊:患者仰卧位时,术者立于床头,改用双中指触诊法。将双手中指第 1 指关节置于横突连线上,指尖和指腹稍用力托起触及横突后侧,由 $C_6$ 至 $C_7$ 沿横突关节突渐向上移触摸,凡后突、侧突处均触明有无肿胀、压痛;患者侧卧位时,术者用单侧拇指触诊法,拇指尖沿横突连线,指腹按在关节突上,触诊方法同仰卧位。触诊法熟练掌握后,有利于检查术者复位手法和施术前后关节错位康复的疗效。

2)棘突触诊法:用于下位颈椎和胸腰骶椎触诊。术者用右手示、中两指(或用双手拇指)并拢置于棘突两旁(指间距约 5mm),做上下推摩触诊对比,遇棘突高低不平和左右偏歪者,亦按横突触诊法进行鉴别错位类型。病态或畸形的鉴别与症状定位相吻合,且病椎旁有压痛者属病变;只有棘突偏歪,症状定位不符又无椎旁压痛者属棘突畸形变异。横突触诊法未能检出的倾位、仰位式错位,用棘突触诊法易于检出。其方法是,发现两棘突间距离增宽或凹陷感时,注意在其上一棘间和下一棘间触诊比较,找出变窄的棘间,若增宽的棘间在上,变窄的棘间在下,说明其间的椎体呈仰位式错位(该椎仰位即椎体前部向上移,其棘突下移);反之,若增宽的棘间在下,变窄的棘间在上,说明其间的椎体呈倾位式错位(该椎倾位即椎体前部向下移,其棘突向上移)。

棘突触诊法可分 2 次进行,患者取端坐位或俯卧位,姿势要端正,脊背肌肉要放松,术者坐于其背后(坐位)或站立其左旁(俯卧位)。第 1 次做全脊顺列快速探查 1~2 遍,按照脊柱病的整体观,了解一位患者脊柱生物力学失衡后,其脊椎病发生和发展的现状,注意其主诉有症状的椎间变化外,更应了解发病脊椎上、下的变异情况,以便指导治脊疗法的方案。第 2 次触诊侧重于发病的节段,有无椎关节错位。无错位而有明显压痛者,应进一步鉴别炎症的病因;有椎关节错位者,应再用双手(均以示、中两指),两手指尖相对,置于偏歪棘突的上下椎间,在偏歪棘突的上、下部推移,较易鉴别错位类型。

3)病理阳性反应物触诊法:软组织劳损是脊椎病的病理基础,而脊椎病发病期症状较重时,或病程较长者,由于脊椎力学失衡,又将引起椎周软组织或受损神经支配的软组织(韧带、关节囊、肌肉、肌腱、深浅筋膜、皮肤、脂肪等)发生继发性的病理变化,临床上俗称"阳性反应物"。术者用拇指在患椎棘突旁至横突、关节突之间做上下揉按触摩,检查与患椎相连的韧带、肌肉是否紧张有压痛(椎关节错位引起的保护性肌紧张),有无代偿性肌肥大。注意其远端附着点有无摩擦音(感)、压痛或硬结(软组织慢性劳损点),若有,即为劳损或神经损害的反应物(无菌性炎症)。脊椎病属神经根型者,其神经根无菌性炎症时,其支配的周围神经分布的肌肉会有疼痛或肿胀,为神经损害性肌痉挛,或肌筋膜挛缩。分析阳性反应物是原发性或继发性,对提高治疗软组织损害的疗效和预防复发有重要作用。

(3)运动障碍:颈、胸或腰椎发生错位、骨刺或椎间盘突出,可以刺激或压迫神经根的前根(运动神经纤维),可导致颈部、腰背部及肢体的运动障碍。如有病变的脊椎前屈、后伸、左右侧屈或左右旋转,达不到正常的运动范围。运动障碍也可由于椎周软组织的受损害所致,如肌肉、韧带、筋膜急性损伤或慢性劳损,发生肌肉痉挛、无菌性炎症、韧带钙化等,均可引起运动障碍。脊椎病引起的肢体运动障碍,应按周围神经定位诊断和脊髓损害定位诊断做进一步检查确定。

(4)感觉障碍:脊神经的后根是感觉根,受到损害可致该神经纤维支配的皮肤区域出现麻木、感觉异常、感觉减退或消失,这由神经根受损害的程度而定。可用针、棉签做皮肤感觉检查,上下对比、两侧对比。

2. 骨科的特殊试验检查  触诊检查不满意者,可用脊椎病常用的特殊试验。

(1)颈神经根紧张试验:术者一手按其肩,另一手将其头部向对侧推按,出现疼痛或上肢放射痛者为阳性。

(2)臂丛神经牵拉试验(Eaten 试验):患者颈部前屈,检查者一手放于患者头部患侧,另一手握住患肢的腕部,呈反方向牵拉,患肢出现疼痛、麻木则为阳性。

(3)椎间孔挤压试验(Spurling 试验):患者取坐位,头微向患侧弯,检查者立于患者后方,用手按住患者顶部向下施加压力,患肢发生放射性疼痛为阳性。侧弯使椎间孔压缩,下压头部使椎间孔更窄,椎间盘突出暂时加大,则神经根受压更明显。

(4)转头加力试验:术者一手托其枕部,另一手托其下颌,将其头缓慢转至最大角度,再稍加用力移动,出现颈痛或上肢放射痛者为阳性。

(5)头颈牵引试验:术者将其头向上牵引,上肢麻痛减轻者属骨关节损变型;出现颈痛、头晕加重者,属关节功能紊乱;无任何反应为阴性。

(6)头颈下压试验:术者单手或双手置其头顶,逐渐加力下压,疼痛加重或上肢窜痛不适者为阳性。若下肢不适加重,为脊髓损害的体征,如临床已确诊脊髓型颈椎病者,不应再进行此项试验,以免加重病情。

(7)椎动脉压迫试验:适用于有头晕症状者。术者一手扶其头顶,另一手扶其后颈部,将其头向后仰并向左(右)侧旋转45°,约停15s,如出现头晕者为阳性,为对侧椎动脉供血受阻。

(8)爱德生(Adson)试验:患者取坐位,将下颌部转向患侧,头稍向后仰,让患者深吸气后屏住呼吸,术者用一手抵住其下颌,另一手测患者桡动脉搏动情况,如桡动脉搏动消失或减弱为阳性,可能为前斜角肌综合征或有颈肋(称胸廓出口综合征)。

(9)间歇跛动试验:患者取坐位,双上肢外展90°,并外旋(手掌向下),做手指快速伸屈运动,如能坚持1min以上,双上肢仍保持平举位置,仅有轻度不适者为阴性;如数秒钟即出现前臂疼痛,上肢无力支持平举位而下垂为阳性。可能为胸廓出口综合征。

(10)挺胸试验:患者取坐位,做双肩外展、双上肢后伸的动作,如桡动脉搏动消失或减弱为阳性。可能因肋锁间隙过窄,锁骨下动脉受压所致(正常肋锁间隙约有一横指宽)。

(11)脊椎过伸试验:患者立位,术者站其侧面,并用双手取保护姿势下,令患者做脊椎向背面过伸,若出现腰及腿痛而弯腰不痛者为阳性,可能有椎管狭窄症。

(12)坐、立弯腰试验:令患者先取立位弯腰,然后取坐位弯腰,询问腰腿痛的情况。如立位弯腰时有腰腿痛,坐位弯腰时无腰腿痛,病变可能在骶髂关节;立位时痛,坐位时有明显减轻,是腰与骨盆均有病变;立与坐位弯腰一样痛,病变在腰部。

(13)腰椎过伸、屈指压试验:对于腰椎间、旁有压痛的患者,俯卧胸前垫一厚枕,使腰椎过伸,检查者以拇指深压原压痛点,确定压痛情况;再将垫枕移至下腹部,使腰椎过伸,同样方法施压,询问疼痛情况。如过屈位压迫使原引出的深压痛、放射痛基本消失,则考虑为椎管内病变可能;如仅有减轻,可考虑为椎管内外病变可能;如原有疼痛无变化,则基本可排除椎管内病变。

(14)骨盆摇摆试验:患者取仰卧位,将双髋关节及双膝关节完全屈曲,术者一手扶持患者双膝,另一手托起患者臀部做腰骶部被动屈曲及骨盆左右摆动活动,如出现腰痛为阳性。可能腰骶部有病变或下腰部软组织劳损。

(15)骨盆挤压试验:患者取侧卧位,双下肢微屈,术者用双手压髂骨峰前部,若骶髂关节部出现疼痛则为阳性。

(16)"4"字试验:患者取仰卧位,健腿伸直,将患肢屈髋屈膝并外展,并将外踝部置于健腿膝部,以组成"4"字形。术者一手按住健侧髂骨以固定骨盆,另一手将患肢膝部下压。若出现骶髂部疼痛则为阳性。

(17)床边试验:患者取仰卧位卧于床边,并使一侧下肢下垂于床外(检查前术者先用手托住),健腿屈髋屈膝并令患者用双手抱住紧贴于胸前。术者用一手压住健侧髂骨以固定骨盆,另一手向下压患侧膝部,若出现骶髂部疼痛则为阳性。

(18)股神经张力试验:患者取俯卧位,双下肢伸直,术者一手压在患者骶髂部以固定骨盆,另一手握住患者患侧踝部,将小腿抬起后屈曲膝关节,使足跟接近臀部,若出现腰痛和大腿前侧放射痛为阳性,可能股神经受损害。

(19)坐骨神经的张力试验

1)直腿抬高试验:患者取仰卧位,双下肢伸直,术者一手托患者患侧足跟,另一手压在膝关节前侧,使之保持伸直状态,然后徐徐将患肢抬高,待出现腰及坐骨神经痛为止,记录患肢与床平面的角度(正常人可达90°左右)。患肢抬高的角度越小,说明坐骨神经根受压的程度越重。做此检查时也可当直腿抬高至出现腰腿痛的角度后,稍微放低患肢至不痛时为止,然后将患肢足部做背伸,如又出现腰腿痛亦属阳性。

2)健腿抬高试验:患者仍取仰卧位,按上法抬高健腿,如患者出现腰及患侧坐骨神经放射痛为阳性。

3)弓弦试验:患者端坐床边,双小腿自然下垂,令患者用双手抓住床沿使髋关节处于90°,躯干不要向后仰。术者先将患肢逐渐上抬,至患者出现腰腿痛后,将患肢膝关节略加屈曲至疼痛消失的角度为止,然后术者用双腿夹持患足,以保持此位置不变。术者再用双手二至四指置于腘窝中央胫神经部位,拇指置于膝前,然后用力抓压胫神经,如患者出现神经放射痛则为阳性。

4)颈静脉压迫试验:患者取仰卧位,术者用一手(或双手)压迫两侧颈静脉,使脊髓液压力增高,如患者出现腰腿痛加剧为阳性。或让患者用力咳嗽,咳嗽时脊髓液压力增高,出现腰腿痛加剧为阳性。

5)屈颈试验:患者取仰卧位,术者一手压于患者胸骨柄处,另一手托起患者枕部,然后徐徐将患者头向上抬高使颈部屈曲。若患者出现颈、肩或腰腿痛加重为阳性。

6)挺腹试验:患者取仰卧位,令患者闭气后将腹部向上抬高使臀部离开床面,出现腰腿痛加重者为阳性。

3. 测定肌力　神经根或脊髓受到损害,并发交感神经损害时,常出现肌萎缩、肌力减弱或完全麻痹现象,可检查肌力。

(1)肌力测定的标准:测定肌肉的力量,从正常到完全麻痹共分6级,检查时令患者用力做肌肉收缩,术者采用视诊及触诊进行检查。6级的分级标准如下。

0级:肌肉完全无收缩的能力。

Ⅰ级:肌肉虽有轻微收缩的能力,但无力带动关节活动。

Ⅱ级:要在避开地心吸力的情况下(肢体离开床),肌肉收缩方可带动关节活动。

Ⅲ级:在有地心吸力的情况下可以带动关节,但还不能对抗术者的阻力。

Ⅳ级:可以对抗术者的阻力,但肌力还比正常的肌力弱。

Ⅴ级:完全正常的肌力。

(2)常用测定肌力的方法

肩胛提肌:术者一手压于患者肩部作阻力,令患者用力提肩,术者另一手可触摸肩胛提肌的肌张力大小。

胸锁乳突肌:术者手置于患者被检侧的面部作阻力,令患者用力将头部向被检侧倾斜。

斜方肌:术者手置于肩上作阻力,令患者做耸肩动作。

冈上肌:令患者肩关节外展15°时,术者手置于被检侧上肢的外侧予阻力。

冈下肌:令患者做屈肘及上臂外旋动作,术者对此动作给予阻力。

菱形肌:令患者双手叉腰后,两侧肘部向后用力,术者一手对被检查肘部给予阻力,另一手在肩胛骨内侧触摸菱形肌的收缩力。

小圆肌及肩胛下肌:令患者屈肘后做上臂内旋动作,术者对此动作给以阻力。

背阔肌:令患者将上臂外展90°,然后用力做内收动作,术者用一手在其肘部内侧给予阻力,另一手在肩胛骨下角处触摸背阔肌的收缩力。

骶棘肌:令患者取俯卧位,躯干做向后背伸的动作,术者一手推背向下给予阻力,另一手可触摸骶棘肌的收缩力。

肱二头肌、肱肌及喙肱肌:令患者用力做屈肘动作,术者一手置于患者前臂屈侧给予阻力,另一手可触摸肱二头肌、肱肌及喙肱肌的收缩力。

肱三头肌：令患者屈肘后做伸肘动作，术者一手置于患者前臂伸侧给予阻力，另一手可触摸肱三头肌收缩力。

臀大肌：患者俯卧位，用力将大腿后伸，小腿屈曲，术者一手给予阻力，另一手可触摸臀大肌的收缩力。

臀中肌：患者取健侧在下的侧卧位，被检侧下肢伸直并内旋，用力将大腿做外展动作，术者一手给予阻力，另一手可触摸臀中肌收缩力。

梨状肌、上孖肌、闭孔内肌、下孖肌、股方肌：患者取仰卧位，下肢伸直并用力外旋，术者用手作阻力，可测知上述诸肌的肌力。

阔筋膜张肌：患者取俯位，屈膝关节，令患者用力将小腿做外展动作，术者一手给予阻力，另一手可触摸阔筋膜张肌的收缩力。

大腿内收肌（长收肌、短收肌、大收肌）：患者取仰卧位，双下肢伸直状态下用力向内收做夹腿动作，此时术者双手将患者双下肢向外推做阻力，可测出内收肌力。

髂腰肌：患者取坐位，膝关节自然屈于90°。令患者用力做屈髋动作，术者用手压在患者大腿前侧做阻力，可测出髂腰肌力。

缝匠肌：患者取坐位，膝关节屈曲至130°左右。令患者用力外旋大腿，术者一手给予阻力，另一手可触摸缝匠肌收缩力。

股四头肌：患者取坐位，膝关节屈曲后，用力做伸膝动作，术者一手置于患者小腿前侧给予阻力，另一手在大腿前侧可触摸股四头肌的收缩力。

半腱肌、半膜肌、股二头肌：患者取坐位，髋及膝关节均屈曲至90°。令患者用力屈曲关节，术者一手置于患者小腿后侧给予阻力，另一手可在膝腘窝外侧触摸股二头肌收缩力，在内侧可触摸半腱肌、半膜肌的收缩力。

小腿三头肌（腓肠肌、比目鱼肌）：患者仰卧位，下肢伸直。令患者用力将踝关节跖屈。术者一手推足向背伸做阻力，另一手在小腿后可触摸腓肠肌及比目鱼肌的收缩力。

胫骨后肌：患者仰卧位，用力将足环屈并内收内旋，术者一手置于该足的内侧给予阻力，另一手在足舟状骨结节的后下方可触知胫骨后肌腱的收缩力。

胫骨前肌：患者取仰卧位，用力将足背伸并内收内旋，术者一手置其足背给予阻力，另一手在踝前可触知胫骨前肌腱的收缩力。

腓骨长肌：患者仰卧位，用力将足跖屈并做外展外翻动作，术者一手置其足外侧给予阻力，另一手可触知腓骨长肌的收缩力。

腓骨短肌：患者仰卧位，用力将足背伸并做外展动作，术者一手置于该足背外侧给予阻力，另一手可触知腓骨短肌的收缩力。

𧿹长伸肌：患者仰卧位，用力将𧿹趾背伸，术者用手指将该𧿹趾向跖侧压给予阻力。

趾长伸肌：患者仰卧位，用力将第2～5趾做背伸动作，术者用手指对该4个足趾向该跖侧压给予阻力。

𧿹长屈肌：患者仰卧，令其用力将𧿹趾向跖侧屈曲，术者用手指对该𧿹趾向背侧推给予阻力。

趾长屈肌：患者仰卧，令其用力将第2～5趾做跖侧屈曲，术者用手指向该4个足趾背侧压给予阻力。

# 第二节 诊断要点及三步定位诊断法

## 一、诊断要点

1. 具有临床症状中的一项或多项表现者。
2. 发病脊椎节段(颈、胸、腰、骶)的活动范围有一定障碍者。
3. 脊椎触诊检查,有椎关节错位体征者(棘突、横突、关节突偏歪,椎旁有压痛)。
4. 与发病脊椎有关的韧带、肌肉附着点,触及硬结、剥离、摩擦音等病理性阳性反应物者。
5. X线片、CT、MRI诊断,符合脊椎综合征诊断者。
6. 各项辅助诊断,有1项以上支持脊椎综合征诊断者。
7. 专科会诊排除骨折、脱位、肿瘤、结核及各专科器质性疾病者。

脊椎病因相关疾病的诊断,是在疾病相关专科诊治的基础上,疗效不理想,并伴有脊椎病相关症状者,尤其是与自主神经功能紊乱相关的疾病,应用脊椎病的三步定位诊断法进一步检查。例如,胃、十二指肠溃疡患者,经药物治疗不理想,按脊椎病因检查(三步定位诊断),具有 $T_5 \sim T_8$ 椎关节错位的症状体征,即可确诊。但是,脊椎病因只是对目前临床病因学的一项补充,并不能取代疾病的其他病因,即不能认为胃、十二指肠溃疡的发病原因就是脊椎病。

## 二、三步定位诊断法

本法的提出,是因目前临床诊断和放射诊断中,尚无共识的椎关节错位的诊断标准,极易将临床上已发病的早期脊椎病者误诊为其他疾病,或将骨科的疑似患者经放射科检查后被排除,而列入神经官能症或亚健康等疑难杂症中。为使脊椎相关疾病得到更好的预防和及早诊治,故强调推广应用此诊断法,可避免因放射诊断为无异常(事实上已有比半脱位小的错位)而否定脊椎病的及时确诊。

第一步:神经定位诊断。询问病情时,根据其疼痛、麻木的部位(无麻木、疼痛症状者,根据主要症状的器官部位),按神经定位诊断分析脊神经根损害部位,初步定出发病的脊椎或关节。举例如下。

(1)麻木、疼痛的肢体,按周围神经分布,做出发病的脊椎范围的初步定位判断。
(2)有内脏、器官病症,按交感、副交感神经节段,做出发病脊椎的初步判断。
(3)有脊柱局部症状,按椎旁肌肉、韧带、筋膜附着的椎间关系做出判断。
(4)无上述临床表现者,按症状部位的动脉供血、脑和脊髓损害做出判断。

第二步:触诊定位诊断。颈椎横突、关节突触诊法,胸、腰、骶椎棘突触诊法,椎关节(椎旁)压痛触诊法,椎旁病理阳性反应物触诊法。

脊椎病除主诉疼痛部位有压痛外,95%患者的发病脊椎有椎旁压痛(创伤性关节炎、神经根炎),病情急性期压痛明显,慢性期压痛轻微,甚或按压时又痛又舒适。若无椎旁压痛,只有症状部位压痛,应选用骨科相关检诊法,或神经科检查法,以便明确临床诊断和做好鉴别诊断。或先进行症状区的局部治疗,以观察远期疗效(局部疗效不佳者多属根性痛)。对棘突、横突有偏歪,疑似椎关节错位者,无椎旁压痛应警惕棘突、横突的偏歪属先天性变异。凡视诊有明显偏歪的发病椎间,经诊治后临床原有症状和椎旁压痛已消除,但触诊仍有偏歪者,应考虑其在变异基础上发生椎关节错位。错位复正后使症状消除,但变异的形态仍存在,若将变异当病态继续正骨,必会导致手法不当而引起新的损害,应高度警惕。凡发病脊椎的椎周病变,软组织损害变性是其发病基础,或病程中的继发性病理变化,故在对病椎旁软组织触诊,均可发现有软组织硬结、摩擦音、弹响音、肌萎缩或代偿性肥大等病理阳性反应物,可将这些病理变化作为脊椎病的病情轻重、病程长短的分析依据,以便决定康复期治脊方案(恢复脊柱生物力学平衡,以预防复发)。

在第一步初步判断的发病脊椎范围,结合第二步定位诊断,进一步确定发病的脊椎关节及分型。分析内容,决定治脊疗法方案:①病因分型(选用主治法);②椎关节错位类型(选用几种正骨手法);③临床症状分型(选用辅治法)。

第三步:脊椎 X 线片定位诊断。观看 X 线片的内容和顺序如下。

(1)排除正骨推拿的禁忌证,包括骨折、脱位、结核、肿瘤、嗜酸细胞肉芽肿、化脓性炎症等。观察骨质疏松程度,正骨推拿时选择快速复位法或缓慢复位法。

(2)仔细观察和分析有无椎间关节错位,错位的类型(错位方向),正、侧位 X 线片的各椎间关系的变化。

(3)观察脊椎退变的程度,分析退变是否本次发病的主因。各椎间盘变性(膨出)、椎体关节骨质增生、各韧带钙化的部位与程度等,与第一、第二步定位诊断结合分析,做出最后定位诊断结论。临床检诊有脊髓损害体征者,应做 MRI 或 CT 检查,以便确定选用手术或非手术疗法。

# 第三节　脊髓的定位诊断

## 一、脊髓病变定位的基本原则和定位步骤

### (一)脊髓病变定位的基本原则

脊椎病可造成脊髓损害,其基本病因如下。①椎管变窄对脊髓的直接挤压:如椎间盘突出、后纵韧带钙化、上下椎体间错位、黄韧带皱褶或肥厚、骨质增生等;②因脊髓血供障碍致脊髓损害:如颈椎病椎动脉型导致脊髓动脉供血障碍、椎间关节错位损及椎间血管,或脊膜返回支受伤致脊髓局部血供障碍(动脉痉挛),而造成脊髓损害。在脊椎病的脊髓病变定位诊断中,除按脊椎病的三步定位诊断外,还要注意明确是否并发脊髓病变。脊髓呈节段性分布结构,出现病变后,有节段性和根性受累的特征,对定位具有重要价值。当脊髓某一节段受损时,这一节段可出现根性刺激征,出现下运动神经元受损的表现;它所支配的区域出现根性痛,或呈根性分布的感觉减退或消失;在病变水平以下,则出现长束征(脊丘束、锥体束),有不同程度的上运动神经元瘫痪;中央区受累(如外伤性椎体错位可并发脊髓空洞症),则可出现感觉分离现象。若有损害,应明确以下几点:①纵向定位;②髓内还是髓外;③横断面定位。

### (二)脊髓病变的定位步骤

【纵向定位】

确定脊髓病变的上、下界。脊髓病变如为多节段损害,则可按其出现的体征做相应定位诊断。因感觉多有 2～3 个节段的交叉支配,因此,可在感觉缺失节段以上或以下 2～3 个节段作

为病变的上、下界。临床上的脊髓病变病种较多,以肿瘤较多见,脊椎病亦能引发脊髓病变,临床较多的有脊髓型颈椎病,各段脊椎均可因椎间盘突出、椎体滑脱、后纵韧带骨化、黄韧带肥厚皱褶,或多种原因导致脊髓缺血性损害。

1. 病变上界的判定
(1) 如有神经痛,其最上的一个根往往提示病灶的上界。
(2) 高出感觉缺失上界 1~2 节计算法:因每一个皮肤节段至少有 3 个脊髓节段来支配,也就是除相应的一个节段外,还有邻近的上一节和下一节的参与。
(3) 在脊髓休克解除后(多见于急性创伤性脊椎错位者),还可利用反射来推断病灶水平,即反射消失的最高节段,可能是病变所在的节段。
(4) 在脊髓横贯性病变,竖毛反射不能扩布到病灶水平以下,故可确认病变的上界。
(5) 计算脊髓节段与脊椎节段关系时,必须考虑到脊髓与脊柱长度不等的这个事实:①在颈髓,脊髓节段比相应的脊椎高出 1 个椎骨。②在胸髓,上部脊髓节段比相应的脊椎高出 2 个椎骨,而下部脊髓节段比相应的脊椎高出 3 个椎骨。③腰髓位于第 10~12 胸椎处。④骶髓位于第 12 胸椎和第 1 腰椎处。⑤马尾则位于第 2 腰椎以下。

2. 病变下界的判定
(1) 反射亢进的最高节段可能就是病变的下界。
(2) 发汗试验有时可用于确定病灶下界。
(3) 脊髓竖毛反射的向上扩布只能达到病灶水平以下,因此可作为判定病灶下界的参考。
(4) 在脊髓横贯性损害水平以下,反射性皮肤划痕症往往过强,故可帮助确定脊髓损害的下界。

【脊髓病变特点】
脊髓髓内、外病变的鉴别尤为重要。髓内病变以炎症脱髓鞘、变性、缺血性病变多见,而髓外病变则以肿瘤、外伤、先天性畸形、粘连及压迫性病变为多。

对于脊髓的病变,尤其是脊髓压迫性疾病,在确定了损害的节段性定位后,应进一步确定病变在髓内还是髓外,髓外病变是在硬膜外还是硬膜内,这对于预后的判断及治疗手段的选择极为重要。

1. 脊髓内病变的特点　主要表现:①不出现或很少出现神经根痛,如出现自发痛,则常为一种不定位的烧灼样的束性疼痛。②可出现感觉分离现象。③浅感觉障碍可由上部向下发展。④鞍区感觉保留。⑤局限或较广泛的下运动神经元瘫痪。⑥上运动神经元瘫痪出现晚而不完全。出现大小便控制障碍。⑦脑脊液成分和压力的改变则较髓外肿瘤为迟。

2. 脊髓外硬膜内病变的特点　病因以肿瘤为多,也可有脊髓蛛网膜炎、脊膜出血等。临床表现早期为压迫症状,之后则为血液循环障碍引起。
(1) 神经痛多见于后根和齿状韧带的肿瘤或炎症病变,出现早而严重,可以呈根性分布,并常因运动及颅内压或椎管内压力改变而加重。
(2) 运动和感觉传导束受损是进行性的,其感觉和运动障碍是逐渐进展的,且依病变在脊髓前后、左右位置的不同而表现各异。当病变位于脊髓前方时,可无神经根痛而运动和感觉障碍发生较早,因此,有时难以与髓内病变相鉴别;当病变位于脊髓后方时,可先发生后束受损而出现深感觉障碍;当病变位于脊髓外侧时,首先影响脊髓丘脑束,因来自最下面的肢体远端痛、温觉纤维排列在最外侧,因此,首先影响鞍区感觉。随着病情的进展,感觉障碍由下向上发展,因此,与髓内病变正相反。当压迫皮质脊髓束时,则发生同侧肢体瘫痪,当进展至一定程度,可引起布朗-塞卡尔综合征(Brown Sequard综合征),表现为病灶水平以下同侧中枢性瘫痪和深感觉障碍,对侧浅感觉障碍,这在前、后根之间的肿瘤较为常见。有时病变将脊髓推向对侧引起对侧脊髓受压,可表现为对侧中枢性瘫痪和深感觉障碍,同侧浅感觉障碍,被称为倒布朗-塞卡尔综合征。

3. 脊髓硬膜外病变的特点 脊柱的肿瘤、脓肿、结核、骨折、脱位、椎间盘突出并发错位时,可直接压迫脊髓,或因压迫血管引起脊髓缺血而产生症状。早期根性痛剧烈且常见;两侧症状常较对称,布朗-塞卡尔综合征和倒布朗-塞卡尔综合征罕见;病程进展快,数周或数月内可出现截瘫或感觉障碍和自主神经功能障碍。尤其是硬膜外血肿和脓肿,更可在数小时或数日内出现以上症状。

【横断面定位】

脊髓髓内病变的定位。可涉及单个或多个长束或病变的灰质,可按运动(锥体束和前角)、感觉(脊髓丘脑束和后角)、自主神经(侧角)及括约肌功能障碍进行分析,以确定病变的位置和范围。

1. 前角病变 前角受累时出现节段性下运动神经元性瘫痪,有肌肉萎缩、肌纤维性震颤、肌力和肌张力下降、腱反射减弱或消失,但无感觉障碍。

2. 后角病变 后角受累时出现病变同侧节段性痛、温觉障碍及轻度的触觉障碍。

3. 侧角细胞病变 侧角是交感神经的低级中枢,该处病变可出现节段性交感神经的功能障碍,如血管运动功能障碍及发汗障碍等,也可出现该节段所支配的脏器功能障碍。

4. 侧索病变 如主要病变局限于皮质脊髓束(锥体束一部分),可出现同侧肢体上运动神经元瘫痪,表现为肌力下降、肌张力增高、腱反射亢进及病理征阳性;如病变主要限于脊髓小脑束,则表现为肢体共济失调,多为双侧性。

5. 后索病变 主要表现为深感觉障碍,包括肌肉关节位置觉、音叉振动觉减退或消失,因而有感觉性共济失调。

6. 灰质前联合病变 主要表现为双侧节段性痛、温觉减退或消失,触觉和深感觉存在,可伴发反射减弱或消失、营养障碍等。

7. 后索和侧索联合病变 除表现为深感觉障碍外,同时有侧索病变的症状和体征。

8. 布朗-塞卡尔综合征(Brown Sequard综合征) 表现为同侧病灶水平以下上运动神经元瘫痪和深感觉障碍,对侧痛、温觉障碍;在病灶侧,于病变节段内也可出现节段性感觉障碍(后角受损);因一侧触觉纤维从同侧后索及对侧前索中上行,故理论上可出现对侧病灶以下触觉减退,但实际临床上对侧触觉障碍往往不甚明显。

在脊髓外受占位性病变压迫时,尤其在侧部者,大部分病例出现典型或者不完全的布朗-塞卡尔综合征。但在少数病例,由于脊髓受压病变向对侧推挤,使病变对侧的脊髓传导束受到更重的挤压而出现传导束功能障碍,可表现出不规律的症状和体征,如同侧痛、温觉障碍、对侧上运动神经元瘫痪和深感觉障碍,即倒布朗-塞卡尔综合征;也可能感觉和运动障碍全部发生在病灶侧或对侧。

9. 脊髓横贯性损害 可引起四肢或双下肢上运动神经元瘫痪(高位颈髓损害)、双上肢下运动神经元瘫痪及双下肢上运动神经元瘫痪(颈膨大损害)、双下肢上运动神经元瘫痪(胸髓病变时的截瘫)、双下肢下运动神经元瘫痪(腰膨大病变时的截瘫),脊髓圆锥损害时无肢体瘫痪;

各部位的脊髓横贯性损害,其病灶以下各种感觉都有障碍,同时合并自主神经功能障碍(大小便障碍及营养障碍),以及相应的反射变化;病灶处可出现节段性感觉障碍,但须侵及邻近的2~3个节段以上时方明显表现出来。

## 二、颈髓损害的定位诊断

### (一)高位颈髓损害

高位颈髓损害($C_1 \sim C_4$)(脊髓型颈椎病)产生症状与体征有中枢性四肢瘫痪呈痉挛性,腱反射亢进,腹壁反射及提睾反射减弱或消失,病理反射阳性;病灶以下各种感觉障碍;中枢性排尿障碍(尿潴留或间歇性尿失禁);膈神经损害的症状,主要是 $C_4$ 前角细胞损害时,出现呼吸功能紊乱。该处受刺激则发生呃逆、呼吸不规则等;如果是破坏性病变(颈椎肿瘤、结核、骨折等),则出现膈神经麻痹。高位颈髓病变所产生的呼吸功能紊乱,亦可能由损害了上升至延髓呼吸中枢的纤维所致。脉搏缓慢是高位颈髓病变的特点,这是由于损及上升循环中枢的纤维所致。体温过度变化,这是由于自下丘脑,经脑干下降至脊髓的体温调节纤维被中断所致,体温可随室温变化而过度升降。根痛放射到枕部。

### (二)颈膨大损害

颈膨大($C_5 \sim T_2$)损害可出现四肢瘫痪,其中双上肢呈周围性瘫痪,双下肢呈中枢性瘫痪;病灶以下所有感觉减退或消失;中枢性排尿障碍;根痛放射至肩及上肢;$C_8 \sim T_1$ 节段侧角细胞(睫状体脊髓中枢)受到损害时,则产生霍纳综合征:瞳孔缩小、眼睑下垂、眼球内陷,以及病灶侧面部血管扩张和无汗。

## 三、胸脊髓损害的定位诊断

胸部脊髓($T_3 \sim T_{12}$)损害主要表现为中枢性双下肢瘫痪(截瘫);病灶以下各种感觉障碍,中枢性排尿障碍;根痛环绕躯干。

## 四、腰髓损害的定位诊断

腰膨大($L_1 \sim S_2$)损害表现:双下肢周围性瘫痪;双下肢及会阴部各种感觉障碍;$S_1$ 平面以上脊髓损害,皆可出现中枢性排尿障碍。其特点为在初期发生尿潴留,尤其在急性脊髓损害的脊髓休克期,各种反射被抑制;2~3周后,抑制集中,排尿中枢释放,虽无意识控制,但有反射性排尿,且较亢进,于是出现周期性反射性排尿(反射性膀胱),膀胱剩有残余尿。

## 五、脊髓圆锥和马尾损害的定位诊断

### (一)脊髓圆锥损害($S_3 \sim S_5$)

脊髓圆锥损害主要表现:无肢体瘫痪;会阴部痛觉和温度觉减退或消失,触觉则保留;周围性排尿障碍及大便失禁,在急性期,因膀胱肌肉失去张力、尿道口关闭而出现尿潴留,当膀胱过度充盈后,因反射性排尿功能尚存而出现尿失禁。

### (二)马尾损害

马尾病变表现:下肢发生周围性瘫痪,双侧不对称;下肢及会阴部各种感觉障碍,左右不对称;有剧烈的神经根痛和周围性排尿障碍。

# 第 5 章

# 辅 助 检 查

## 第一节 影像学检查

近几十年来,随着 CT、MRI 及超声影像诊断技术的普及与应用,脊椎相关疾病的诊断手段更加丰富起来,但对于椎间关节错位的诊断仍必须以 X 线片作为根本依据,其他影像诊断技术如 CT、MRI,虽然也有很高的临床意义,但多用来帮助医生全面掌握病情与判断预后。

影像学检查是椎间关节错位之三步定位诊断法的第三步,为了避免对椎间关节错位的漏诊。在观片时应按下列步骤进行。

1. 排除治脊疗法禁忌证,如肿瘤、结核、嗜酸细胞肉芽肿,有外伤史者,脊椎骨折、脱位。观察有无类风湿、强直性脊柱炎、骨质疏松症、痛风症等(此类疾病亦可选用治脊疗法,但治疗方案不同)。

2. 分析椎小关节错位的部位、类型、椎间盘突出情况,对非手术疗法预期难以好转或有脊髓损害的高危患者,应说服患者及早接受手术治疗。

3. 观察分析脊椎退行性变情况。①病变的局部,是否与神经定位诊断和触诊定位诊断部位相一致。如果相一致,属发病主因,主治法以牵引疗法效果佳。②椎间盘膨出、骨质增生、韧带钙化等变化是否侵入椎管、椎间孔、横突孔,以便判断病情轻重,是否应选用手术治疗。③有无并发错位。在退变的椎间并发错位者,应采用正骨推拿与牵引疗法综合治疗(牵引下正骨法为优)。

## 一、X 线检查

X 线穿透机体时,由于骨吸收 X 线量最大,与周围的组织形成鲜明对比,成像清晰,所以 X 线片是检查脊柱、骨关节最常用且最经济的影像学方法,但对软组织椎管内的结构,X 线片显像不清晰,必须采用其他影像学检查。

### (一)脊椎的 X 线检查

脊椎分颈、胸、腰、骶尾(骨盆)4 段,均可分别进行 X 线片检查,确定病变位置后,以病变处为摄影中心进行 X 线片拍摄。除非特殊需要,脊柱不用透视方法检查。因此,常规检查是摄 X 线片。摄片通常是正位和侧位,颈椎的寰枢椎摄张口位、顶颌位,根据诊断需要,要观察椎间孔或峡部者加摄 45°斜位片,脊椎失稳者加摄过伸过屈(功能位)的侧位片。

【正位片】

1. 脊椎的形态　注意观察正位片的脊椎有无侧凸，若有，注意凸向哪个方向，以哪一个椎体为侧凸的中心（顶点）。侧摆式错位可见棘突与椎弓根同时向一侧偏歪，椎间旋转式错位可见棘突偏歪，倾位或仰位错位可见棘突间距增宽或变窄。

2. 椎体的数目　正常颈椎7个，胸椎12个，腰椎5个，骶椎5个，尾椎4个。若数目与上述不符，则有移行椎畸形。移行椎多发生在腰骶间，其次为腰胸间。

3. 椎旁软组织阴影　脊椎正位片常可显示椎旁软组织影，如腰大肌阴影，注意该阴影是否加宽，或椎旁出现异常的软组织阴影。

4. 椎体的形态和结构　注意观察椎体有无肥大、增生、骨赘形成，以及有无骨折、脱位，有无溶骨性破坏（结核、肿瘤、嗜酸细胞肉芽肿）及鉴别强直性脊柱炎、类风湿等。

5. 椎间隙　从两个方面观察：①同一椎间隙左右相比，正常应是等宽的，若不等宽，则脊柱必须凸向椎间隙加宽的一侧，侧摆式错位可见椎间隙左右不等宽；②几个椎间隙上、下比较，一般越低位的椎间隙越宽，如第1、第2腰椎间隙＞第2、第3腰椎间隙＞第3、第4腰椎间隙＞第4、第5腰椎间隙，但第5腰椎，第1骶椎间隙往往比第4、第5腰椎间隙窄。

6. 椎弓根的形态和间距　正常椎弓根位于椎体外侧，像竖立的两只眼睛，呈椭圆形，边界光滑规整。两椎弓间距上位椎体小于下位椎体，故两侧椎弓根上下相连，成为上窄下宽的梯形。任何一个椎弓根的形状、边缘改变，并超过梯形线以外或缩到梯形线以内，均为异常现象。

7. 后关节（关节突关节、椎间关节、小关节）　注意观察组成每个关节的下关节突及上关节突的位置是否正常，关节间隙是否清晰，关节面是否光滑。两侧关节内缘的间距有无增大或缩小，骶骨后关节融合成骶中间峭，其下端为骶骨角。

8. 横突　正常第3腰椎横突最长，第4至第5腰椎横突越来越短，且上翘。注意观察$L_3$横突有无肥大，是否与髂骨或骶骨相接触形成假关节。骶骨的横突融合成骶外侧峭。

9. 棘突及椎板　70%的棘突是排成一条直线的，第1颈椎无棘突，为后结节，第2～6颈椎或第2～7颈椎的棘突分叉。骶椎棘突连在一起呈骶正中峭，棘突与椎板是融在一起的，但有的第1骶椎椎板不相融合，棘突呈游离状，为骶椎隐裂。正常第5骶椎椎板及棘突缺如，为骶裂孔。

棘突偏歪的测量标准：相邻的数个正常棘突的叉沟（颈椎）或顶点（胸腰椎）的连线为测量基线，偏歪的棘突要测量出左、右偏移的距离（mm）。

10. 骶髂关节　腰椎正位片可看到骶髂关节的内侧缝（后缘）、外侧缝（前缘）及耳状面。关节间隙清晰，关节面光滑，骶骨峭最高点连线通过后正中的交点可辅助确定椎体序数。

11. 不同节段的特殊结构

（1）钩椎关节：颈椎特有的关节，由下位椎体上侧后缘的钩状突与上位椎体下侧后缘斜坡相关节而组成。钩突的长度测量：椎体上关节面线至钩突尖的长度。正常两侧钩椎关节是对称的，椎体侧摆式错位时，左右钩椎关节间隙不等宽。

（2）寰枕关节和寰枢关节：也是颈椎的特殊关节，摄张口位片，可显示寰枢关节的寰椎侧块与齿突间隙，寰枢外侧的后关节。①寰底线：寰椎两侧下关节突最外缘连线；②寰椎轴线：寰底线中点的垂直线；③齿状突轴线：齿状突尖端与基底部中心的连线。张口位片还可从以下4个方面观察寰枢关节的关系。①寰齿间距，寰椎侧块正常两侧等宽，不等者为寰椎旋转式错位（后旋变宽，前旋变窄）。侧块与齿突距离应相等，差别大于3mm为半脱位。②寰枢外侧关节

（后关节），形似"八字胡"，正常两侧对称、等宽、等长，关节错位时会变形。③寰、枢椎外缘，正常侧块外缘与枢椎外缘相齐，两者外缘相连，可成为凸向外侧的光滑的弧线，没有顿挫，关节错位时变异。④侧块内缘与枢椎上关节面内缘高起处相齐，关节错位时变异。寰枕关节和寰枢关节先天性变异者，予以三维重建影像可确诊。

胸腰椎正位片：胸腰椎的常规X线片一般书籍已详述，故不赘述。胸椎片除按上述基本项目进行观察和分析外，还要注意观察肋椎关节，包括肋小头关节和肋横突关节。

【侧位片】

侧位片将椎体与后面的7个附件完全展开，不像正位片那样重叠，所以，侧位片除横突外，可观察脊柱的各部分结构。观察侧位片的顺序如下。

1. 脊椎的轴线形态　腰椎及颈椎有生理前凸，胸、骶椎有生理后凸，这些凸的加深、变浅、消失均属异常现象。颈轴的正常值为$(12\pm5)$mm，当椎间关节错位引起保护性肌紧张时，颈椎和腰椎轴线变直或变形。胸椎和骶尾轴线是先天性的，只在骨折或病变破坏时才会变异。

2. 椎体　注意观察椎体的轮廓、结构和密度，看清有无椎体的压扁、楔形变、肥大、鱼尾样变，前后缘有无唇样增生、骨桥形成；有无溶骨样破坏，有无密度的增强或减弱，颈椎和腰椎间的椎体连线生理曲度的测量。

3. 椎间隙　侧位片椎体间隙的测量，测量相邻椎体上下缘前后角的距离。从两个方面观察：一是不同间隙上下比较，自上而下间隙逐渐加宽，但第5腰椎、第1骶椎间隙较第4、第5腰椎间隙窄；二是同一间隙前后比较，颈椎、腰椎的椎间隙正常情况均呈前宽后窄特点，若前后等宽，甚至后宽前窄，提示可能有椎间盘突出或病变，应做CT或MRI检查。

4. 上、下关节突及椎弓峡部　每上一椎体的下关节突与下一椎体的上关节突相关连，构成的后关节，组成椎间孔的后壁。在腰椎侧位片上偶尔可看到关节突关节的间隙。在颈椎侧位片上，可清晰辨认后关节，正常时两侧重叠成一条缝隙，呈单边影，关节有错位时，由于同一椎的左右侧后关节不重叠，故呈双突征，双突征有平行型双突（椎体旋转形成）和接力型双突（椎体侧摆并旋转形成），若拍摄时体位不正，双突呈系列性，单个双突属错位导致的双突征，或在多个双突间夹有单突者，其单双突之间有一个是错位椎，需用触诊定位予以鉴别。

同一椎体的上、下关节突之间称为椎弓峡部，正常时椎弓峡部骨皮质连续、光滑。若有椎弓峡部裂，可清楚地看到骨皮质的连续性破坏或先天性峡部不连的裂隙。

5. 椎间孔　腰椎侧位片可清楚地看到椎间孔，上壁是上椎的下切迹，下壁是下椎的上切迹，后壁是关节突关节，前壁是上位椎体的下1/3、下位椎体的上1/5及两者之间的椎间隙（椎间盘组织在X线平片上不显影），正常椎间孔呈椭圆形，四壁均光滑。随着椎间盘变性、椎间隙变窄，椎间孔由椭圆形变为圆形。当发生椎间关节错位，各类型错位均使椎间孔的前壁或后壁变形，后壁的关节突移入孔内，或前壁的椎体（在颈椎是钩突）或椎间盘突向孔内，均使椎间孔的横径变形（8字形或多边形）变窄，变窄达到失代偿程度时，神经根受损害而临床症状发生。

6. 棘突　注意观察其位置、方向及有无骨折。寰枕间距和寰枢间距的测量：寰枕间距即寰椎后结节最高点，至枕骨外板的最近距离。寰枢间距即寰椎后结节最低点，至枢椎棘突上缘的最近距离。正常时此两间距相等。

寰枕线的测量：枕骨大孔后界外板作一点，与寰椎前结节下缘一点的连线，寰枕线与齿状突轴线的交角，正常为$70°\sim80°$，小于此值为后脱位。

寰齿间距的测量：齿状突后缘一点，至寰椎前结节下缘的距离，此距离正常时为寰枕线全长的 1/3，上下差数不应超过 4mm（此为半脱位标准，错位可参考此值）。

寰齿间隙的测量：寰椎前弓的后缘与齿状突前缘之距离。

7. 前、后纵韧带及棘上（项）韧带　正常情况下均不显影，若发生钙化或骨化则清晰显影。韧带钙化提示有外伤或劳损史，导致相应椎间盘退变加快。

8. 椎前后软组织　注意观察脊椎前后有无异常的软组织阴影出现，有异常软组织阴影者，应做进一步鉴别诊断。

9. 二次骨化中心　在胸、腰椎椎间隙前方，有时可看到边界清楚、密度较高的小块状阴影，有人认为此为二次骨化中心。

【斜位片】

1. 颈椎斜位片　摄颈椎斜位片主要是为了显示椎间孔，正常呈椭圆形，四壁光滑。颈椎斜位片能显示椎间孔形态，正常为椭圆形，随椎间盘退变程度改变椎间孔的纵径，由椭圆形渐变为圆形（纵径缩短），此为健康老人的正常表现；有颈椎发生各类型错位（颈椎骨折、脱位）时，椎间孔前后壁变形变窄。

2. 腰椎斜位片　摄腰椎斜位片是为了观察椎弓峡部及小关节。为便于辨认和记忆，将腰椎斜位片显示的图像比喻成猎犬，腰椎的结构和猎犬的结构有明确的对应关系。正常腰椎的上关节突直立，横突上翘，恰似猎犬竖耳昂首，精神抖擞。上位椎的下关节突（犬前肢）与下位椎的上关节突（犬耳）之间形成的缝隙，就是关节突关节的间隙，正常者该关节间隙清晰可见，关节边缘光滑。若患先天性峡部不连时，在"犬颈部"有裂缝（似犬戴项链）；若患强直性脊柱炎时，则关节间隙模糊不清，甚至消失，关节边缘硬化而不规整。

(二) 脊椎病变的 X 线特点

【颈椎病】

1. 颈椎病在 X 线平上的主要影像特点（现行诊断标准）为生理曲度变浅、消失或反张，变深或成角。

2. 椎间隙变窄，椎体相对缘硬化，前后缘增生。

3. 椎间孔变形变窄，其前壁的钩状突增生向后突，其后壁的上关节突增生向前突，在椭圆形的椎间孔前后壁的中段出现向孔内的突出，几乎将椎间孔分成上下两部分，使椎间孔的形态变成了"8"字形。

4. 项韧带和（或）前后纵韧带骨化。

5. 病变间隙的钩椎关节两侧不对称，在同一间隙的侧位片上显示小关节双边影，说明椎体有偏歪和倾斜。

【退行性腰椎病】

退行性腰椎病在 X 线片上的影像特点主要有如下几点。

1. 腰椎生理前凸变浅或消失，出现侧凸。

2. 椎体前或侧缘出现唇样增生，甚至上下相连成骨桥。

3. 骨质增生硬化或骨质疏松。

4. 椎间隙变窄，左右不相等，或前后等宽。

5. 关节突增生变尖，关节突关节隙变窄。

6. 椎间孔变形，椎间盘退变，椎间隙变窄，椎间孔纵径变短；上关节突向上向前移位，椎体后缘增生,椎间盘后突,使椎间孔横径缩小。

【腰椎间盘突出】

腰椎间盘突出在 X 线片上的特点如下。

1. 腰椎生理前凸变浅或消失,可出现腰椎侧凸。
2. 病变椎间隙变窄,前后等宽或前窄后宽,左右间隙不等。
3. 病变椎间隙的椎体相对缘可有硬化和唇样增生。

【移行椎】

正常腰椎有 5 个,如果多了,有可能为胸椎腰化或骶椎腰化;如果少于 5 个,则可能为腰椎胸化或骶化。对移行椎的辨认很重要,若不重视这一问题,就可能搞错腰椎序数,治疗(如溶盘)时定错位,就不会收到满意的疗效。判断移行椎的方法:先找到横突最长的第 3 腰椎,往上数多一个就是胸椎腰化,往下数多一个就是骶椎腰化。当然,也要参考骶岬最高点连线确定腰椎序数。

【椎弓峡部裂】

椎弓峡部裂分先天性和外伤性,两者的共同特点是在斜位片上,椎弓峡部出现骨折线,如犬颈戴项链,也叫作项圈征。上关节突与横突前俯,如犬头下垂,有垂头丧气、无精打采之感。除骨折外,椎弓峡部不连者,可明确诊断腰椎滑脱属,峡性滑脱;无峡部不连者属退变性滑脱,多因椎间失稳而发生的滑脱式错位。

【强直性脊柱炎】

强直性脊柱炎 X 线片表现主要有如下几点。

1. 腰椎侧缘增生并形成骨桥,使脊柱呈竹节样改变。
2. 小关节突增生,关节间隙消失或变窄,关节囊钙化。
3. 侧位片显示颈、腰生理前凸变浅、消失,胸椎生理后凸加深。
4. 骶关节间隙模糊或消失,相对缘硬化不规则。

【寰枢关节半脱位或错位】

寰枢关节半脱位或错位,可在张口正位片或断层片上出现下述改变。

1. 寰齿侧间隙左右不等,若相差大于 3mm 为半脱位。
2. 寰枢外侧关节不对称,不等宽、不等长("八字胡"不对称)。
3. 侧块外缘与枢椎外缘连续不光滑,有顿挫。
4. 侧块内缘与枢椎上关节面内缘高起不相齐。

寰枢关节半脱位或错位纠正后可达正常状态。

【脊柱结核】

脊柱结核在 X 线片上有如下表现。

1. 椎体破坏、变扁、密度高低不匀,有时有硬化死骨,椎体上下缘白线消失。
2. 椎间盘可受侵犯而使椎间隙变窄、模糊。
3. 椎旁可见冷脓肿(软组织阴影)。
4. 侧位片示病变椎体变形,脊柱后凸。

【转移性脊柱肿瘤】

脊柱是肿瘤易转移的部位,尤其是腺癌,如肺癌、前列腺癌、乳腺癌、卵巢癌等更容易向脊柱转移。X 线平片可以从宏观上发现转移癌,克服断层扫描容易漏扫的缺点。癌转移至脊柱的 X 线表现：椎体多呈溶骨性破坏,骨质疏松区的边界似虫蚀状；椎体压缩变扁。极少数呈成骨（硬化）性破坏；转移癌最容易侵犯椎弓根,使其边缘呈虫蚀状缺损,这一点区别于脊柱结核。

【椎间盘术后感染】

术后椎间盘炎是手术并发症,其发病率为 0.75%～2.8%。其常见临床症状是严重复发的背痛。典型的疼痛在手术后 2～28d。只有 1/3 的患者有发热、白细胞轻度升高,但并非可靠体征。正常伤口愈合、没有发热、白细胞正常并不能排除术后椎间盘炎的风险。X 线片表现是脱钙,椎间隙高度降低和终板骨破坏,这些表现于 4～6 周才明显。在 6 个月至 2 年后,可发生骨硬化、骨融合,断层检查可显示侵蚀性改变。

(三) 脊椎病椎间关节错位的特点

椎小关节错位（displacement）比脱位（dislocation）、半脱位轻,目前称为滑椎或关节功能紊乱。但脊椎关节功能紊乱在临床上的表现,偶有不适症状时可以通过患者改变体位而使症状消失。而脊椎关节错位的患者,改变体位只能使症状减轻一点,不会消除,患者需要求医。由此可见,椎关节错位比关节功能紊乱重,又比半脱位轻。脱位、半脱位和错位,都会造成脊柱力学失衡,将引起其上/下相关的脊椎发生病理性（退变加速）变化,或发展成脊柱侧弯。由于脱位和半脱位在影像学上有明确的诊断标准,不会漏诊,而错位目前尚无诊断标准（临床诊断和放射学诊断均无公认的标准）,这是导致脊椎病临床表现与放射诊断往往不一致的主要原因。

1. 前后滑脱式错位　在侧位片中,观察椎体后缘连线变异处,其延伸线应与上一椎体的后下角、下一椎体的后上角相连,若此连线中断,为滑脱式错位。以下一个椎体为基础,其上方椎体向后移位者,称为中断后移,多属退变性,中断前移多属外伤性。若有可疑,可拍摄过伸位与过屈位片而确诊；连续 2 个中断前移之间的椎体,属仰位式错位,连读 2 个中断后移之间的椎体,属倾位式错位,仰位和倾位错位者,均是在伸、屈体位时受暴力性创伤所致,是重症的滑脱式错位（目前诊断的椎体滑脱,仍按骨科诊断标准）。椎间关节的滑脱式错位,不能以目前放射科颈轴和腰轴的标准为依据,因为关节错位是小于半脱位的椎间错动,放射诊断尚无这类椎关节错位标准,故此类患者,目前均须结合临床检查做出诊断。前后滑脱式错位者,大多数伤及椎间盘,病情重者（可疑脊髓损害者）应做 CT 或 MRI 检查,以明确诊断。

2. 左右旋转式错位　在侧位片上观察椎体后缘的双边征和关节突的双突征,对出现的排列紊乱状态做具体分析,投照体位造成的双边、双突,呈系列性。而病理性者,是个别椎间有双突,或上、下椎间出现不同形态的双突（平行型或连接型）；若大部分为双突,其中一个为单突者,可拍摄 45°斜位片,观察椎间孔变形变窄以助确诊。在双突与单突之间,究竟属哪个错位,可采用触诊法鉴别错位的椎间关节。在正位片观察：错位椎的棘突位置向左或右偏移,属旋转式错位；S 形侧凸者,正位片中,其上下两段的棘突系列偏移方向各异,在到某椎间转向对侧时,此椎间为旋转式错位。

3. 侧凸侧摆式错位　在正位片观察,单椎错位为侧摆,系列侧摆称为侧凸（C 形、S 形）,相邻椎间隙左右不等宽者,或棘突无偏移而椎体水平出现倾斜者,为侧摆式错位,两侧椎旁连线出现系列侧凸者,属侧凸式错位。侧凸侧摆式错位并有棘突偏歪者,属混合式错位。颈椎侧摆者,可见左右两侧钩椎关节间隙不等宽。病程较长者,其钩突多有骨质增生,注意分析其对椎动脉和神经根的影响,亦可在斜位片中观察到钩突进入椎间孔内,使椎间孔前壁变形,因钩突在椎间孔内口部,较易损害神经根的运动根和脊膜返回支,临床症状常较复杂；张口位片寰椎的侧摆式错位可见寰枢椎的后关节左右不等宽,或枢椎齿突垂线偏离寰椎轴线;腰椎正位片或骨盆正位片,腰轴与骶轴不在同一垂线中,应分析其是腰椎侧凸或骶椎侧摆错位(骨盆旋移综合征的一种类型)。在侧位片中,在两椎体底线有弧形影者,提示该椎有侧摆式错位,可与正位片对照确定。

4. 混合式错位 上述3种错位影像中,有2种以上显示在同一椎间者,即为混合式错位。

5. 寰枕关节和寰枢关节错位 张口位片与侧位片结合观察,必要时加摄顶颌位是诊断的重要依据,头晕、头痛、头部外伤后遗症、脑卒中后遗症等的重要诊断方法,除现行的诊断标准外,要结合颈椎侧位片观察和分析寰椎或是枢椎错位,明确错位类型。张口位示寰齿侧间距左、右不等宽时,应观察枢椎形态,若枢椎齿突与棘突不在垂直线上,属枢椎旋转式错位导致此间距不等宽,若枢椎是正常的,属寰椎侧摆式错位。还要结合侧位片中的寰椎形态分析:寰椎后弓呈三边征、四边征(观察下颌骨影,排除投照误差)属旋转式错位;后弓向下移(在枕骨与枢椎棘间,寰椎后结节不居中呈上宽下窄)属"仰位式错位";后弓向上移(呈下宽上窄)属"倾位式错位";若仰位、倾位并有三边征者,属"混合式错位",称为"仰旋或倾旋"。椎动脉沟环,对于临床眩晕患者的发病有诊断意义,故应重视此项诊断。

6. 骨盆旋移综合征 与腰椎间盘突出的并发率>50%,多有腰臀部扭挫伤史。X线骨盆正侧位片和腰椎正侧位片综合分析为常规检查,排除肿瘤、结核、嗜酸细胞肉芽肿、强直性脊柱炎,排除外伤性骨折、脱位。观察、测量腰骶关节和骶髂关节,与检诊结合,以确诊其错位类型。旋转式错位、侧摆式错位、滑脱式错位和混合式错位均会在X线平片上显示位置异常,骶椎的各类型错位可同时发生在第5腰椎、第1骶椎椎间关节和骶髂关节,亦可分别单独发生。

在X线平片上的异常影像:①骶髂关节旋转式错位,在骨盆正位片上,两侧髂骨宽度测量,髂骨旋前时变窄(闭孔变宽),旋后时变宽(闭孔变窄);骶关节旋前时股骨颈变短,旋后时股骨颈变长,同时可见左右骶髂关节紊乱,或有炎症。②腰骶关节侧摆式错位,可见第5腰椎、第1骶椎椎间隙左右不等宽,此为骶椎顺时针或逆时针方向错位,腰椎棘突连线与骶尾中轴垂线出现偏移。同时可观察到两侧骶峪不等高,与临床长短脚表现吻合;注意两侧骶关节面结构是否紊乱,有无致密性骨炎。关节错位形态不同,耻骨联合错动方向各异(前后、上下、扭转、分离)。③腰椎侧位片观察腰骶关节旋转式错位,可见第5腰椎、第1骶椎椎间扭转出现双突征(结合腰椎正位片显示有第5腰椎、第1骶椎棘突左右偏歪)。④侧位片观察骶椎前后滑脱式错位,骶骨呈点头或仰头位,腰骶关节成角或反张,与临床检诊腰骶过伸或平腰表现吻合。

诊断如仍未明确,应做进一步CT、MRI检查和实验室检查。

在诊断椎间错位时,观察邻近椎体的变异情况。

(1)设椎体后缘延伸线:先在患椎椎体的后上角和后下角各做一点A、B,将此两点以直线相连,并画延伸线超越上下椎体,此线与其上椎后下角C点重叠为正常,C点后移称为椎体后缘连线中断后移,即上下位椎体间发生滑脱式错位,上位椎体向后滑移,属退变性的失稳错位,多因椎间盘变性致使椎间各韧带松弛,好发于中老年人。若C点落在延伸线之前(G3mm),称为连线中断前移,是上椎向前滑脱式错位,属外伤性或先天性腰椎峡部不连的椎体滑脱轻症。

(2)椎体后缘连线变异还有①反张,是相关两椎体向后滑脱式错位;②成角,相关两椎体向前滑脱式错位;③变直,椎关节错位致颈肌紧张。

(3)椎间连续出现两个中断后移的,此间的椎体属倾位式错位,若连续出现两个中断前移,此间的椎体属仰位式错位。倾、仰位错位均由暴力损伤所致,且多与椎间盘突出并发,复位选牵引下正骨法为佳。

(4)某个椎体后缘出现双边征,是由患椎发生旋转式错位所致,若各椎均为双边,则属投照体位不正,而无临床意义。侧位片上鉴别寰枕或寰枢关节错位,寰椎后结节前缘与枢椎棘突间的椎板连线有无前错位。若有,且有寰齿间距和间隙异常者,属寰枢关节错位;若无,其变异属寰枕关节错位,应结合张口位和顶颌位片分析。

## 二、脊柱的 CT 检查

电子计算机断层扫描(computed tomography,CT),属于 X 线扫描,是用 X 线束对检查部位扫描,透过人体的 X 线强度用测量器测量,经信号转换装置和电子计算机处理,构成检查部位的横断面图像。CT 对人体组织、器官有很高的密度分辨率,只要对 X 线的吸收值稍有差别,CT 扫描就能形成对比而显示于图像中。

脊椎病临床最常用 CT 进行脊柱扫描,仔细观察椎管内的结构,因腰椎的椎管内结构在 CT 片上显像非常清楚,所以,腰椎管内病变几乎常规进行 CT 扫描,其他部位进行 CT 检查主要用于鉴别诊断。例如,对头痛患者进行头颅 CT 扫描,目的是排除颅内器质性病变,如肿瘤、炎症、脑血管病变、外伤等。进行胸腹部 CT 扫描,也是为了排除胸腹痛或腰痛患者的胸腹腔器官的器质性改变。

### (一)正常脊柱的 CT 表现

【椎管】

其前壁为椎体、椎间盘,侧壁为椎间孔、椎弓根、小关节,后壁为椎板。椎体自颈椎、胸椎、腰椎,其体积逐渐增大。在横断面上,椎体呈卵圆形或肾形,其后缘略平直或凹陷,矢状面或冠状面呈矩形。运用窗位技术,骨窗可清楚地显示骨皮质和椎体内的小梁结构,以及关节突、小关节、椎板、椎弓根等骨性结构。黄韧带在椎管的后外侧、椎板和小关节前方,两侧对称呈软组织密度带状影。颈部黄韧带较薄,腰段最厚,一般为 2~4mm;若大于 5mm 为黄韧带肥厚。正常情况下,普通 CT 很难分辨出后纵韧带。

椎间盘密度低于骨而高于硬膜囊。正常椎间盘边缘不应超过上、下椎体缘。腰椎间盘比较厚,往往需 3 个层面才能扫描完全。椎间盘横断面呈肾形,更确切的比喻像苹果的纵切面。第 3 腰椎以上的椎间盘后缘微凹,恰似苹果缘底部。第 4、5 腰椎椎间盘后缘较平,第 5 腰椎、第 1 骶椎椎间盘向后膨隆。颈椎间盘的厚度介于胸与腰椎间盘之间,胸椎间盘最薄,CT 检查需薄层扫描。与横径相似,其矢状径平均为 14~15mm,上腰段矢状径较下腰段小,平均 15~25mm。

【椎管内结构】

采用软组织窗扫描,椎管内结构显示以下内容。

1. 硬膜囊　密度低于椎间盘。一般呈圆形,占据椎管的大部容积,但在第 5 腰椎、第 1 骶椎水平,硬膜囊较小。

2. 硬膜囊前、后间隙　硬膜囊前壁与椎体或椎间盘有一定间隙,硬膜囊后壁与椎板黄韧带之间有较大间隙,分别为硬膜囊前间隙和硬膜囊后间隙,该两间隙内有脂肪和静脉丛,因信号太低,呈黑色暗区。

3. 侧隐窝　是神经根穿出硬膜囊进入椎间孔的通道,由椎体、椎间盘后缘、椎弓根内侧缘和上关节突围成,两侧对称。侧隐窝在椎弓根上缘最窄,侧隐窝测量一般选择此处。前后径正常大于 5mm,若小于 3mm 应考虑为侧隐窝狭窄。侧隐窝内低密度的脂肪组织 CT 不显影,所以,CT 片上的侧隐窝是"空虚"的。在侧隐窝通过的神经根断面是可以清晰辨认的。

(二)脊柱 CT 的定位方法

欲知某一个 CT 层面扫描的确切位置,必须掌握其定位方法,常用的定位方法有以下几种。

【按扫描线的标号定位】

每一个扫描层面有一条扫描线,并有标号,该层面的 CT 图也有相同的标号。根据层面图的标号找到扫描线的编号(SCAN 号),再观察扫描线从 TOP 图上穿过的确切位置,就知道层面图所扫描的位置。

【按层面图上的标志定位】

在每个层面图上标示出扫描的大体位置,根据这种标示只能粗略了解其扫描位置,根据标示知道其扫描的是哪个间隙,不能了解其在该间隙的上部、中部还是下部。

【按缩微图扫描线定位】

有的 CT 片上在每个层面图的左下侧有 1 个腰椎侧位的缩微图,其上下 1 条扫描线,说明该层面的扫描位置。

【按解剖定位】

1. 根据不同层面的间盘后缘形态定位。

2. 根据毗邻关系定位。

第 3、第 4 腰椎及以上水平椎管两侧无骨骼影。

第 4、第 5 腰椎水平椎管两侧无或仅有小部分骨骼影。

第 5 腰、第 1 骶椎水平椎管两侧有大部分骨骼影。

定位时,最好结合 X 线正位片,否则对有移行椎者,容易造成病变间隙的辨认错误。

(三)常见脊椎病的 CT 表现

【椎间盘突出的 CT 表现】

1. 椎间盘向后和(或)侧方突出;个别的可突到椎间孔或椎间孔外口外。

2. 侧隐窝饱满,神经根被淹没,或神经根受压迫刺激,水肿变粗。

3. 突出的椎间盘内可出现点状和(或)块状高密度影,乃椎间盘钙化的表现。

4. 硬膜囊前间隙消失,硬膜囊受压变形。若在椎间盘后缘有弧形(凸面朝后)的条状高密度影,有人认为也是突出椎间盘的钙化影。

5. 椎间盘突出可发生在 2 个以上的间隙,亦可在不同间隙突向不同侧。

【退行性腰椎管狭窄】

1. 退行性腰椎管狭窄　分骨性狭窄和软组织性狭窄。两种狭窄的共同特点是椎管容积主要是矢状径缩小,矢状径小于 15mm 可诊断为椎管狭窄。

2. 骨性椎管狭窄的特点　椎体小关节突均有明显的退变、增生,增生的骨性结构使椎管,特别是侧隐窝狭窄,神经根马尾受压。

3. 软组织性椎管狭窄的特点　椎管壁的骨性结构无明显退变、增生,主要是前方的椎间盘向后突,后方肥厚的黄韧带向前凸,使椎管矢状径明显缩小,软组织性椎管狭窄症可采用非手术治疗,是疼痛治疗的适应证。

【脊柱肿瘤】

脊柱肿瘤包括脊柱本身生长的和转移的肿瘤,转移肿瘤多见。脊柱肿瘤椎体多呈溶骨性破坏,附件也破坏。CT 断面可见椎体溶骨性虫蚀状、穿凿样骨破坏区,骨小梁变纤细、消失,可仅留皮质外壳,骨质疏松明显,无硬化边缘。横突、棘突、椎弓可被侵蚀,侧隐窝可扩大。

【脊椎结核】

脊椎结核最多见于腰椎,其次是胸椎和颈椎,其 CT 表现如下。

1. 椎体骨质破坏　椎体的破坏始于椎体前下或前上 1/3,邻近椎体终板,并沿前纵韧带下扩展到邻近椎体。椎体前角局限性侵蚀和破坏是结核性脊柱炎的典型表现。

2. 椎间盘破坏　椎体结核多累及椎间盘,表现为椎体上、下面终板破坏,椎间隙变窄,椎间盘密度不均匀,并膨隆;椎间盘与腰大肌间脂肪层消失并腰大肌脓肿。椎间盘前缘明显隆突,提示为前纵韧带下脓肿。

3. 附件破坏　结核性脊椎炎中,后附件受累的发生率很高,且无神经学症状。结核性后附件感染首先累及椎弓根和椎板,而化脓性感染倾向于累及小关节面。单独的原发性附件受累破坏,而无椎体破坏是少见的(1%~2%)。

4. 椎旁脓肿　脊椎结核常伴有椎旁、椎前软组织和腰大肌脓肿和肉芽肿。60%的脓肿有钙化。脓肿范围大于骨破坏的范围,脓肿平均范围为 4~5 个椎体高度,而骨质破坏为 2 个椎体高度。

## 三、脊椎的 MRI 检查

磁共振成像(magnetic resonance imaging,MRI)自 20 世纪 80 年代应用于医学领域以来,充分显示了其对人体无放射性损害、无生物学不良反应,能对人体任何剖面进行直接成像等优点。MRI 的成像参数和脉冲系列多,可使各种组织形成对比,尤其是对软组织的分辨率高且无骨质伪影,对脊椎病及相关疾病的诊断价值较高。

MRI 的基本原理是将人体安置在强磁场中,使体内氢原子的质子磁化定向,并以一定的频率围绕磁场方向运动;同时给予与质子振动频率相同的射频脉冲激发质子磁矩,使之偏转,产生纵向弛豫($T_1$)和横向弛豫($T_2$),其信号被表面线圈接收后,经计算机处理,根据矩阵和信号的编码进行图像重建,以显示人体的解剖结构及病理改变。由于 MRI 信号主要取决于各组织的水和脂肪质子及血流速度,故信号的强度与上述因素的多寡有关。呈高信号的组织主要为脂肪组织,如硬膜外脂肪;呈低信号的组织有骨皮质和钙化、骨化组织,如骨化的后纵韧带;呈中等信号的组织有骨松质、软骨和肌肉等;信号强度可变者包括脑脊液($T_1$ 加权像呈低信号,$T_2$ 加权像呈高信号)、血肿($T_1$ 加权像呈高信号,$T_2$ 加权像呈更高信号)及脊髓($T_1$ 加权像呈等信号,$T_2$ 加权像呈低信号)。

目前人体成像用的磁场强度一般在 0.15~2.0T,对肿瘤、外伤、感染、血管病变、退行性变和积水及先天性发育不全等均可行磁共振检查。MRI 检查的禁忌证要严格掌握。由于强大磁场的磁化作用,所以,所有携带电子装置如心脏起搏器、助听器、神经刺激器等装置的患者均不能应用。其他有人工心脏瓣膜、眼球内金属异物者及大动脉瘤术后有银夹者,也应禁做 MRI 检查。患者佩戴的所有金属活动物品如活动义齿、发夹及磁卡均不能带入检查室。监护仪器、抢救器材也不能带入检查室。

### (一)正常脊椎

脊椎的 MRI 检查可按解剖部位分为颈椎、胸椎、腰椎等部位进行,也可以病变为中心选取扫描部位。不管采取何种方式,均应首先熟悉正常脊椎的 MRI 图像及阅读方法,才能判别异常信号和图像,结合临床,做出正确诊断。颈椎、胸椎或腰椎具有相似的结构,故 MRI 上有相近的信号,但各段椎骨的功能不同,结构也有差异,因此,MRI 上又有其各自的特点。

【正中矢状面】

脊椎的矢状面扫描图像可显示各段的生理曲度,并显示整个椎管的前后径,故可将脊柱和椎管的各种组织结构整体地表现出来,诊断时应按顺序阅读矢状面图像上的各种结构。

1. 骨性脊椎 脊柱椎体主要由骨松质组成,椎体的 MRI 信号主要取决于骨髓中的水和脂肪质子,以及部分缓慢流动的血液,其信号强度与骨髓内脂肪含量、造血成分多少有关。正常椎体内信号较均匀,在 $T_1$ 加权像上呈中高信号,$T_2$ 加权像上呈中低信号。但随着年龄的增长,骨髓内脂肪含量增多,可呈现弥漫性信号增高。

矢状位颈椎稍向前凸,从第 3~7 颈椎椎体逐渐增宽变大,齿突的信号强度相对低,可能为部分容积效应造成,而齿状突下软骨连合在矢状位 MRI 上呈无信号横条带影(与骨折鉴别),齿突和寰椎、枕骨髁和寰椎及寰椎和枢椎之间为滑液性关节,齿突在前方与寰椎的前弓之间,在后方与横韧带及静脉结构形成一个 $T_1$ 加权像中等强度信号、$T_2$ 加权像高信号的小突起。覆膜下面是十字韧带,横韧带横越寰椎,包围齿突;钩突是从椎体侧缘向上突起的骨棘,与相邻的上一椎体下面侧方斜坡形成钩锥关节,称 Luschka 关节;颈椎椎管呈顶尖向上的三角形,从第 1~5 颈椎椎管逐渐变小,第 3~4 颈椎椎管大小相等,正常椎管矢状径>12mm,寰椎水平 16mm,枢椎水平 15mm。椎体的附件包括椎弓、椎板、棘突、横突和上、下关节突等,这些附件也为骨松质所构成,故在 $T_1$ 加权像上呈略高信号,在 $T_2$ 加权像上均呈低信号。前纵韧带和后纵韧带在 $T_1$ 加权像和 $T_2$ 加权像上均呈条状低信号,难以与骨皮质和椎间盘外纤维环区分。黄韧带因含有大量弹力纤维,常在 $T_1$ 加权像和 $T_2$ 加权像上呈中等信号,可与其他结构的信号相区别。

2. 椎间盘 由髓核和纤维环构成。纤维环分内纤维环(即 Sharpey 纤维)和外周部分纤维环。椎间盘在 $T_1$ 加权像上中心部分比周围部分信号强度略低,外周部分纤维环与前后纵韧带汇合处的信号强度更低。在 $T_2$ 加权像上,髓核及内纤维环呈高信号。

3. 脊髓-脑脊液 椎管由前方的椎体和椎间盘、外侧的椎弓根、后方的棘突和椎板组成。椎管内的空间约有 1/2 被蛛网膜下隙所占据,脊髓位于蛛网膜下隙内,MRI 可利用不同的扫描方法很好地显示脊髓-脑脊液之间的对比度,在 $T_1$ 加权像,脊髓呈稍高信号,脑脊液呈低信号;在 $T_2$ 加权像,脊髓呈等信号,脑脊液呈高亮信号。脊髓灰、白质可分辨,灰质的蝴蝶形结构可清楚显示。

4. 硬脊膜、蛛网膜及其间隙 由于在 MRI 图像上难以把硬脊膜和蛛网膜分开,故统称为鞘膜,在 MRI 图像上所见到的鞘膜内的脑脊液实际上位于蛛网膜下隙。鞘膜本身用一般的扫描方法不易显示,临床多以脑脊液前、后压迹($T_2$ 加权像上明显)来判断硬膜囊受压及其程度。硬膜外面与椎管壁之间的腔隙为硬膜外隙,其内富含脂肪、血管、脊神经。硬膜外脂肪在 $T_1$ 加权像上呈高信号,易于同其他组织相区别,在 $T_2$ 加权像上呈中等信号。在颈段硬膜外脂肪较多,胸段要少些,在下胸段主要分布在两侧椎弓和硬膜之间,在腰段主要分布在椎管的前半部。硬膜外静脉丛的信号很低,神经根的信号也较低,但在其周围脂肪组织的衬托下,常可清楚显示。

【矢状面】

旁矢状面可以很好地显示椎间孔及其周围结构。椎间孔由前方的椎体及椎间盘和后方的上、下关节突,以及椎弓根的椎上、下切迹所构成。椎体附件的 MRI 图像同椎体相似。关节突关节面由透明软骨覆盖,厚 2~4mm,在 $T_1$ 加权像和 $T_2$ 加权像上呈中等信号。椎间孔内神经根在周围高信号的丰富脂肪组织和低信号的根静脉衬托下呈中等信号,较易区分,尤以腰椎明显。

【横断面】

在横断面上看到的结构与 CT 相似,但有些结构在 MRI 的不同加权像上呈现不同的信号。横断面上椎体及附件在 $T_1$ 加权像上呈高信号,在 $T_2$ 加权像上呈中等信号。黄韧带在 $T_1$ 加权像和 $T_2$ 加权像上均呈中低信号。脊髓及脑脊液的 MRI 与矢状面相同,$T_1$ 加权像上脊髓呈中等信号,周围脑脊液呈低信号;而在 $T_2$ 加权像上,脊髓呈中低信号,脑脊液呈高信号。在横断面 $T_1$ 加权像上,椎间盘呈中等信号,神经根也呈中等信号。但因有椎间孔内高信号脂肪的衬托,故不难区分。另外,在呈低信号的脑脊液后方可见高信号的硬膜外脂肪。

【MRI 增强扫描】

在进行 MRI 检查时,可使用 Gd-DTPA 增强扫描,具有对某些病变进行鉴别诊断之效。在正常情况下,Gd-DTPA 不能通过血-脑屏障,所以,脊髓在增强扫描前后信号相仿。在正常情况下,动脉和血流较快的静脉,其信号也不增强,这主要是因血流迅速及它的流空效应所致。下列 3 种情况可用于鉴别诊断:①当血-脑屏障异常时,Gd-DTPA 作为一种标志物,可出现于髓内病变区,因此,可用于髓内肿瘤的检测;②无血-脑屏障的含血管组织,注射 Gd-DTPA 后出现增强,说明血供丰富而血流缓慢,可用来诊断髓外肿瘤,如脊膜瘤等;③无血管组织,同正常组织一样,在注射 Gd-DTPA 后信号不增强,因此,可用来鉴别无血管的椎间盘和手术后的纤维瘢痕组织。

(二)病理脊椎

【椎间盘突出】

椎间盘突出的影像学检查包括 X 线片、椎管造影、CT 和 MRI 等。X 线检查因不能显示非骨性结构,故对椎间盘突出的诊断价值极为有限。椎管造影为侵入性方法且有一定危险。CT 只能做横断面扫描,且对软组织的分辨力仍显不足,特别是缺乏对硬膜囊和脊髓影像的整体显示。MRI 则可通过横断面、矢状面的不同扫描,提高对椎间盘病变的分辨能力,尤其是了解硬膜囊和脊髓受压程度,以选择合适的治疗方法。

椎间盘突出以腰骶段最多见,颈段次之,胸段较少见。MRI 可较好地显示椎间盘的退行性改变,椎间盘突出的部位和大小,以及硬膜外脊髓受压移位情况。

1. 椎间盘退变  椎间盘信号由高变低,失去正常夹层样结构,在 $T_2$ 加权像上,椎间盘中央信号减低明显。变性椎间盘以低信号为主,其中混杂有不规则点状高信号,高信号髓核与低信号纤维环分界消失。受累椎间隙变窄,椎间盘变薄。上述改变以 $T_2$ 加权像更为明显。

2. 椎间盘膨出  变性椎间盘的纤维环完整,超出椎体终板的边缘或后膨凸面向后的弧形改变的低信号。横断面见椎间盘对称地超出椎体终板边缘,无局限性凸出。椎间盘膨出的特点是高信号的髓核未突出于低信号的纤维环之外。在椎间盘变性膨出后期可出现真空现象(积气)和钙化,在 $T_1$ 加权像和 $T_2$ 加权像上均表现为条状或斑片状低信号或无信号区。

3. 椎间盘突出　高信号的髓核突出于低信号的纤维环之后,其突出部分仍与髓核母体相连。突出的髓核呈中等强度信号,边缘清楚,位于椎管中央或偏一侧,压迫硬膜囊。突出椎间盘的信号在 $T_1$ 加权像高于脑脊液,低于硬膜外脂肪;在 $T_2$ 加权像低于脑脊液,高于脊髓,与硬膜外脂肪相似。当突出髓核穿过后纵韧带时,在矢状面上可显示其与未突出部分"狭颈"相连征象。当突出的椎间盘体积较大时,硬膜囊变形受压。脊髓长期受压。可出现水肿软化,表现在 $T_1$ 加权像上呈低信号,在 $T_2$ 加权像上呈高信号。硬膜囊受压的深度在 $T_1$ 加权像显示较好,但其微小改变在 $T_2$ 加权像显示明显。黄韧带肥厚也可从后方压迫硬膜囊,增厚黄韧带的信号低于后纵韧带和棘间韧带。另外,突出的髓核也可出现钙化,在各加权像上其信号均降低。

4. 髓核游离　高信号的髓核突出于低信号的纤维环之外,其突出部分与髓核母体不相连。突出物可位于原椎间隙平面,也可向上或向下迁移,其范围可达 10mm。

5. 神经根受压　椎间盘向侧后方突出时,可造成神经根的受压,在横断面上显示较好,可观察到侧隐窝饱满,髓核突入椎间孔,推移椎间孔内脂肪,压迫神经根,水肿增粗。

【后纵韧带骨化】

后纵韧带骨化是一种原因不明的脊椎后纵韧带的异常增厚和骨化的病理改变,常导致继发性椎管狭窄而压迫脊髓,引起严重的脊髓病。后纵韧带骨化最常发生于颈椎,又称颈椎后纵韧带骨化症。颈椎后纵韧带骨化的早期仅表现为颈部不适和轻度活动受限,并可出现头晕、恶心、心悸等自主神经功能紊乱症状。当骨化增厚变大时,可压迫颈髓和神经根造成椎管狭窄,出现相应的临床症状和体征。后纵韧带骨化造成的椎管狭窄是选择手术治疗的指征之一。后纵韧带骨化的 MRI 表现为在 $T_1$ 加权像和 $T_2$ 加权像上均呈低信号带或无信号带。在椎体后缘和硬膜囊之间的低信号带增宽,硬膜囊前缘受压甚至消失,受压的范围较大,不仅局限于椎间盘水平。受压程度严重的将累及脊髓,显示脊髓受压后的异常信号。后纵韧带的骨化也可发生于胸椎,造成胸椎管狭窄。后纵韧带骨化造成的椎管狭窄,其 MRI 的显示明显优于 CT 和 X 线平片。

【椎管狭窄】

椎管狭窄是指椎管因骨性或纤维性增生等原因引起的前后径和横径变窄,致脊髓血液循环障碍而出现的慢性进行性脊髓及神经根疾病。有原发、继发之分,后者以退变性椎管狭窄最常见。椎间盘突出、椎体后缘骨质增生、黄韧带肥厚、后纵韧带骨化、小关节增生肥大等退行性改变均可引起椎管容积减小,导致脊髓或神经根受压。椎管狭窄多见于腰椎、颈椎。椎管狭窄的 MRI 图像,尤其矢状面 $T_2$ 加权像可很好地显示硬膜囊的受压情况,并可发现引起狭窄的原因。

1. 髓外改变　主要有椎间盘变性、椎体增生和(或)小关节增生肥大、后纵韧带骨化、黄韧带肥厚等改变。

2. 髓内改变

(1)脊髓受压变形。

(2)脊髓内部信号异常,提示脊髓水肿、软化、囊变或出血等改变。椎管矢状径的测量:腰椎<15mm 为椎管狭窄,10~12mm 为相对狭窄,<10mm 为绝对狭窄;颈椎<11mm 为椎管狭窄,<10mm 为绝对狭窄。椎管测量时,应考虑硬膜囊与骨性椎管大小的关系,而不能单纯依靠测量数据做出结论,应以是否存在脊髓和神经受压作为诊断的依据。

【脊柱结核】

脊柱结核是骨结核最常见的部位,以腰椎最多,胸椎次之,颈椎较少见。典型的结核不难诊断,早期和不典型脊柱结核的正确诊断仍然是较困难的问题。MRI 是目前唯一能在病变早期发现病灶并确定病变范围的方法,特别是矢状面检查可观察椎管内受累的情况,对与脊椎病变(如肿瘤)的鉴别诊断也很有帮助。

1. 椎体和附件　脊柱结核以相邻的多椎体受累为特征。对于椎体(中心型)、椎体上下缘(边缘型)和附件(附件型)的骨质破坏,MRI 均能很好显示。椎体形态呈多种改变,包括扁形、楔形和规则形。MRI 表现也是多样的:多数在 $T_1$ 加权像上呈均匀的低信号,少数呈混杂低信号,极少为中高信号;在 $T_2$ 加权像上,多呈混杂高信号,部分呈均匀高信号,极少呈中低信号。增强扫描可见不均匀强化,少数呈均匀强化。

2. 椎间盘　改变包括椎间盘破坏,间隙消失及间隙狭窄。此为脊柱结核的特征之一。受累椎间盘与邻近正常椎间盘相比,$T_1$ 和 $T_2$ 加权像均表现为较低的信号(凝固性坏死改变)。另有少数病例椎间盘未见明显异常。增强扫描受累椎间盘显示不均匀强化。

3. 椎旁软组织　包括脓肿和肉芽肿。在 $T_1$ 加权像上呈低信号,少数呈中等信号;在 $T_2$ 加权像上呈混杂信号,部分呈均匀高信号。增强扫描可见不均匀强化、均匀强化及环状强化 3 种方式。冠状面检查易于显示椎旁脓肿及范围。

4. 硬膜囊和脊髓　两者受压在脊柱结核中较常见,包括肿胀和变形的椎体压迫、脊髓受压水肿可在 $T_2$ 加权像上出现异常高信号。脊柱结核的诊断还应注意与化脓性脊柱炎、转移性肿瘤的鉴别。化脓性脊柱炎增强扫描后表现为均匀强化,或中心均匀强化伴周边环状强化,与结核灶周边强化不同,且椎旁无脓肿形成;转移性肿瘤一般不侵犯椎间盘,常首先侵蚀椎体的后部及椎弓根,增强扫描呈不规则强化。

【化脓性脊柱炎】

化脓性脊柱炎并不多见,多由菌血症引起,好发于腰椎,胸椎次之,颈椎少见。不典型的化脓性脊柱炎可误诊为腰椎间盘突出。MRI 是早期诊断该病最敏感、最准确的方法之一。不但可观察病变的部位和范围,而且能观察髓内改变。受累的椎间盘和相邻的椎体在 $T_2$ 加权像上呈较广泛的融合的低信号,两者界线不清。在 $T_2$ 加权像上呈高低混杂信号,病变椎间盘隐约可见轮廓。正常髓核内裂隙消失。增强扫描显示中等程度强化,可呈均匀强化或中央均匀强化和周边环状强化。椎旁软组织肿块较常见,以病灶为中心,肿块弥散,边界不清。增强扫描呈斑片状强化,很少伴脓肿形成。常合并硬膜外感染,部分形成硬膜外脓肿。硬膜外脓肿在 $T_1$ 加权像和 $T_2$ 加权像上显示为高信号。

【脊髓空洞积水症】

脊髓空洞积水症是一种髓内的慢性进行性疾病。脊髓空洞症为脊髓内有囊腔出现,而脊髓积水指脊髓中央管囊状扩张。在临床上,影像学和病理学上均很难将两者区分,故将其通称为脊髓空洞积水症。引起该症的病因较多,分类也较混乱,一般分为交通性、肿瘤性、外伤性和特发性 4 类。该病的临床表现为节段型分离性感觉障碍,疼痛、温觉消失,触觉存在。受累肌群的下运动神经元瘫痪,肌肉萎缩。若椎体束受侵犯,则可出现上运动神经元损害的症状。MRI 是诊断脊髓空洞积水症首选的检查方法。在 $T_1$ 加权像上,表现为脊髓中央低信号的管状囊腔,空洞相应节段的脊髓均匀性膨大,亦可正常甚至变细。由于 $T_1$ 加权像上正常脊髓呈稍高信号,因此,与病变的低信号形成清晰对比,这有助于判断病变范围和程度。MRI 还可同时显示颅颈部的先天畸形或伴发的肿瘤,这有助于病因诊断。当疑有肿瘤时,应做增强扫描。在髓内肿瘤内,室管膜瘤最易形成脊髓空洞。

**【脊椎转移癌】**

脊椎转移癌是最常见的转移性病变之一,其原发恶性肿瘤以肺癌、乳腺癌、前列腺癌、肾癌、甲状腺癌为多见,主要侵犯椎体及附件,常见于腰椎,其次为胸椎、颈椎和骶骨。MRI 检查对转移癌的诊断价值极大。

1. 椎体和附件　侵犯 1 个或数个椎体及附件,多不侵犯椎间盘,转移灶在 $T_1$ 加权像上呈低信号,$T_2$ 加权像上呈高信号。

2. 椎旁软组织　脊椎转移可以侵犯椎旁软组织,形成椎旁肿块。在 $T_1$ 加权像上呈中等信号。

3. 脊髓　脊椎转移常引起脊髓压迫,矢状面检查可早期发现,这对决定治疗是非常重要的。

## 第二节　神经电生理检查

脊柱相关疾病发病的诊断重视对肌肉状况的检查与评估。肌肉与神经有着不可分割的联系。例如,肌肉萎缩可能由同侧周围神经或神经根损害所致;运动神经元受损则可产生肌力下降或丧失,甚至出现部分或者完全瘫痪。由于神经系统神经分支的存在,一块肌肉可能同时受到来自多个神经的支配,所以医生必须认真分析肌肉检查结果,最终确定受损神经部位(即脊髓的神经节段),从而正确指导对脊椎半脱位的分析,取得最佳治疗效果。

### 一、肌力检查

肌力检查的检查对象为人体运动神经所支配的骨骼肌,检测内容为骨骼肌的肌力。人体有数百块肌肉,为得到精确的肌力检查结果,医生一定要掌握与肌肉-神经相关的解剖学知识,清晰地了解肌肉的起止点及其收缩所产生的运动方向、关节活动度、肌肉代偿性运动等。

肌力检查时,医生首先要了解患者病情,从患者健侧肌肉开始检查,以健侧正常肌力作为参考来分析患侧肌力,切不可一开始就给患侧肌肉加过大阻力,以防止给患者造成损伤。此外,医生要指导患者采取正确准备姿势,使被检查肌肉的可能代偿性肌肉无法发挥作用,以去除代偿性肌肉的作用,然后嘱患者收缩肌肉做动作,医生则对此动作给以由小到大的阻力,同时用手触摸患者肌肉,以感知肌肉收缩情况。医生要注意患者是否有代偿性运动,并随时注意关节的活动度(切不可超过关节的生理活动度)。

肌力大小通常分为 6 级:从肌肉完全没有收缩(0 级)到能在自身重力和适当外加阻力下仍能顺利地做运动(5 级),5 级属正常肌力。

### 二、肌容积

肌容积主要反映肌肉的营养状况。通过观察肌肉有无萎缩、肥大,以及测量四肢特定部位的周径,比较肢体两侧数据差,来判断肌肉的萎缩和营养状态。肌肉萎缩提示该肌肉的运动神经可能损伤。

### 三、肌张力

肌张力是肌肉的紧张度,它由脊髓反射弧来维持。肌张力增高时,医生被动运动患者肢体时感觉阻力增大,肌肉较僵硬;肌张力减低时,医生被动运动患者肢体时感觉阻力较小,肌肉松软。临床上肌张力检查的意义是肌张力异常是由脊髓反射弧出现障碍造成的。

## 四、肌电图检查

肌电图检查是通过记录、分析肌肉的生物电活动变化,判断神经肌肉的功能状态,并对神经肌肉损伤作出临床诊断和康复评定的一种检查方法。它包括针电极肌电图和表面肌电图(又称动态肌电图或运动学肌电图)。这是神经肌肉损伤诊断的常规检查方法之一,对下运动神经元损伤的诊断价值较大。

### (一)针电极肌电图

针电极肌电图是利用针电极记录、观察肌肉生物电活动变化的一种方法。能较精细地测定肌肉生物电活动变化(不受邻近肌肉生物电活动变化的影响),了解肌肉的功能状态,从而做出判断,对周围性神经及肌性疾病的辅助诊断有较大价值。

【检查方法】

应用的肌电图检测仪是包括电极、前置放大器、功率放大器、显示系统、刺激装置及记录装置等部分的电子仪器。临床检查一般应用二波道以上的肌电图检测仪,电极采用同心针状电极。检查时,患者一般取卧位,暴露检查部位,缚上地极,皮肤经常规消毒后,将同心针电极插入受检肌肉的肌腹,然后观察记录该肌肉在针电极插入时插入电位的情况;肌肉在松弛静止时有无失神经波或其他自发性肌电活动;肌肉轻随意用力收缩时出现动作电位的时限、幅度、波相及电位同步性等;肌肉最大随意用力收缩时出现的型相。每次须按顺序分别做多块肌肉的检查(图5-1)。

检查目的如果仅是对脊椎综合征判定有无神经根受压及其定位时,一般只观察记录当肌肉松弛静止时有无失神经波(纤颤电位或正尖波)即可。

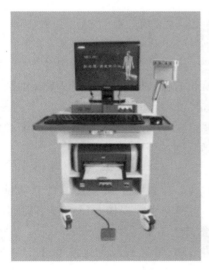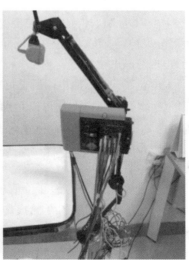

图5-1 神经电生理检查仪

【判断标准】

1. 正常肌电图

(1)针电极插入肌肉时出现时间不超过0.3s的瞬间放电(插入电位)。

(2) 肌肉松弛静止时无电位,出现电静息。

(3) 轻随意收缩时出现正常运动单位动作电位,多相电位(5相以上)不超过总动作电位数 50%。

(4) 动作电位的平均时限为 10~12ms,电压幅度为 500μV。

(5) 最大用力收缩时出现干扰相。

(6) 同一肌肉不同点动作电位同步率低于 30%。

(7) 最大用力收缩时电位的平均电压幅度为 300~4000μV。

2. 异常肌电图　一般可分为周围性、中枢性和肌性异常肌电图,其异常所见及比较列表如表 5-1 所示。

表 5-1　神经性与肌性异常肌电图比较

|  | 神经性 | | 肌性 |
| --- | --- | --- | --- |
|  | 周围性 | 中枢性 |  |
| 纤颤电位及正尖波 | 常见 | 少见 | 偶见 |
| 束颤电位 | 偶见 | 常见 | 少见 |
| 动作电位的平均时限 | 一般正常 | 增加 | 减短 |
| 动作电位的平均幅度 | 一般正常 | 增高 | 降低 |
| 最大随意收缩时出现的波相 | 单纯相或混合相 | 单纯相或混合相 | 干扰相 |
| 不同点引出的电位同步 | 罕见 | 常见 | 罕见 |
| 多相波发生率 | 增加 | 增加 | 增加 |
| 插入电位 | 延长或缩减 | 延长或缩减 | 延长或缩减 |

3. 脊椎综合征　当脊髓、神经根或神经丛受压时,相关的脊神经会发生部分变性,受其支配的肌肉会发生部分失神经支配,肌电图出现异常,主要是电静息受到破坏,当肌肉松弛静止时可见自发性电活动,出现纤颤电位及正尖波等失神经电位;多相波的发生率增多;或出现幅度高,时限长和波相多的"巨大电位"等改变,肌电图所见可提供脊髓、神经根及神经丛受压的证据。同时根据脊神经节段分布的解剖位置,肌电图还可以帮助定位诊断。例如,右侧 $L_4$、$L_5$ 神经根受压,则在右侧股四头肌及胫骨前肌可能出现失神经电位及多相波增多,但检查右腓肠肌则无此现象。如果出现"巨大电位",并有多相电位增多或失神经波时,则可能是脊髓受压的迹象。

【临床意义】

肌电图对下运动神经元损伤的诊断价值较大,对定性、定量和定位都有帮助,比电诊断更加精确和全面,对下运动神经元中的脊髓损伤、周围神经性损伤和肌性损伤能加以区别。在判断周围神经疾病及肌性疾病损伤的程度、预后估计等方面也有较大价值。

对脊椎综合征的诊断最主要的是能否提供脊髓、神经根及神经丛受压的证据。肌电图与 MRI、CT 及椎管造影等检查相比有其独到之处,不但能做出定位诊断,也可以明确神经损伤的程度和神经功能状态,可动态观察神经功能变化的情况。

【注意事项】

1. 检查一般在发病 2~3 周进行,结果才可靠。

2. 能区别下运动神经元中枢性疾病、周围神经性损伤和肌性损伤,但不能做出病因诊断。

例如,神经根受压,无论是肿瘤、椎间盘突出或其他原因,其肌电图发现是相同的,不能区别,必须密切结合临床诊断。

3. 对脊髓或神经根受压的判定,以在受检肌肉中两点以上发现失神经波等为准,一般不会出现假阳性,但可能出现假阴性。

4. 检查是否有脊髓或神经根受压及其定位时,事前应根据临床上认为受损的神经根所支配的肌肉,以及此根上下两神经根所支配的肌肉中选择多块肌肉进行检查。

(二)表面肌电图

表面肌电图又称动态肌电图或运动学肌电图。它将电极贴敷于皮肤表面,不需刺入皮肤,在测试时也无疼痛产生,操作方便,患者乐于接受。与针电极肌电图比较,表面肌电图是一个安全、简便、无创的客观量化方法,可反复对人体进行测试。每次测试可获得大量肌肉活动有意义的信息。临床上不但用于较大范围的肌肉测试、评定,并能很好地反映运动过程中肌肉生理、生化等方面的改变;不仅可在静止状态测定肌肉活动,也可在运动过程中持续观察肌肉活动的变化;不仅是一种对运动功能有意义的诊断方法,也是一种较好的生物反馈治疗技术。

【检查方法】

仪器设备包括测试肌肉表面的贴敷电极、传输线缆、前置放大器、功率放大器、数据记忆卡、4C 或 8C 通道肌电信号处理器、显示系统、刺激装置、记录装置、数据传输线缆,以及电脑及专门的分析软件等部分。检查时患者暴露检查部位,缚上地极,根据测试目的选择测试肌肉,清洁皮肤后贴敷表面电极;设定储存形式、取样率及取样期;选择是否应用记忆卡的无线遥控或即时测量方式;然后分别在测试肌肉静止或活动状态下进行测试并记录数据。最后数据传输,并根据测试目的应用相应软件进行比较、分析,得出结论。

【判断标准】

1. 平均 EMG  用于不同测试时间、不同肌肉或不同受试者之间的比较。

2. 局部肌肉疲劳度测试指标  通过快速傅里叶转换(FFT)频谱分析程序可获得有关疲劳(或耐力测试)的指标,包括中间频率(MF),即将所统计的频谱区域分为 1/2 时的频率;平均能量频率(MPF),即平均频率被有关频率资料除权的指标,是表示时间功能的指标;零线相交率(ZCR),即信号上升或下降通过零线的比率。以上 3 个参数的变化率(负向斜率)中平均能量频率斜率是反映局部肌肉疲劳的一较好指标。

3. 其他测试指标  包括时间或时间差(单位:ms)、振幅或振幅差(单位:$\mu V$,或%的相对值)、子波分析等。

【临床意义】

表面肌电图是一种动态观察、对比分析及全面评价的测试方法,通过对运动单位形态、运动过程中肌肉时间顺序、频率域或时间域中的频率构成、肌肉向心收缩/离心收缩相的振幅、累计振幅/时间分布、左右同名肌群对比及拮抗肌对比等的分析;用以量化工作肌肉的总体活动、评价肌肉疲劳度、间接评定工作肌肉的力量大小。在脊椎综合征引起肢体功能障碍时,通过潜在的肌电信号改变确定肌肉的功能障碍、疼痛等的严重程度,观察治疗过程中疾病变化情况;作为治疗前、后疗效对比及随访的评估方法。同时,也可作为生物反馈技术进行临床或康复治疗。

【注意事项】

1. 穿宽松的内衣、裤,在检查时容易暴露上、下肢。不要戴首饰。

2. 要停服新斯的明 18h。

3. 装有心脏起搏器等置入性医疗仪器者禁用。

## 五、神经电图检查

神经电图检查法(ENG)是应用一定参数的电流刺激运动神经或感觉神经,以引出肌肉或神经的动作电位,测定运动或感觉神经的传导速度;或研究各种诱发电位出现的时间、电位的形态(时相)、宽度和幅度等参数,以诊断疾病,评定神经、肌肉功能的方法。根据测定方法不同分为神经传导速度测定、F波测定及诱发电位测定等。

### (一)神经传导速度测定

神经传导速度测定是用脉冲电刺激神经并记录其支配肌肉的反应电位(运动神经)或神经电位(感觉神经),从而计算神经冲动的传播速度,是测定神经传导性的一种检查方法。它分为运动神经传导速度测定和感觉神经传导速度测定两种。

【检查方法】

1. 运动神经传导速度测定　用超强的宽度为0.1~0.2ms的方波脉冲电,分别刺激神经通路上两点或多点,在神经支配的肌肉上记录刺激的复合反应电位。按照下列公式即可计算出神经传导速度。

运动神经传导速度(m/s)=两个刺激点的距离(mm)/[近端刺激点潜伏期-远端刺激点潜伏期(ms)]毫秒

公式中的刺激点潜伏期是指施加电刺激开始至肌肉产生复合反应电位所需的时间,以毫秒(ms)为单位计算。

2. 感觉神经传导速度测定　用超强的宽度为0.1~0.2ms的方波脉冲电,用环状电极刺激手指或脚趾末端,在神经通路上一点记录诱发的神经电位,按照下列公式即可计算出神经传导速度。

感觉神经传导速度(m/s)=刺激点与记录点的距座(mm)/刺激潜伏期(ms)

公式中的刺激潜伏期是指施加电刺激开始至诱发出现神经电位所需的时间,以ms计算。

【判断标准】

神经传导速度的正常平均值可参考表5-2。

表5-2　神经传导速度的正常平均值

| 神经 | 运动神经传导速度(m/s) | 感觉神经传导速度(m/s) |
| --- | --- | --- |
| 正中神经 | 肘—腕 56.9±5.8 | 指—腕 52.0±6.1 |
| 尺神经 | 肘—腕 59.9±5.7 | 指—肘 55.9±5.8 |
| 腓总神经 | 腘—踝 52.1±4.9 | 指—肘 49.4±4.7 |
| 胫神经 | 腘—踝 49.9±5.2 | 指—肘 55.2±3.5 |

神经传导速度异常主要表现为速度减慢,传导速度低于正常值(见表5-2)两个标准差则表示减慢。一般认为,运动神经传导速度减低5m/s为轻度减慢;低于10~30m/s为中度减慢;低于30m/s以上者为严重减慢。

【临床意义】

神经传导速度减慢是周围神经损伤的确切指征。它在鉴别诊断与定位诊断上有一定意义。测定同一神经不同点之间的传导速度,则速度减慢部分提示为受损的部位,并可根据传导速度减慢的程度来估计损伤的轻重。

前角细胞损伤,根性损伤及肌性疾病时,神经传导速度是正常的,这有助于对下运动神经元疾病的鉴别和定位诊断。

脊椎综合征中常见的颈椎综合征及腰椎间盘突出,脊髓或神经根受压损害,神经传导速度大致都是正常的。

【注意事项】

神经传导速度是否正常,需与正常值比较,但正常人的正常值范围较宽,有时就难以判定。临床上常同时测定患者健侧肢体神经传导速度,与患侧肢体进行自身对比,能获得较准确、客观的结果。正常的神经传导速度也有一些变化规律,如上肢快于下肢,近端快于远端,内侧快于外侧,成年人快于老人及儿童,室温或肢体温度高时快于温度低时等,检查和分析时皆应加以注意。

(二)F 波检查

用超强电刺激神经引起神经产生冲动,冲动沿该神经向中心和离中心(神经的双向传导性)传导,离中心传导的冲动经神经肌肉接头引出肌肉的反应电位(即 M 波)。另外,向中心传导的冲动沿该神经轴索逆向地传至运动神经细胞体,兴奋该神经细胞发生冲动,复经轴索离中心地经前根传向外周,再经神经肌肉接头引出另一肌肉的反应电位,这个电位就是 F 波。从 F 波可以算出神经近心端的传导速度,了解神经近心端和脊髓前角的功能状态。F 波检查是运动神经传导速度测定的重要补充,它与肌电图、运动神经传导速度测定等联合运用,可以更全面地了解下运动神经及肌肉各段的功能状态。

【检查方法】

F 波的检查方法与运动神经传导速度测定方法相似,不同的是只在神经通路上一点刺激,在神经支配的肌肉上除记录 M 波(离中心冲动的复合反应电位)外,还记录出 F 波。按照下列公式算出 F 波传导速度。

F 波传导速度(m/s)=刺激点至 $C_7$(上肢)或 $L_5$(下肢)棘突距离(mm) × 2/[F 波潜伏期(ms)−M 波潜伏期(ms)−1*]

*此 1ms 算作中枢延迟。

【判断标准】

F 波传导速度的正常平均值可参考表 5-3。

表 5-3 F 波传导速度正常平均值

| 神经 | 传导速度(m/s) | | | | |
| --- | --- | --- | --- | --- | --- |
| | 腕—脊髓 | 肘—脊髓 | 腋—脊髓 | 踝—脊髓 | 腘—脊髓 |
| 正中神经 | 59.2±3.9 | 62.2±5.2 | 64.3±6.4 | | |
| 尺神经 | 56.7±2.9 | 59.4±4.7 | 63.1±5.9 | | |
| 腓神经 | | | | 53.3±3.8 | 56.3±4.9 |
| 胫神经 | | | | 51.3±2.9 | 54.4±3.6 |

测得数值超过正常平均值加 2 个标准差时可认为异常。异常表现主要是传导时间减慢。

【临床意义】

F 波检查可以测得神经近心端的传导速度,这在运动神经传导速度测定法是无法取得的。还可判别神经根及前角细胞的功能情况,是肌电图诊断的一个重要补充,对脊椎综合征的某些疾病诊断、定位和病因研究有重大意义。例如,肌电图有中枢性病损迹象,F 波传导速度又显示减慢,则有充足的脊髓受压损害的证据。也可以帮助排除周围性病变。

【注意事项】

1. 与神经传导速度测定的注意事项相同。

2. 刺激电极的负极位置放在刺激点的近心端,正极位置放在远心端。与神经传导速度测定时相反。

(三)诱发电位

诱发电位(EP)是人体神经系统(神经、脊髓、脑)接受多次刺激时,生物电活动发生改变,通过叠加平均,记录下来与刺激有固定时间关系的电位变化。它反映感觉冲动传入的活动过程和有关结构的功能状态。诱发电位的检测设备由感觉刺激发生器和电脑信号的记录装置(叠加平均处理,信号放大,波形显示及自动打印装置)两部分组成。

根据刺激种类的不同,常用的诱发电位反应检查方法有 3 种,即躯体感觉诱发电位、脑干听觉诱发电位、视觉诱发电位。

1. 躯体感觉诱发电位 躯体感觉诱发电位(SEP),简称体感诱发电位,是通过电脉冲发生器反复刺激皮肤、感觉器官或神经干,经计算机分析处理后得到的电位。SEP 内容很广,但临床应用比较广泛的主要为上肢与下肢短潜伏期体感诱发电位(SLSEP)。

【检查方法】

体感诱发电位刺激器分为机械性刺激和电刺激两类。一般常用矩形波脉冲恒流刺激器。电脉冲方波时程为 0.1~0.2ms,刺激电量为 4~20mA。刺激部位,上肢分别为左、右腕正中神经,下肢为左、右踝胫后神经。刺激(重复)率以 3~5C/s 为宜,太快则受试者不易耐受,太慢则时间耗费较长。上肢神经 SEP 记录电极的位置采用的导联组合:① $C'_3(C'_4)$—$FP_z$;② $C_{V2}$—sh;③ $C_{V7}$—sh;④ Erb—sh。可分别记录到头部皮质电位、颈部(皮质下)电位和锁骨上电位。其中 Erb 点电位的峰潜伏期可作为测量 SLSEP 各波峰间潜伏期的起点。下肢神经 SEP 记录电极的位置采用的导联组合:① $C'_z$—$FP_z$;② $T_{12}(T_{11})$—IC;③ $L_3$—IC;④ PF—IC。可分别记录头部近场(皮质)电位、腰髓电位、马尾电位、腘窝电位。其中腘窝电位的起始潜伏期可用来测算胫神经远、近两段的感觉神经传导速度。

【判断标准】

(1) SEP 的检测指标

1) 各波潜伏期:包括峰潜伏期(PL),起始潜伏期(OI)。

2) 峰间潜伏期(IPL):包括任何两个波的波峰-波峰、波谷-波谷、波谷-波峰之间的潜伏期。

3) 双侧相应波的侧间潜伏期差值。

4) 波幅和波形:双侧波幅侧间差值大于 50% 或波形消失,可视为异常。但由于波幅在正常人变异较大,波形的改变,早期难于用目测法确定,所以,此项在临床上的应用受限。

(2) SEP 的正常值:无统一的正常值标准,每个实验室应完成至少 35 名健康人的正常值测定,而且所使用的各种参数必须和用于患者测试时的参数绝对一致,这样正常值才有真正价值。

(3)异常 SEP

1)潜伏期与峰间(潜伏)期:绝对潜伏期意义不大,只有在受检测肢体温度正常,并按身高或肢长校正后的潜伏期校正值,才有较大临床意义。

2)波幅异常:SEP 波幅在正常人或同一个体左右侧差别都较大,呈非正态分布。所以,将波幅作为一项异常指标应慎重。

A. 波幅降低:其绝对值低于正常值下界或下界再减去 1 个标准差,可考虑为异常,但应结合潜伏期、双侧相应波幅差值、波形缺失等方面综合分析。

B. 波幅增高:其绝对值比正常值上界超出 2 倍,可考虑为异常。

3)SEP 双侧相应参量差值

A. 双侧相应波幅差值:当病变仅限于一侧,双侧周围神经监护电位波幅无明显差别时,双侧 SEP 各相应波幅差值>50%,可考虑为异常。

B. PL、IPL、SCCT、SCCV 等双侧差值:在一侧病变时,这些参量是较为敏感的指标。

4)波形异常:如果躯体感觉传导通路的神经纤维病变程度不同可出现波形离散、波形畸变或不能清晰测得。轻度波形离散系疾病早期表现,较为重要。

【临床意义】

SEP 对中枢性和周围性神经系统病变都有较大的诊断价值。在对神经系统疾病的诊断或评定中,不但可以对病变做出定性甚至定量的诊断,也可做出定位诊断。当神经系统的大脑半球皮质病变、丘脑及丘脑皮质放射的病变、脊髓-脑干-皮质中枢躯体感觉通路的病变和周围神经(神经丛、神经根等)病变时,可从不同部位记录到相应的改变并能加以鉴别。SEP 通过对病变部位和损伤程度的综合分析可以对疾病的预后做出评定。

SEP 在脊椎综合征诊断中应用,主要是明确神经损伤是中枢性或周围性,判断脊髓、神经根及神经丛是否受损及损伤程度。通过对病变部位定位诊断及损伤程度的分析,不但可为脊椎综合征的鉴别诊断和临床分型提供客观指标,也可为排除禁忌证、确定脊椎综合征的具体治疗方法和动态观察治疗效果提供理论根据。

【注意事项】

(1)检查前不要使用苯妥英钠。

(2)分析结果时要考虑患者年龄、性别、身高、肢长、肢体温度等因素对检测结果的影响。

(3)穿宽松的内衣、裤,在检查时容易暴露上、下肢。

(4)检查前 1d 要洗澡、洗头(勿擦发胶、头油),不要戴首饰。

2. 脑干听觉诱发电位　听觉诱发电位是以一定频率的多次重复短声刺激作用于听觉器官,在头顶或乳突处录取的平均电位。一般在声刺激后 10ms 以内所引出的一连串早期反应,称为脑干听觉诱发电位(BAEP)。

【检查方法】

检查 BAEP 应在有隔音和屏蔽的房间进行,以避免噪声和电磁干扰。患者放松,戴上耳机,记录电极置于 $C_z$,参考电极置于同侧耳垂,前额接地。常用刺激为短声,时限 1ms,刺激强度以主观听阈为基数,再加 55dB,刺激的频率为 12C/s,其对侧耳以持续的白噪声作掩护,强度较刺激侧的短声低 20dB,叠加平均次数为 1000~2000 次。测试 BAEP 时要在同样条件下重复测试,并把 2 次以上的检查结果重叠在一起来检验其反应的一致性。至少重复 2 次以上,其目的是求得 BAEP 参数的准确性。

【判断标准】

(1) BAEP的检测指标和正常值:正常人的BAEP包括5个波(部分人有7个波),依次用罗马数字Ⅰ～Ⅴ标定。波 m 有时双峰,波 N 和波 V 可以融合。波Ⅰ的峰潜伏期约1.5ms,以后各波依次递增约1ms。

(2)异常BAEP:在排除技术因素的条件下,出现以下情况者可属异常。

1)BAEP各波均消失。

2)Ⅰ波或 n 波之后各波均引不出来。

3)PL和IPL异常。一般以参数均值加3倍标准差为正常值上限。但要注意性别差异和年龄因素的影响。

4)左右耳的PL和IPI的耳间差(ILD)值大于0.4ms。

5)BAEP波幅的相对值:波Ⅴ或Ⅳ-Ⅴ复合体对波Ⅰ的比率<0.5。

【临床意义】

临床上通过对BAEP测试结果的对比、分析,能判断听觉器官、听神经传导通路及听中枢的功能状态;鉴别功能性和器质性听觉功能障碍;并可对器质性听觉功能障碍做出定位诊断,确定是中枢性或听神经脑干段或蜗性病变。对听觉系统损伤的确诊有重要作用。

BAEP在脊椎综合征中的应用,主要是对临床上出现听力减退、耳鸣、眩晕等症状的病因做出鉴别诊断。脊椎综合征(颈椎病)可因压迫椎动脉而影响脑部供血,进而引起听力减退、耳鸣、眩晕等症状,但引起听力减退、耳鸣、眩晕等症状的因素很多,也很复杂。通过BAEP的检测和结果分析,能排除听觉器官、听神经传导通路、听中枢及其他原因造成的听力减退、耳鸣、眩晕等症状;明确脊椎综合征诊断,确定治疗方案。

【注意事项】

(1)检查前1d要用洗发水洗干净头(勿擦发胶、头油)。

(2)不能合作的儿童可在药物睡眠下进行检查。

3. 视觉诱发电位　视觉诱发电位(VEP)是以一定频率的多次重复光刺激(棋盘格翻转或闪光),于枕后头皮记录到的平均电位。依据光刺激的形态、频率和方式不同,VEP可分为模式光视觉诱发电位(如棋盘格翻转VEP、条栅VEP小光点或闪烁光点VEP)、弥散光视觉诱发电位(如瞬态频闪光VEP、弥散光"给"和"撤"VEP、反复闪光稳态VEP)等。

【检查方法】

临床上最常用的刺激是电视机显示的棋盘格翻转,分全视野与半侧视野刺激。受试者坐在刺激器前,眼与屏幕的距离为70～100cm。在进行全视野模式刺激时,整个模式图案必须大于8°视角。一般先测一只眼,再测另一只眼。对于视力差和那些不能或不愿凝视刺激器的患者,可用棋盘格闪光或条栅闪光刺激,也可应用护目镜式刺激器进行刺激。用于患者的各种参数(如棋盘格的大小、视角、刺激重复率、分析时间、滤波器带通及增益控制的选择等)与对照组要一致。VEP常用银质盘状电极(阻抗<5kΩ)。一般参照EEG10-20系统的电极安放法,将记录电极分别置于Oz、Pz和Cz处,参考电极置于前额FPz,双侧乳突点接地。在中线记录的VEP表现异常或患者有视野缺损时,仅中线放置电极是不够的,还应在枕后的两侧加放电极,以了解P100的水平分布情况。

【判断标准】

(1)VEP的检测指标和正常值:正常人从Oz处记录的VEP是一个三相复合波(NPN复

合波),分别命名为 N75、P100 和 N145。N75 在一些健康人及多数患者中难以辨认;正常 N145 的波峰潜伏期和波幅变异太大,这两个波成分在临床上难以利用。而 P100 在所有健康人都能检出,稳定可靠,且受注意力水平及视敏度等参数的影响较小,所以,此波是分析 VEP 的唯一可靠成分。P100 的测量指标和正常值如下所示。

1)绝对潜伏期:89～114ms。

2)两眼绝对潜伏期的差值:正常人均值为 1.3ms,范围 0～6ms。

3)绝对波幅。

(2)异常 VEP

1)VEP 的消失:在排除受试者注视不良或技术问题后,VEP 完全消失说明视觉通路的生理性中断。

2)潜伏期的异常:P100 绝对潜伏期延长,提示视觉径路的障碍,最常见的是脱髓鞘病变。两眼间 P100 潜伏期差值增大,提示潜伏期长的一侧视觉通路有传导异常。

3)眼间波幅比的异常:正常个体眼间波幅绝对值变异很大。但以自身健侧眼作对照观察,这样两眼间波幅比有一定价值。轴索的病变造成轴索数目的减少,是波幅减低的主要原因。一般认为,VEP 的潜伏期与波幅改变揭示两大组疾病的电生理变化,即以髓鞘损害为主的疾病或以轴索损害为主的疾病。

P100 分布的异常:视交叉前的病变,只表现为患侧眼刺激 VEP 异常,它在头皮上的水平方向的电场分布左右无明显差异。双颞侧半视野刺激 VEP 消失提示视交叉的病变,并常合并双颞侧视野缺损,同时合并有波幅减低,潜伏期延长。2 个左侧或 2 个右侧半视野刺激的 VEP 消失多支持刺激视野对侧交叉后的病变。并合并波幅减低,潜伏期延长。

4)P100 波形的异常:正常人的 VEP 在 P100 以前有一 N145 的波形成分,当 P100 潜伏期及波幅异常时,N145 常消失。P100 有时表现为 2 个分裂的阳性波峰,两峰相距 10～50ms。

【临床意义】

临床上通过对 VEP 测试结果的对比、分析,能判断视觉感受器、视神经传导通路及视中枢的功能状态;鉴别功能性和器质性视觉功能障碍;并可对器质性视觉功能障碍做出定位诊断,确定是否有中枢性、视神经传导通路或视觉感受器病变。对视觉系统损伤的确诊有重要作用。

VEP 在脊椎综合征中的应用,主要是对临床上出现视功能异常的病因做出鉴别诊断。脊椎综合征(颈椎病)可因压迫椎动脉而影响脑部供血,进而引起复视、视物模糊、视力减退等视功能异常,但引起复视、视物模糊、视力减退等症状的因素很多,也很复杂。通过 VEP 的检测和结果分析,能排除视觉感受器、视神经传导通路及视中枢或其他原因造成的复视、视物模糊、视力减退等症状;明确脊椎综合征诊断,确定治疗方案。

【注意事项】

(1)受试者检查前应测定视力;平时佩戴的眼镜检查时不应除去。

(2)使用散瞳药后 24h 内不宜进行检查。

(3)对不易合作的婴幼儿,可用双眼同时测定。

(4)重复扫描一般不少于 10 次,经平均处理后,若波形不清,应将自动重复扫描控制提高到 200～500 次。

(5)如患者的视敏度太差,不能区分图像上的方格,应设法增加视角,即将方格增大或缩短患者与刺激器的距离,然后再重新记录。

## 六、电诊断

电诊断是从体外引入定量的脉冲电流刺激神经肌肉，借以研究神经肌肉的兴奋性特征，从而了解神经肌肉的功能状态，进而对神经肌肉系统的一些病变做出判断的一项检查技术。它对下运动神经元疾病的辅助诊断有较大价值，对脊椎综合征特别是颈椎综合征和腰椎综合征能有所帮助。电诊断的方法颇多，在此仅叙述目前常用的常规电诊断及强度-时间曲线测定两种。这两种电诊断方法虽不如肌电图精确，但它不需要昂贵的专门仪器，使用一般直流-感应电疗机或多形波治疗机便可进行，在缺少肌电图的情况下，它仍不失为一种有价值的辅助诊断方法。

### (一) 常规电诊断

常规电诊断亦称直流-感应电测定或变性反应试验。它是用直流电与感应电分别刺激神经肌肉，根据刺激阈值的改变和肌肉收缩反应的特点，来判断神经肌肉功能状态的一种电诊断方法。此法所需设备简单，操作较容易。

【检查方法】

应用一般直流-感应电治疗机，一个手柄带有指按开关的点状（直径 1cm 左右）刺激器和一块面积约 80cm$^2$ 的板状辅极即可进行。

先用感应电，后用断续直流电，分别刺激神经及肌肉，方法是将点状刺激器置于神经及肌肉的运动点上连接负极，辅极置放在肩背（检查上肢时）或腰背（检查下肢时）部，连接正极，缓慢地增加电流，找出引起该神经支配肌肉产生最弱收缩时的电流强度（基强度）；同时观察肌肉收缩反应的特征；直流电检查时，最后将点状刺激器改接正极。观察找出基强度，对预定要检查的神经及肌肉逐一进行，并随即做记录。检查时患者一般采用卧位，被检查的肌肉要完全松弛，先检查健侧，后检查患侧。

【临床意义】

常规电诊断能鉴别上、下运动神经元病变；辨别器质性或功能性疾病；区别下运动神经元病变与原发性肌病。还可以根据变性的程度对周围神经损害的预后做出粗略的估计，定期复查，观察对比，还可以对其转归做出大致的评价，对周围神经损害的诊断有较大价值。

对脊椎综合征的诊断能有所帮助，当前角细胞或神经根受损时，所属神经及其支配的肌肉会出现变性反应。因而对脊椎有关节段支配的神经与肌肉进行检查，有助于判定脊髓、神经根及神经丛是否受压，特别是对颈椎及腰椎部位的诊断价值较大。

【注意事项】

1. 检查要在发病 2~3 周神经发生变性后进行才能得到准确结果。
2. 仪器须放置在光线充足的地方，室内温度保持在 22~24℃。
3. 操作者应熟悉神经肌肉解剖和各运动点的位置，选点要正确。
4. 检查前须了解被检查部位的皮肤是否清洁无损。检查时务必仔细观察，力求得到刺激后最小的肌肉收缩反应。
5. 全身或检查局部水肿、检查部位有瘢痕时，由于组织的含水量会影响导电性，故分析结果时必须考虑到这一问题，注意健侧、患侧比较。
6. 常规电诊断不能做出病因诊断，只能检查判定变性反应。例如，椎间盘突出、肿瘤、骨折等不同原因引起的神经根损害，其检查结果相似，无法辨别，必须以临床检查为主，常规电诊断只能作为临床诊断的一种辅助方法。

## (二)强度-时间曲线测定

强度-时间曲线(I/t curve)是按照电流的不同持续时间及不同的电流刺激强度(基强度)在图上描画出来的曲线。图中横坐标为电流持续时间,也就是刺激的时间阈值。纵坐标为电流强度,也就是刺激的强度(I)值。曲线表示刺激基强度与刺激时间阈值的关系。它是电诊断中比较精确的测定组织兴奋性的一种定量检查法。

【检查方法】

强度-时间曲线测定须用专门的测定仪器,仪器要求能输出持续时间可调的脉冲波(波宽0.01~300ms 及以上),并能随意调节脉冲强度及频率。检查所用的电极与常规电诊断相同。

检查时患者一般采取卧位,暴露检查部位,选定好准备检查肌肉的运动点。一般不须做健侧检查,电极放置如同常规电诊断检查。刺激电极接连负极置于运动点上,常规采用 10 个不同脉冲时间,即 1000ms、300ms、100ms、30ms、10ms、3ms、1ms、0ms.3、0ms.1、0ms.03ms,测定每个时间的基强度值。先用 1000ms 测得基强度值,继而用 300ms 测得其基强度值,再用 100ms,依此类推,最后用 0.03ms 测得其基强度值。如此将测得的 10 个不同时间的基强度值一一记录在记录图纸上,即可绘出该肌肉的强度-时间曲线。完成一块肌肉测定后再进行另一块肌肉的测定,可分别绘出各块肌肉的曲线。

【判断标准】

强度-时间曲线测定可以判定受检肌肉有无失神经支配现象及其程度。主要根据下述标准进行判断。

1. 正常神经支配曲线 特点是曲线的斜率小;上升部分偏左;基强度一般较低;0.03ms 脉冲有反应,是一条低平的等边双曲线。

2. 部分失神经支配曲线 特点是斜率比 A 曲线大;与正常曲线比较位置向右上移;曲线不平整连续,中间出现扭结;基强度一般偏高;0.03ms 脉冲多无反应,是一条类似 S 形的曲线。

3. 完全失神经支配曲线 特点是斜率较大;与正常及部分失神经支配曲线比较,位置明显向右上方移位;基强度明显偏高;对短时间脉冲无反应。

肌肉对电刺激无反应,不能绘出曲线,该结果与常规电诊断的绝对变性反应相同。

【临床意义】

强度-时间曲线测定的诊断价值在于判断下运动神经元病变的神经功能状态,估计损伤的程度及预示恢复和推测预后,其结果比常规电诊断精确。此法可以估计正常神经支配与失神经支配的肌纤维之比,可以大约指出其比例数字。

强度-时间曲线测定对脊椎综合征的诊断能有所帮助,如对某一特殊的神经根、神经丛,或按节段性分布对受支配的肌肉进行检查,即可确定受损的范围,进一步可以对受损支配神经发源于脊髓的平面进行定位。

【注意事项】

与常规电诊断中的注意事项相同。不易对深在的肌肉进行测定,难以画出曲线。如同常规电诊断一样,不能提供有关上运动神经元疾病及肌病的直接诊断数据。

# 第6章

# 治 疗

对于脊柱相关疾病的治疗，提倡中医整体观念、辨证施治的观点，在"治病求本""扶正祛邪""调整阴阳""因时、因地、因人制宜"的原则指导下，明确诊断，有的放矢。具体治疗方案应该在专业医师指导下制订。

## 第一节 治疗原则

脊柱相关疾病的治疗原则是在继承中医传统治疗观点的基础上，充分运用现代科技知识和手段，笔者在临床工作中，对各种脊柱相关病症的治疗进行反复分析、总结提出"肌肉松解、整脊治因、神经营养、扩张血管、内外兼顾""局部与整体、异病同治、同病异治"，并且在临床实践中逐步充实和完善。

1. 肌肉松解　是指机体软组织的损害，特别是肌肉组织配布与脊椎周围及骨关节软组织的损害导致肌力不协调，是脊柱运动力学系统失去平衡的主要原因，造成结构、形态、功能的改变，通过手法或者物理疗法松解肌肉，使僵硬的肌肉放松，挛缩、粘连的软组织得到松解，使它们的运动功能恢复，维持机体运动力学平衡与脊柱平衡。

2. 整脊治因　是指颈、胸、腰、骶髂关节、骨盆等骨关节，发生关节错位、椎间盘突出、椎管狭窄、韧带钙化或骨质增生，直接或间接对神经根、脊髓或迷走神经（自主神经）、交感神经、副交感神经等产生刺激或压迫，引起临床症状。经过手法整复脊椎关节错位，松动错位的关节得以还纳，恢复脊柱正常功能，缓解对相关内脏器官组织的神经血管的压迫刺激，使脊柱相关疾病得以治愈。

3. 神经营养　是指脊椎和软组织对脊髓和神经根血管的机械性压迫刺激，直接或间接地对神经根、迷走神经（自主神经）、交感神经、副交感神经等产生损害，从而引起临床症状。神经受压后，支配功能降低，首先发生缺血、缺氧，神经纤维变形，对神经传导功能的影响更甚于压力本身。营养神经的药物，临床常用的有奥拉西坦针剂、鼠神经生长因子针剂、神经细胞活化剂，常用的有吡拉西坦（脑复康），具有激活、保护和修复神经细胞的功能。还有神经保护剂依达拉奉针剂等。另外还有甲钴胺（弥可保）、B族维生素，如维生素 $B_1$、维生素 $B_{12}$ 等。

4. 扩张血管　是指药物对血管的作用：增加血管壁光滑性、通透性，使血管扩张，血供加快，促进代谢产物的吸收、排泄与营养物质的供应。

5. 内外兼顾　由于脊柱相关疾病的病变部位在脊椎，又反映在机体内脏功能的改变，所以治疗时要透过现象看本质,必须注意疾病的因果关系,强调内外、表里兼顾治疗,正确实施临床治疗方法。

(1)内服药:主要有镇静镇痛类,如吲哚美辛、布洛芬(芬必得)、地西泮等,对肌痉挛引起的疼痛有效;对局限性慢性病灶引起的疼痛仅有暂时缓解疼痛的作用;肌肉松弛类,如氯唑沙宗片,可消除肌紧张引起的肌腱骨膜张力过大而达到治疗目的;维生素类,常用的有维生素 $B_1$、维生素 $B_2$、维生素 C、维生素 AD、维生素 E 及叶酸等,能增强抵抗力和修复能力。

(2)局部用药:局部常规采用封闭疗法,局部麻醉药常用利多卡因,激素类常用地塞米松、泼尼松龙、曲安奈德等。其作用主要是消除无菌性炎症、减少瘢痕形成。

(3)中药治疗:中医骨伤科中药方剂有几百种,主要功效多为温经散寒、祛风散结、活血通络等。从内服到外洗、外用应有尽有,如大活络丹、跌打丸、散瘀活血汤等。在治疗软组织损伤时,一定要注意整体配合治疗。一般常规治疗时,对老年或更年期患者,由于性激素代谢紊乱,造成肌肉萎缩、骨质疏松或骨质增生,治疗时应使用补肝肾、益气血、强筋骨的方剂。对伴有精神紧张、长期卧床并持续固定引起的肌紧张,应用补脑安神方剂,因镇静后对肌肉有放松作用。慢性损伤并有季节性发作者,提示有较大面积血管、神经受到压迫,其方剂应以补气活血通络、温经散寒、祛风除湿为主。

6. 心理疏导  与患者良好的沟通可以消除脊柱相关疾病治疗中患者的紧张情绪,保证更好的治疗效果,患者对医生的信任,更利于治疗中患者肌肉的放松,使患者更易于接受治疗和配合治疗,从而达到最佳治疗效果。治脊疗法与心理治疗分属于不同的医学体系,前者为中国传统医学中应用最早的外治医术之一,后者则是现代医学伴随生物-社会-心理医学模式的转变而产生的一种新的治疗方法。中医认为推拿主要治形,而心理治疗则为调神疗法。推拿治疗本身能够发挥心理治疗作用,如静态安神作用、躯体放松作用、行为矫正作用、暗示作用等。推拿与心理治疗虽属不同的方法,但两者之间具有一定联系,因此在临床上若相兼为用,可以产生更好的疗效。

由于造成脊柱相关疾病的病因复杂多样,临床病理改变也不是单一的,所以治疗的方法也不是简单的一种。脊柱相关疾病的治疗原则应该坚持审证求因、辨证施治的基本原则,应用手法、药物、理疗、手术等方法进行整体治疗,摒弃某些治疗方法坚持手法复位坚决不用药的传统僵化观念,以治愈疾病、改善症状为目的。在具体方法的选择上,采取综合治疗的方法和手段,趋利避害,科学筛选,能用物理疗法的不用药物疗法,能用非侵入疗法的不用侵入疗法,能用微创疗法的不用手术切开疗法。

# 第二节  治脊疗法

治疗脊椎相关疾病的主要方法为治脊疗法,吸取了国外先进的诊断方法和科学的治疗手段,其治疗优势在于见效快、无痛苦、无副作用,不仅提高疗效,还扩大了治疗范围,并且缩短了疗程,降低了治疗成本,所以被广泛认知和接受。

## 一、概述

治脊疗法是现代医学中具有中国特色的、中西医结合的一门创新技术。脊椎病的康复,由于其病理变化的特点,某些理疗具有特效的治疗作用,采用2~3种疗法的联合应用,能发挥这些疗法的协同作用,加速脊椎病的康复过程。

自主神经功能紊乱是临床多种疾病和疑难病的病因之一,脊椎关节错位能导致椎间孔变形变窄,损害了交感神经的节前纤维,或因关节错位,使椎体滑移和横突位移而牵张、挤压、刺激椎旁交感神经节(或干、支),故称为脊椎病因。用脊椎病因理论指导治疗,以正骨推拿(或牵引正骨)法为主的中西医物理综合疗法方案,称为治脊疗法。

治脊疗法分为主治法、辅治法和预防复发3部分。牵引疗法和正骨松解法,这两种疗法均能解除或改善骨性压迫或刺激,故称为主治法。各种银质针松解术、理疗、针灸、火罐、小针刀或中西医结合的微针介入松解术、药物治疗等,具有良好的消炎镇痛、改善局部血液循环、通经活络、治疗椎周软组织损伤和炎症、松解软组织粘连、促进脊柱力学平衡失调的康复、增强主治法的治疗作用,故在脊椎病急性期的治脊疗法方案中称为辅治法。

由于椎旁软组织损伤、退变是脊椎病的重要病理基础,脊椎病患者的患椎旁软组织损害占100%。软组织损变型局限于椎旁软组织,无椎间骨关节错位问题,无须牵引和正骨推拿治疗时,各类辅治法则成为主治法;各型脊椎病在骨性损害消除后,急性期过后进入康复期,各种有效的辅治法即成为主治法,而牵引、正骨松解疗法(原主治法)反成为"保驾护航"的辅治法。关节失稳、病情仍有反复,故仍需用牵引、正骨松解维护骨关节复原状态,以待软组织的完善康复。

脊椎病的病理主要是由慢性退行性变的病理变化发展而来的,与年龄增长相关的病理过程;青少年期凡受外伤的椎间,多提前发生退变;青壮年期遇外伤的椎间,退变加速或发病;老年期脊椎退变,因外伤多引发椎间盘突出、椎体滑脱式错位而导致椎管狭窄,发生脊髓型脊椎病,或因此导致椎间失稳,成为脊椎病反复发作的主要原因。治疗时针对每例患者的病因和诱因,定出预防复发的方案,是设定治脊疗法方案中的预防复发部分。

## 二、牵引疗法

### (一)牵引疗法是颈椎病的主治法

牵引疗法是借助机械力或人力,将人体头部或下肢向上或向下牵拉,利用连接椎间的各组韧带、关节囊的张力、受牵拉时的回弹力,使退变的椎间隙经牵引而轻微增宽(在生理范围内),使错位的椎间关节对位改善(滑脱式错位效果较佳,旋转式错位效果差甚至加重),新近发生的椎间盘膨出、轻度突出的部分得以还纳、改善(陈旧性的、已钙化或纤维化的不能还纳),从而使因椎间盘变性及骨质增生造成对神经根、脊髓、血管的纵向压迫、刺激得到解除或改善,是脊椎病骨关节损变型的主治法。

### (二)颈椎病的牵引下正骨法

颈椎病,骨科临床多采用坐姿间歇牵引法或卧床持续牵引法,牵引质量较小而牵引时间较长。研究证明,牵引时或牵引后,患者发生颈痛加重,头晕、眩晕甚至晕厥的,是由于其颈椎病属关节功能紊乱型,尤其是在急性期,寰枕关节、寰枢关节有旋转式错位者,椎动脉第三段明显扭曲时,牵引将处于扭曲状态的椎动脉和椎静脉拉直,多会引发椎动脉痉挛,管径变窄加重而导致眩晕发作。因此,凡有寰椎、枢椎旋转式错位或侧摆式错位者,均应先用徒手正骨推拿法复正,再加牵引疗法或牵引下正骨法。

治疗关节功能紊乱型和混合型颈椎病,即临床上的疑难、重症颈椎病患者,包括颈椎病的椎间盘变性并发椎间关节各类型错位、椎间盘突出并发椎体滑脱式错位(滑椎加重椎管狭窄、黄韧带皱褶)、颈椎钩椎关节侧摆式错位及多关节混合式错位的患者(均为临床重症、混合型颈椎病患者),徒手复位疗效欠佳者,改用龙层花创用的牵引下正骨法治疗,能收到既安全又事半功倍的疗效。

### (三)腰椎间盘突出牵引疗法

临床多采用各式牵引床做间歇牵引或持续牵引。龙层花根据正骨活脊原理,结合胸腰椎复位的3种重点正骨活脊手法和调整长短脚的单腿牵引复位法,设计、研制了微机控制全自动治脊床,具有牵引(可根据病情选用左右腿交替牵引、单腿牵引、持续或间断牵引)、活脊、正骨(能使椎关节多种错位渐次纠正)和热疗的综合疗法作用,既可选单项治疗,又可选多项做综合治疗,大大地提高了疗效和工作效率。

## 三、治脊松解疗法

治脊松解疗法是脊椎病关节功能紊乱型的主治法,在物理疗法中属力学疗法范畴。治脊松解是以中医骨伤科的正骨手法、中医内科正骨手法与现代脊柱生理解剖学、生物力学、脊椎病新的发病理论相结合而形成的一套治疗脊椎关节错位、椎间盘突出、骨盆旋移症、椎关节滑膜嵌顿、肥大性脊椎炎及椎旁软组织损伤等疾病的现代医学治疗手法。这套手法既治骨关节,亦治软组织,具有轻巧、无痛、安全、准确而有效的特点。

### (一)治脊松解法的操作程序——四步手法

手法的操作程序分为4步进行:第1步放松手法,第2步正骨手法,第3步强壮手法,第4步痛区手法。病情轻者,只做第1、第2步手法即可。无关节错位者,或关节错位已复正、椎间盘突出已还纳或改善,临床症状明显减轻者,可停用第2步手法。急性期以第1、第2、第4步手法为重点,恢复期以第2、第3步手法为重点。

1. 放松手法 是为正骨手法做准备,在患部将椎旁紧张的肌肉(保护性肌紧张)充分放松,以保证正骨手法顺利进行,避免发生手法副损伤的重要预备手法。以掌揉法、拇指揉法交替进行(亦可用其他手法,如擦法、按法、拿法、拍打法等)。手法范围以患椎为中心,包括其上、下3~6个椎间以内的椎旁软组织(肌肉、肌腱、筋膜、韧带、关节囊、皮下组织等),沿椎旁以线或片进行揉法,对棘突、横突附着的肌腱疼痛敏感区,用按法或震法,手法要柔和、轻松。一般为2~5min。

2. 治脊手法 分为快速复位法和缓慢复位法两种。快速复位法用于青壮年和健壮的中老年患者,缓慢复位法用于儿童及有骨质疏松的老年患者、体质虚弱的青年患者,或急性期疼痛剧烈,不能接受快速复位手法者。快速复位法,是根据关节错位类型、棘突或横突的偏歪方向,选准"定点"和正骨手法后,在"动点"到达力点时,加一有限度的"闪动力",使错位关节迅速复正;缓慢复位法,是用正骨手法的动作,使"定点"与"动点"之间的椎间关节以重复多次的生理运动形式在"动中求正"而复位,只是不用"闪动力",故又称"生理运动复位法"。

治脊手法口诀:关节错位需正骨,动中求正是要诀,肌肉放松勿对抗,切忌粗暴伤患者。"定点""动点"选得准,椎间狭窄加牵引,关节开合要充分,轻巧"闪动"定成功。

脊椎病的正骨松解手法要点:治脊松解法的要领在正骨,其他手法可随症变通选用,在时间分配上,正骨手法是短而快速的。揉法贯穿在整个治疗过程,第一步以揉法为主,各步中重手法后都用揉法予以调理、舒缓。

正骨手法有摇正法(运用转体活动复位)、扳正法(运用侧屈活动复位)、推正法(运用伸屈活动复位)、牵引下正骨法和反向运动法。按不同的错位类型、部位、方向,选用其中一种或多种正骨手法。手法后已完全复位的,以后可不必再做正骨手法。如复位不完全,或因脊椎失稳,复正后再错位的,可每天或隔日进行1次,10～20次为1个疗程。在急性期,采用卧位进行正骨手法较易成功。

3. **强壮手法** 是治疗椎周软组织劳损或炎症形成的筋结,用点穴法以调理整体经络的阴阳平衡,用肢体局部手法以行气活血(改善血液和淋巴循环)。选用弹拨法、拿捏法、搓揉法、拍打法和点穴法,根据病情选用。拿捏、弹拨,主要作用于正骨后,患椎旁仍存在的软组织硬结,条索状硬结多为痉挛的肌肉(肌腱),如最长肌、颈夹肌等,能拿起者可做提弹法;不能提拿的,如多裂肌、斜角肌、菱形肌、腰方肌或深筋膜等,可用拇指弹拨法,此手法多略有痛感,但手法可使痉挛或粘连得到松解后,即有轻松、舒适的感觉。调理好椎旁相关肌力平衡(脊柱生物力学的动力平衡)是减少脊椎病复发的有效方法。拍打法作用于脊柱深部软组织,尤其椎体前方的深肌及前(后)纵韧带的皱褶得以舒展,且有一定的正骨作用(前后滑脱式错位),一般手法是难有此作用的。拍打时根据部位和作用深度,可选用拳叩(击)、掌叩(拍)、掌缘叩(打)、指叩、弹法等叩打法,用力强度因人因部位而定,以深透、轻松为宜。叩打法还应注意椎体错位方向,按其棘(横)突偏向,做定向捶正法。肥大性脊柱炎患者在接受此项治疗时会感觉又痛又舒适。点穴法,可根据经络病理要求,循经点穴,亦可在局部取穴(阿是穴),上病下治、左病右取等选穴方法,常有奇效。点穴与针刺不同,拇指点于穴位上,要向骨面靠挤才能"得气",会有经气传导感。一般用指揉、点压交替,可重复3～5次。点穴法可调理局部神经和肌肉组织,通经活络,改善血液循环和脏器功能,镇痛。例如,颈椎病有头晕者,正骨松解完成后,根据上病下治的治则,重力点三阴交、足三里穴,可取得舒缓脑动脉痉挛的特效。治疗脊椎相关疾病(消化性溃疡、消化不良、糖尿病、小儿哮喘等),可选用捏脊疗法作为强壮手法。

4. **痛区手法** 是推拿的传统手法,即在患者主诉中的症状部位,如四肢、头、胸、腹部的疼痛、麻木的局部,内脏病的脏器部或五官部,施以常规手法松解。在脊椎综合征的治疗中,由于病变主要在脊椎部,而临床症状多出现在四肢、头部、肩部、胸腹部,疼痛麻木区是神经、血管继发性损害而出现症状的部位,因此,治脊松解治疗重点应在脊椎部,而痛区手法作为结束手法,可根据不同症状,选用使之兴奋或镇静的手法。例如,颈椎病引起头晕、头痛者,在颈部正骨推拿或牵引治疗后,让患者仰卧,术者抚摸其前额,指揉头部痛区,点按印堂、攒竹、太阳、风池、头维、率谷、百会等穴位,指叩及掌震头部结束治疗,历时仅2～5min。

对肢体感觉减退、麻木不适者,采用刺激性较强的兴奋手法:弹拨、拿捏、搓捻、击拍、重力点穴等;又如,腰椎间盘突出,引起小腿外侧麻木无力,可让患者侧卧位,患肢在上,术者沿下肢分前侧、外侧、后侧三线,由上而下以拇指或四指揉捏法2～4遍,弹拨腓总神经及足跟部,指捻或掌拍麻木区皮肤至微红,术者屈右肘重力点按环跳穴,拇指点按承扶、承山、阳陵泉、太冲、昆仑等穴,用拍法或擦法至热感,四肢以关节运动法结束治疗。

对内脏功能障碍者,痛区手法应根据内脏功能而定,属兴奋过度者用镇静手法,如心律失常、哮喘、腹泻、消化性溃疡等,可在胸部、腹部用抚摩法和痛点按、震法,配远端点穴法,如内关、手三里、合谷、足三里、三阴交、昆仑等;对功能低下者,如消化不良、支气管扩张症、内脏下垂等疾病,可用兴奋、强壮手法,如提拿肩井穴,重力(三指或五指点叩法)点腰背部俞穴,拍打胸部及双手重叠揉按腹部,拇指推关元、气海穴等。总之,痛区手法作为治脊后的辅助手法或结束手法,在时间安排上,一般2～5min即可。

### (二)颈椎病的正骨手法

根据颈椎的生理解剖特点和关节错位5种类型,常用的有10种正骨手法。

1. 仰头摇正法　仰头摇正法用于寰枕、寰枢关节旋转式错位。患者仰卧,低枕,术者一手托其下颌,另一手托枕部。将其头做上仰(仰头可使第2~7颈椎椎后关节关闭成"定点"),将头侧转,复寰枕关节侧转约30°,缓慢摇动2~3下,嘱患者放松颈部后,加有限度的向上"闪动力",常可听到关节复位时的"咔嗒"声。复寰枢关节侧转30°~70°,缓慢摇动2~3下,在患者颈部放松时,术者加有限度的向外上方做一"闪动力",手法完成,此法亦可于坐位下进行。

2. 低头摇正法　低头摇正法用于第2~6颈椎椎后关节的旋转式错位。患者侧卧(先做健侧,后做患侧),平枕、低头位(中段颈椎,前屈20°~30°,下段颈椎,前屈>30°,有利于后关节活动),术者一手轻托后颈,拇指按于错位横突隆起处略下方作为"定点",另一手托扶患者下方(贴枕侧)面颊部,以枕部作支点,将头颈部转动,当摇向"定点"至最大角度时,"定点"的拇指同时稍加阻力,托面颊之手用有限度的"闪动力",使关节在运动中而复位。缓慢复位法,不加"闪动力",重复2~5次。

3. 侧头摇正法　侧头摇正法用于第2~6颈椎钩椎关节旋转式错位及侧凸并发旋转式错位。患者侧卧(凸侧在上、凹侧在下),低枕,颈前屈度如上述,术者一手托其头侧耳部,另一手拇指"定点"于患椎关节部隆起点,将头抬起做侧屈并转动摇正(动作如低头摇正法)。侧凸者,先治健侧(凸侧在下、凹侧在上),后治患侧,由下而上逐个复位。

4. 侧卧摇肩法　侧卧摇肩法用于第5颈椎~第2胸椎间的旋转式错位。患者侧卧,平枕,术者立于其背侧,一手拇指按在后旋第6颈椎横突的后方,示、中两指伸直平置于上一颈椎横突的前方作"定点",另一手扶其肩部,将肩先向下方推,以便拉开错位椎间的距离,将肩部做向前推、向后拉的摇动,此时,"定点"要配合加阻力,使关节在摇动中复正。此法与低头摇正法原理及适应证相同,只是"动点"改为"摇肩",使作用力易于达到颈胸交界处,可避免上位颈椎发生副损伤,肥胖颈短者此手法难收显效,可改用牵引下摇肩法。

5. 侧向扳按法　侧向扳按法用于第2~6颈椎侧凸侧摆式错位(钩椎关节错位)。患者侧卧位,低枕,术者立于床头,一手握住其后颈并以拇指按住患椎横突隆起处略后部位(关节突)做"定点"(侧摆者只按一点,侧凸者由下而上逐个关节按压扳正),另一手托其贴枕一侧的耳至下颌部,并用前臂贴其面颊部,两手合作,将患者头先向上稍牵引并抬起离枕,侧屈扳到最大角度>30°时,拇指"定点"不放松,与"动点"手同时做侧向扳动、按压的联合"闪动力",有时,患者可听到关节弹响声,术者拇指可触及复位关节的"弹跳感"。对第6颈椎至第2胸椎侧摆式错位者,可把"动点"改为推肩拉肩法。此法要求移开枕头,使侧扳时活动角度大些,才易成功。

对难复正者,改为仰卧牵抖侧向扳按法。例如,第4颈椎向左侧摆式错位,患者仰卧,枕略高(颈轴较直),术者立于床头,以左手托其头颈部,左拇指按在第4颈椎左侧横突后外侧(横突/关节突之间)作"定点",右手托其下颌部,右前臂抱于其头面右侧,嘱患者用右手抓紧床边(或由助手做牵抖配合)。复位时,双手将患者头颈部微抬离枕,做先右侧屈(松解错位关节的嵌顿),继将其头颈部做左侧屈,此时左拇指"定点"稍加力按(阻力作用),待向左侧屈约30°时,术者双手同时向左上方用适当的牵引力做牵抖(闪动力),由于患者或助手将其右手固定,第4、5颈椎椎间受术者的牵引力(亦可改为术者在"定点"侧屈后,令助手做右上肢的牵抖)使椎间隙增宽,同时受头颈左侧屈、拇指按压力三者协同作用,使钩椎关节彻底还纳而复位,此法对青壮年患者有特效,老年患者有骨质疏松者慎用,应改用牵引下正骨法较为安全。

6. 挎角扳按法　用于难以复正的第 2～4 颈椎后关节混合式错位者，以第 3 颈椎横突侧摆并后旋最常见，是顽固性头痛、头晕者的常见病因。现以此为例，设触诊发现患者右侧第 2、3 颈椎明显隆起，伴压痛，术者先做完其他手法后（寰枕、第 3 颈椎以下调整后，有利于此项复位）。患者左侧卧位，低枕（可让其将头置于枕边），术者立于床头（坐位操作时立其后侧），将其头向健侧左前方屈颈＞30°，充分展开患椎关节，术者右手拇指轻按"定点"（患椎关节）隆突顶点略下方，左手托其枕侧耳区面颊部（立位，扶其头顶或额部），先将头扳向左前侧 45°位，斜向扳起向右后侧约 45°方位，右拇指略加按压力（不必大力），如此斜向搬动至最大角度（隆突的关节面被按定）时，在此姿势下持续 15～20s，轻轻摇晃头颈 2～3 下，改用仰卧平牵法以整顺椎间韧带，手法完成。一次手法未能复正者可如法重做 2～3 次。若仍未能复正，应考虑其上下椎间尚有错位。

7. 俯卧悬吊冲压法　用于颈胸交界处（第 6 颈椎至第 3 胸椎）的各类型椎间关节错位。本手法要认真注意"冲压着力点"和方向，应尽可能准确地落于向后隆起或偏歪相关的椎板（棘突根部）或后旋的横突上，以避免损伤棘上韧带，根据不同错位类型，选用不同的操作方法。

(1) 旋转式错位：以第 7 颈椎棘突偏左，第 1 胸椎棘突偏右，第 2 胸椎相对在左（正常位）为例。在床头边缘置软枕并突出边缘约 5cm 宽的位置，患者俯卧于软枕上，头颈部悬吊于枕外床边，待复位的第 7 颈椎～第 3 胸椎置于床缘处，双手自然分开放于床两侧，术者立于床头，将其肩背部（重点菱形肌、冈上肌）放松手法完成后，左手掌根部按于第 2 胸椎棘突右旁椎板部作"动点"，右手掌缘部按于第 3 胸椎以下各椎棘突左旁作"定点"，令患者头面部向右转（第 3 胸椎棘突微动左旋，利于复位姿势），嘱患者颈背部肌肉放松，并令其做深呼吸，术者当其呼气时，双手同时用一有限度的"冲压力"下按，由于术者左右手作用力方向不同，对第 2、3 胸椎错位椎体有旋转推压作用，能使旋转错位关节复位。此左掌冲压力为复位动力，右掌尺侧的阻力对正常椎体起"定点"保护作用。继第 2、3 胸椎纠正后，术者用左手按于第 2、3 胸椎棘突右侧为"定点"，右手掌根部按于第 7 颈椎棘突左旁椎板部，让患者头面转向左方，术者双手做一有限度的旋转分压力，促使第 7 颈椎～第 2 胸椎，间旋转式错位复正。

(2) 侧摆式错位：仍以第 7 颈椎左第 1 胸椎右为例，患者体位同上述，术者双手抱其头，双手同时用力牵引（向地面方向下压）2～3 下，继以右拇指按扶于其第 7 颈椎棘突左侧旁作"定点"，左手掌将其头颈部保持垂直不弯曲整体推向左侧屈姿势（只有第 5、6 颈椎 $C_{5,6}$ 椎间作侧屈活动），"定点"拇指加大阻力，重复 2～3 下；改用左拇指"定点"在其第 1 胸椎棘突左旁，右手扶其头做侧屈 1～3 下（动作要领同上），千万不要追求"响声"，手法完成后，触诊棘突排列改善即止，旋转分压法与此侧向扳正法可交替重复进行 2 次，以求复位完善，但老年人有高血压者，不宜悬吊过久。

(3) 滑脱式错位：以主诉肩背部疼痛，触诊第 7 颈椎或第 1 胸椎后突、第 2 胸椎凹陷有压痛，小菱形肌紧张不适者为例。经放松手法或上述手法完成后进行此法。患者术者体位同上，术者双手重叠，用掌根部"定点"于其后突的第 7 颈椎或第 1 胸椎棘突上，由上后向下前方做短速的冲压，"冲压力"先轻渐重（宁轻勿重），重复 2～3 下，手法完成。此手法前后均加用手牵引疗效更佳。

(4) 倾仰式错位：查明棘间距离，上宽下窄者是仰位式错位，反之为倾位式错位。设第 7 颈椎～第 1 胸椎棘间增宽，第 1、2 胸椎棘间距缩窄，此为第 1 胸椎仰位。术者经行放松手法或完成上述手法后做此手法。患者和术者体位同上，双手抱扶其颈，掌缘按头部，做 2～3 下牵引，再以双拇指"定点"在第1胸椎棘旁偏下处,术者同步将棘突向上顺势按压以促第1胸椎复位;另设第1胸椎"倾位",其间距则成第7颈椎～第1胸椎窄,第1、2胸椎棘间增宽,术者应"定点"在第1胸椎棘旁偏上处,先告知患者听口令"3"时配合抬头(患者悬吊床边,头部下垂位,抬头成颈过伸位),术者同步双拇指发力将第1胸椎推压向下复位。检查椎间距离,如症状消失、间距改善,即手法完成。

(5)技术要点

1)先明确是前后滑脱式或倾位仰位式错位,以决定复位时术者冲(按)压用力的方向,这是取得疗效的关键。

2)每次复位前、后都做手法牵引。前者牵引是增宽错位椎间距,以利复位时椎关节还纳,后者牵引是"整理"椎间关系,可避免不良反应。

3)年老体弱、高血压病者,此法应慎用,必须用时,缩短悬吊时间,预备手法改用侧卧位完成后,始取悬吊体位进行复位手法,在3min内完成。

8. 侧卧推正法　用于颈轴变直,尤其对颈轴反张者效佳。患者侧卧,平枕、低头位,术者用拇、示两指夹持其向后突起的棘突两旁椎板处做"定点",另一手托其下颌,将其头做前屈后仰的伸屈活动,当仰头时,"定点"手稍加力向前推动,使之在运动中推正。有滑脱错位者,推正时双手抱头向上加力牵引,复位效果更好。此法亦可仰卧进行,先后均加用手法提牵:术者一手抱其后枕部,另手抱其下颌部(勿刺激颈前部),双手同时用力将头颈、上胸背部一起提牵起来,并做轻微抖动3～5下,效果更佳。此法多在其他正骨手法完成后进行。

9. 牵引下正骨法　适用于第2、3颈椎以下颈椎病或外伤致病者,如椎间盘突出并发多关节多类型错位,颈椎椎间盘变性并发各类型错位,钩突增生并发错位,颈椎倾位仰位式错位或脊髓型颈椎病因故不能手术者,均为临床上的疑难病例。

牵引下正骨法,是利用牵引时椎间隙相应增宽,能松解椎间嵌顿和椎周韧带受扭曲、挤压和缓解肌痉挛,有利于进行椎间关节手法复位,对小关节有绞锁现象时比徒手复位更安全。使用此法前,必先纠正寰枕和寰枢关节错位,以免牵引时加重头晕(椎动脉在扭曲状态下,受牵引力刺激引发痉挛所致)。牵引使前纵、后纵韧带、棘上和椎间韧带牵张拉直,有利于错位关节的逐个调整复位;牵引能使早期退变轻度变窄的椎间隙增宽,故对椎间盘变性合并错位者易于复位而避免副损伤。中下段颈椎多关节多类型错位,徒手复位常因错位方向复杂而顾此失彼,复位不满意,牵引使全部颈椎被拉直,有利于手法逐个进行左右、前后、上下不同方向调整,不会引起错位方向相反的关节错位加重而出现不良反应,故能较顺利地治愈疑难重症颈椎病;对急性创伤致椎间盘突出的早期患者,牵引时椎间隙被拉宽,有利于髓核的还纳,故有较好的整复作用。牵引下正骨与徒手正骨手法原理相同。根据治疗需要,"动点"用动头或动肩,"定点"选棘突或横突均可。牵引能改善骨关节损变型的骨质增生对血管神经的纵向刺激,又利于正骨复位,故对病因分型中的混合型疗效最佳。

(1)牵引下正骨法预备式:患者面向牵引架骑坐于QY-7型牵引椅上,双侧小腿紧贴坐椅前缘,扣好牵引带,头颈部呈垂直姿势(避免齿突受扭曲),选定牵引重量,初始常用16～18kg,适应后可酌情增加至18～20kg(实验研究最大为24kg),活动角度在10°～30°(牵引带的垂线与患者颈轴的夹角)。术者站于其后,双手抓扶其双肩至锁骨部,缓慢向后拉至一定角度,再缓慢向前推至垂直位(切勿超前碰撞面部),嘱患者双上肢随身体向后摆动(甩手活动)5～10下,颈肌放松适应牵引后,即可进行正骨手法(根据三步定位诊断选用正骨手法)。

(2)牵引下摇正法:适用于颈椎及第1~3胸椎的左右旋转式错位者,操作与徒手低头摇正法及摇肩法相同,第5颈椎以上用摇头法,第5颈椎以下用摇肩法,一般先做摇肩法,后做摇头法。

1)常规手法:可作为牵引下正骨法中的放松手法,按下述方法由第3颈椎~第7颈椎向下逐个关节摇动,左右两侧各摇动1~3遍,此法不加"闪动力"。

2)低头摇正法:用于第2~5颈椎旋转式错位;选用复位角度10°~30°;使后关节张开,嘱患者双手抓住牵引椅后缘,以保持颈椎前屈角度,术者立其患侧侧后方,用拇指"定点"在其患椎错位隆突的后关节处,另手托扶其下颌,向对侧/同侧做轻力摇头慢动作1~2下,患者颈部放松后,"动点"的手将其颈转向患侧达到"定点"拇指感到有阻力时,"动点"手可加有限度的"闪动力",使错位关节复正。老年有骨质疏松者,做缓慢复位法(不加"闪动力",重复几次以求逐步复正)。

3)摇肩法:用于颈椎关节旋转式错位(不宜做俯卧悬吊冲压法的患者选用此法为宜),取屈颈25°~40°,使后关节张开,患者双手自然下垂。以患者第7颈椎横突左侧后旋,第6颈椎横突右侧后旋为例。术者立其右后侧,术者左拇指"定点"轻轻按住其第6颈椎右后旋隆起的横突后方,右手掌按扶其右肩前锁骨部,将肩推向后,使其上胸部做转体活动,左拇指同时加以阻力,此时可纠正第6、7颈椎错位,亦能纠正该"定点"以下各关节错位。继而术者立于其左后侧,以右拇指"定点"在其第5颈椎左侧横突向后隆起处,用左手扶其左肩前侧,将肩向后推,使其下颈上胸部做左后旋转活动,促使第3~6颈椎椎间旋转式错位复正(第7颈椎以下"定点"改为棘突)。此法常规牵引力为18kg,角度约35°,每侧摇动重复1~2次(快速法),青壮年患者可用"闪动力"的快速复位法。年老体弱者3~5次(缓慢法)。

(3)牵引下扳正法:适用于第3颈椎以下颈椎的侧凸侧摆式错位(钩椎关节错位)和混合式错位者。按正骨推拿原理,S形侧凸者正骨重点在其起点、止点、中间转折点,其间上下两段侧凸弧形部,只需按错位方向做轻力调整;C形侧凸者,正骨重点在起点和止点;侧摆式错位是两椎之间的错位,只需单关节复位。例如,设一患者的第1~7颈椎向左侧凸(C字形侧凸),触诊和X线片可触及第1颈椎右后旋转,第2、3颈椎左后旋转并发左侧凸,诊断为第1、2颈椎旋转式错位并发第2~6颈椎侧凸式错位(好发于习惯俯卧者)。首先用仰头摇正法复正寰枕关节、寰枢关节间的旋转式错位,再用拐角扳按法复正第2、3颈椎的混合式错位(侧摆并后突),最后用牵引下扳正法治疗侧凸错位。

牵引下扳正法的操作如下:患者坐于牵引椅上(如上述),颈部垂直或前倾约10°,术者立其后侧,正骨手法程序:①松解;②复位;③整理。"松解"时手法轻,侧屈度小。术者以右手第2掌指关节部扶按于其第2、3颈椎右侧横突处(微凹部)作"定点",术者左手握患者左手腕或肘部,徐徐用力向左侧外下方轻拉,使患者颈部做侧屈活动10°~20°,然后轻轻还原,重复上述动作2~3次。"复位"时术者如法改用左手"定点"在第2、3颈椎左侧隆突部(经上述手法虽已改善,但仍未完善复正),右手握其右肘部向右外下方拉,使其右颈做侧屈活动约30°,"定点"手的按压力随动作稍加重些,重复3~5次。治疗侧凸止点时,因其错位方向与起点相反,操作时应改为反方向。侧凸起止点的错位复正后,"整理"时先用双拇指触诊法检查,如果侧凸已纠正,可用牵引下推正法调整变直的颈轴,重复2~3次手法完成。如果第3~7颈椎仍有侧凸,可用较轻的侧向扳正法逐节调理一遍,再行整理手法结束治疗。

(4)牵引下推正法:适用于前后滑脱式和倾位仰位式错位者,每个患者牵引下正骨手法结束前,常规地用此手法治疗颈轴变直。

术者双拇指按于其棘突两旁椎板部,先将患者向后拉,再向前推动时,双拇指稍加力推正之,重复2~5下;颈轴变直者,在第3~7颈椎由上而下逐节重复推正2~3遍。倾位(棘突上移)仰位(棘突下移)者,双拇指用力,除向前用力外,同时挟持棘突有意加力向下或向上推按。此法亦可用于旋转式错位的复位,术者两拇指分别置于左、右偏向不同的横突后旋部做"定点",重复2~3下。外伤(车祸的挥鞭伤)引起的颈椎"前滑脱式"错位者(X线侧位片示椎体后缘连线呈中断前移者),由后向前推正不能复正时,如第4颈椎前移第5颈椎在后,当由后推第5颈椎不能复正,应将"定点"改在患椎横突前侧,术者立其患侧,面向患者,双手从前方抓扶其双侧肩前部,患侧拇指同时用拇指按准"定点"横突,双手同时由前推肩向后约20°,重复3~5下。若双侧均有错位,复位时左右两侧分别进行,注意避开颈前部敏感点(颈动脉窦、迷走神经、气管等),以免引起不适反应。

由于脊柱的整体结构是个共轭系统,每层椎体间如前所述,一个椎体有7个突起,椎间连接有三长五短,因此,凡发生侧凸侧摆式错位者,是指错位呈侧屈状态为主,然而,侧摆错位者必然伴有轻微的旋转错位,故牵引下正骨法常先用摇正法,再用搬正法,最后用推正法,以便将扭转错位复正后,更易于纠正侧凸侧摆错位,最后使颈轴变直或反张易于复正。

10. 反向运动法　用于松解肌痉挛和肌挛缩(颈背部顽固性牵涉性痛)。例如,颈椎病患者经治疗,各种症状已基本消除,但仍主诉左手五指麻木,早晨睡醒时重,起床活动后减轻。查体在左锁骨上窝处可触到索状硬结,沿此硬结上行止于第6颈椎横突部,此属左侧斜角肌痉挛,钩椎关节错位的体征之一,在牵引下正骨手法后,进行反向运动法,能解除痉挛。手法操作:让患者转头向左,术者左手示、中两指按于其左侧锁骨上窝的斜角肌紧张肌腱处,术者加力按压的同时,嘱患者用力将头向右转,致使该斜角肌受到较大的牵引力,重复上述动作2~3次即可使该肌痉挛缓解。再如,正骨后患者仍诉不敢做屈颈动作,屈颈时背部有一处牵涉性痛,多属颈椎错位后,最长肌痉挛时间长而致肌纤维挛缩的表现。用此手法可松解。让患者坐于方凳上,术者立其背后,嘱患者头略仰,术者一手扶其肩,另一手拇指或屈肘按于其背部痛点上(最长肌腱部),嘱患者用力屈颈低头,术者加力向下按压,两人同时用力,方向相反,重复2~3次。痉挛肌肉得以松解,已挛缩的肌腱亦可经牵引而改善,此法解除因肌痉挛造成的牵涉痛,常可获得立竿见影的疗效。

对顶法属复位手法,适用于钩椎关节向前错位者。例如,老年性肩周炎起病初期(在1个月内),第4、5颈椎钩椎关节前移错位时(斜角肌痉挛),选用对顶法有特效,术者在其患侧锁骨上窝,查得斜角肌(中、后斜角肌)痉挛肌腱,顺此索状硬结向上至止点(横突前侧)。例如,左肩周炎,查到第7颈椎横突部是痉挛的斜角肌止点,术者立其左前侧,右拇指按扶于该横突前方(轻按作定点,此时不用力),左手将其头顶部向左前侧屈颈部,使其面颊部压在术者右手上,命令患者将左肩向上用力做耸肩动作(肘部垂直),术者右拇指同时用力压向横突使该横突向后旋移(约1mm),患者屈颈姿势下,耸肩动作与术者拇指对抗,促使钩椎关节动中求正而复位,常可获立竿见影的疗效;多关节错位者,应逐个椎间多次选点复位。此手法完成后,再行牵引下正骨法,疗效可提高。

## 四、胸椎病、腰椎病的治脊松解手法

### (一) 胸段脊椎的生理特点

胸椎的上中段（第1～8胸椎）的脊柱，因胸廓的结构，使胸椎椎间比颈、腰段椎间稳定性强，由椎体、椎间盘、胸骨与肋骨组成的胸廓，除胸椎的后关节外，椎肋关节和肋横突关节（除第1、第11、第12肋骨小头只与本椎的肋凹相关节外，第2～10肋骨均在胸椎横突的上下方肋凹间相关节）。胸段的轻微后凸生理弯曲是先天形成的，故其椎间盘前后等高，且较薄，胸椎后关节呈冠状面，胸部前面的胸肋关节和背后的肋小头关节与肋横突关节相连，成一组互动组合，故胸椎后关节旋转活动和伸屈活动均受胸廓的限制，活动度较微，只有侧屈时活动度较大，胸椎的旋转轴心在椎间盘中心，除较重创伤外，椎间盘突出比颈腰椎少得多。胸椎棘突细长，并向下方重叠如盖瓦状，在触诊定位时，棘突与椎体约差一节（第5胸椎棘突部约为第4胸椎椎体部）。施治正骨手法时，要注意这些生理特点。第12胸椎～第2腰椎椎间，其后关节为适应此生理功能，由下段胸椎后关节的冠状面而渐转变成腰段的矢状面，是躯干活动应力的集中点，是脊椎病的高发部位。胸椎因有肋骨与胸廓的支持，受伤的机会相对较少，但因人用双臂劳动为主，青壮年期肩胛区软组织慢性劳损较多，当老年期椎间盘退变而引起椎间失稳时，肩背部软组织劳损加剧，与胸椎的失稳互为因果，故中老年期常因姿势不良或超重负荷而致胸椎错位，继而引起内脏功能障碍或胸背痛等病症。

### (二) 腰段脊椎的生理特点

腰椎处于较稳固的胸廓和骨盆之间，为人体之中点，在躯干运动中受剪性应力最大，在脊柱形似宝塔的形态中处于基底位置，故承受重力最大，极易劳损。腰部做伸屈运动时，其运动范围75%发生在第5间隙，20%发生在第4间隙，只有5%发生在第1～3椎间隙。腰椎椎体粗大扁平，棘突与椎体在同一水平，定位明确。后关节面呈矢状面，有利于伸屈活动和转体活动，不利于侧屈活动，下部腰椎逐渐变为冠状面，少数患者腰骶间后关节一侧呈矢状面，而对侧呈冠状面，因而较易发生关节错位。由于生理弯曲存在，颈椎和腰椎的椎间盘髓核偏后，髓核前方的纤维环比后方的强而厚，前纵韧带亦比后纵韧带强而有力。腰椎旋转运动时的轴心位于椎管后部与椎板联合处，故腰椎间盘突出发生时常并发后关节错位。

脊柱整体的运动包括伸屈、侧屈、转体或环绕等运动，由于各段椎间后关节面的方向不同，其传递重力及旋转运动的轴心各异，当用力不当或受损致伤时，多发生在脊椎各段交界处：头颈间、颈胸间、胸腰间和腰骶间。尤其在脊椎已有退变的基础上，因较轻的外伤或姿势不良，亦容易引发椎间盘突出或膨出。

### (三) 胸腰椎治脊松解操作程序

1. **放松手法** 胸椎以掌揉法或用㨰法顺最长肌、菱形肌方向，由上而下或由内向外往返2～3遍，棘突旁多裂肌、棘肌部（华佗夹脊穴），以双拇指揉法，椎旁痛点按法或震法，左右侧同法施术，以背部紧张的肌肉、筋膜达到放松为目的。腰椎放松手法，因腰肌较健壮，急性损伤时，腰肌痉挛亦较重，用掌揉法和前臂揉压法为主，或用㨰法，如不易放松时，用摇腿揉腰法疗效较佳，痛点（阿是穴）用按法、震法。

2. **正骨手法** 胸椎/腰椎的正骨手法多为通用手法，要注意掌握椎间结构的生理特点，推拿手法的力度，正骨时"定点"的方向（角度）和着力点的选择最重要。胸椎与胸廓的整体结构紧密，复位力度角度不当，常导致胸前软骨或关节挫伤引发胸痛，应引以为戒。

3. 强壮手法  胸椎以双拇指在棘突两旁的华佗夹脊穴,自上而下做指压法 1～3 遍,棘旁筋结弹拨法、最长肌揉捏法或提弹法,辨证选配穴位作点法(按病情选穴),以背部俞穴为主,配以内关、足三里、三阴交等穴。治脊疗法治疗内脏病时,常用捏脊疗法作为强壮手法。腰椎的强壮手法,多用筋结弹拨法、深筋膜松解法、穴位推法、点法(腰和下肢选穴,或用阿是穴)、拳叩击法和掌擦法(加药油横擦两侧肾俞穴至温热为佳)。

4. 痛区手法  腰背以外的痛区,按胸部或腹部症状,选用镇静手法或兴奋手法。镇静手法用于止痛,如胃炎、肠痉挛、胸肋痛、肋间神经痛、哮喘等,在胸肋部做双掌抚摩法、四指揉法、痛点揉按法或震颤法。兴奋手法用于功能低下者,如消化不良、糖尿病、肾上腺功能减退症、便秘等疾病。按内脏功能减弱,取腹部穴位做拇指推法、腹肌提拿、抖法、摩法、下肢穴位重力点(拍疲)法、胸部轻力拍打法、带脉温补法(药油掌擦至温热)等。慢性支气管炎、胸闷等,除胸肋部掌揉法外,加适量拍打法,配合呼吸肋掌压法。腰椎痛区手法,根据病情,治疗下肢或腹部。下肢神经痛者,沿痛部由上而下施以拇指揉法或掌揉捏法、搓法、点穴法、腘窝拍打法、下肢关节运动牵抖法。下肢肌肉痛者,揉捏法、肌腱按压法、震颤法等。下肢麻木者,麻木区以拍打法为主(或用梅花针治疗),合以相关肌腱提弹法、重力点穴法、神经干弹拨刺激法。腹部盆腔脏器疾病者,采用腹部抚摩法、穴位拇指推法、震法,或加足底按摩法等。

(四)胸椎、腰椎的正骨手法

1. 俯卧摇腿揉背法  适用于胸腰椎综合征的多关节损害者,是胸腰椎左右旋转式错位及脊柱侧弯整复的常规手法。尤其适用于老年人的肥大性脊椎炎,是个舒适、安全而有效的手法。此法用力柔和,摇腿(摇臀)使椎间关节顺轴心转动,术者选用棘突或横突做"定点"逐个复位调整。此法如不加"定点",可用作放松手法。患者俯卧治疗床上,胸前或腹部垫软枕,使脊柱较平直,患者双手分放于两侧,或双臂上举互抱垫在额前以稳住头部,头颈、腰背部充分放松。例如,第 1 至 5 胸椎左侧凸,术者立于左侧(立于脊椎侧凸侧),左掌按于其右侧横突部(椎体旋转必伴侧摆,棘突左旋,其右横突后旋移位),右手拇指扶其棘突左旁,双手同时用力边揉按、边摇动患者。助手马步,与术者动作同步,双手分别抓托起患者双足踝部离床约 5cm,作"∞"形左右摇动。如无助手,术者单手推动患椎(选用推压横突或棘突均可),另手摇动其臀部或大腿部,两手动作要协调,利用摇动患者躯干(转体运动),术者"定点"力点作用力可作助推力(促上椎间关节复正)或阻力(促下方椎间关节复正),均能使旋转式错位复正。可根据需要变换转体的方向,重复操作 2～3min。患肥大性脊柱炎或有骨质疏松(不宜扳、压重力复位)的患者,此手法可作为主要手法,在其病变范围做全面较长时间施术,并配以轻力牵抖双下肢手法(调正长短脚),其效为佳。

2. 俯卧牵抖冲压法  适用于胸腰椎椎间盘退变、突出和各类型关节错位的整复,尤其对疑难病例:倾位仰位式错位、混合式错位和腰椎间盘突出并发骨盆旋移症和腰椎滑脱等。牵抖冲压法是快速复位法,疗效确切,但老年和少年患者慎用。此法多在摇腿揉腰法和侧卧摇扳法后施行。

(1)操作程序:患者俯卧体位和术者立位同摇腿揉腰法所述,不同的是患者双手向上伸直紧抓床头边缘,术者检查其双下肢的相对长度,选好错位胸腰椎的"定点"和冲压方向。①令助手先握患者"长脚",术者口令"1,2,3!"术者在助手牵抖的同时,"定点"加大"阻力",重复 2～3 下,此谓"松解";②助手换握"短足",如法作牵抖冲压,但牵抖时"定点"和"动点"用力稍重些,或术者加轻度"冲压力",重复 3～5 下,务求将双脚调至等长,此谓"复位";③助手换握双足,术者复查患椎棘突位置,如左右偏移已调正,"定点"手可改为平按于患椎棘突上,如法牵抖2~3下,此属"整理"手法。

手法要领:"定点"需准确,牵抖力先轻后重。此法适用第3胸椎以下各胸、腰椎复位,第1、2胸椎错位用此法无效。

(2)冲压法"定点"要领

1)单向冲压法:适用于单椎后凸的前后滑脱式错位和侧摆式错位。术者单手或双手重叠,用掌根部(尺侧或中间)置于后凸或偏歪的棘突上,冲压方向垂直(既向前胸略又向头部),嘱其做深呼吸,在呼气时,术者在助手牵抖同时用有限度的冲压力,重复2~3次。

2)双向分压法(亦称间接冲压法):适用于某椎向前滑脱式错位和倾位、仰位式错位。患者俯卧,患椎部的胸(腹)前垫高枕,使患椎处于有利于复正的体位。术者站其左侧,触诊:从增宽或凹陷的棘间,向上/向下触诊右侧做"定点"。复位时,双肘摇动(患者腰椎转体活动)2~3下,待其腰部放松时,术者右肘将其上体后旋,左肘同步将其右臀部前旋,当右拇指有压力感时,右拇指加强第4颈椎棘突阻力,双肘同时发力扳压,促第4、5腰椎旋转复位。此法摇压瞬间常可听到"咔嗒"声响,或术者"定点"拇指、手掌部,触及关节还纳时的弹跳感,手法完成。

注意:千万不能追求响声,以免手法致伤,临床症状改善,才是手法疗效标准。

常规法无效,或患椎有先天畸形、形成假关节或有滑膜嵌顿时,可用下述此法的反向操作。例如,第5腰椎~第1骶椎椎间旋转式错位,实际操作时,患者右侧卧位,右下肢屈曲,左下肢伸直。术者右掌置于其左髂骨前沿,将臀部推摇向后,术者左掌将其左肩背部推向前,做2~3下摇动后,加一有限度的闪动力摇压,促其嵌顿松解,再行牵抖冲压法。

3. 俯卧牵抖兜肚法　适用于腰椎滑脱(一度至二度)。患者俯卧于治疗床上,双臂伸直,双手抓住床头,在腹部及骨盆部垫一薄棉软枕。两个助手分别在床两端,第一助手握其双踝部,第二助手双手抓扶患者腋窝,以加强稳定其上身。术者双足分开跨站于患者臀部左右两侧床上,面向患者头部,弯腰将两手从患者腹侧伸向前方,十指交叉夹紧贴患椎前腹部,将患者抱住,并发出口令"1,2,3"!发出口令"3"的瞬间,一、二助手用大力向两头水平位牵拉;患者咳嗽一声,术者同步将患者下腹部兜抱抖动一下(4人必须同步协调)。手法后症状若有改善,可重复治疗3~5次。亦可改用床单叠成手臂粗捆扎于患部,代替手抱,术者抓紧床单做牵抖。若只有一个助手时,可改用仰卧提臀冲压法:患者仰卧床上(排清大小便),术者站其右侧,用右手握拳轻按于患椎前(下腹部)作定点,助手站在床上,双手紧握患者双踝部,将其双腿提起使屈髋约60°,术者口令"1,2,3!"当发令"3"时,3人同步发力:助手将其双腿保持高度向下提起,使臀部离床牵引抖动一下,术者右拳加大冲压力(根据病情适度),患者听口令,"1、2"深吸气,"3"时呼气收腹,手法完成。按需要可重复2~3次治疗。如无助手,可由术者一人进行仰卧提臀撞正法。患者仰卧位,术者站在床上,双手紧握其双踝部,将患者双下肢提起80°~90°至臀离床,让患者腰部放松,术者将其臀部急速放下撞于床上,如无明显痛感时,可如法连续2~3次撞正,手法完成。此法在其他正骨手法后进行(先复正旋转和侧摆,后复正滑脱)疗效较佳。

4. 俯卧定向捶正法　比牵抖冲压法柔和、安全。适用于体质虚弱的老人和儿童,亦为牵抖冲压法复位未完善的一项补充手法。患者俯卧,体前垫软枕,肩背四肢放松,术者右手握拳,左示指置于偏歪的棘突旁左/右椎板部(偏左置左旁),或对侧横突部(棘突偏左,右侧横突向后旋移),用拳捶于示指上,震动其错位椎板或横突,促使错位复正。如病椎只后突而无偏歪者(前后滑脱式错位),术者用示、中两指分置于后突的棘突左右旁,捶正时,将两指及其棘突一并捶之。如属仰位错位者(触诊可查3个棘突间距离,呈上宽下窄),术者双指置其棘间增宽的下方稍隆起的棘突两旁(指尖向臀部),拳捶方向既向胸前又偏向头部,边捶边移动"定点"手指,捶至宽的棘间下方止,如法重复捶2~3遍,将使仰位的棘突上移,变窄的棘间增宽。对倾位错位者(相邻棘间隙呈上窄下宽),捶正法如上述,但改为由上向下捶正,术者"定点"手指指向头部,可使原窄的棘间距变宽,原宽的变窄。要纠正重症倾仰位错位者,必先做牵抖冲压法将椎间距离拉宽些,再做本法较为有效,难以调正时,请患者配合深呼吸或咳嗽。有重度骨质疏松不宜行牵抖冲压法者,改吊肋木或单杠替代。亦可用器械(特制指形小棒)代替手指。脊柱失稳较重者,配合背部拍打法、练保健功或加用水针疗法,疗效才能巩固。

5. 按腰扳腿法(两式)

(1)一式:适用于腰椎侧摆式错位。以第3腰椎棘突微偏右为例,左臀及左大腿麻痛,经3次其他正骨手法无效者。患者俯卧位,腹部垫软枕,经放松手法及牵抖冲压法后进行本法。术者立其右侧,右手掌根尺侧"定点"于其第2腰椎棘突右旁椎板部,左手臂托其双大腿下1/3段,沿床面将其双下肢先向左平摆约30°,后向右侧摆动,扳至"定点"部侧屈>40°时,双手同时发力,右掌加大阻力,左臂做"闪动力",使侧摆式错位复正,手法完成后,用牵抖双下肢作为调整手法。

(2)二式:适用于旋转并反张(后突)的腰后关节错位。以第4腰椎棘突偏左并后突为例(触诊第4腰椎棘突偏左且后突、第5腰椎棘突偏右)。患者俯卧,双下肢伸直,术者立其左侧,左手掌平按于第4腰椎后突的棘突左旁,右手将患者右膝及大腿托起后伸,并渐扳向左后方,术者两手同时徐徐用力,并抬起放下往返2~3次,待其适应,腰部放松后,将其右下肢扳至左后方最大角度时(根据患者年龄、病情决定,50°~80°),左掌加力按压"定点",右前臂加"闪动力",手法完成。

6. 坐式旋转复位法  适用于亚急性和慢性的胸/腰椎旋转式错位和混合式错位者。

(1)上中段胸椎复位法:患者反向骑坐于木靠背椅上,双臂互抱于胸前,术者立于其后,复位由下而上逐节施术。例如,第4腰椎棘突旋右、第5腰椎旋左、第6腰椎旋右(胃脘痛)者,术者放松手法后,用左拇指按第4腰椎棘突左旁做"定点"(加阻力),右手从患者右腋下穿过,握住其左上臂部,嘱其背部放松,并低头弯背,术者顺势将其上体做前屈,右转体达60°~80°时,术者抬高右臂加"闪动力"将其右肩上抬,使其胸患椎做旋转并侧屈动作,促第5、6腰椎之间关节复正。接着,术者用右拇指按第5腰椎棘突右侧位"定点",左手经其左腋下穿过握其右肩臂部,如法逐节复位。要点:弯背使后关节张开,"定点"使下椎固定,转体使"定点"以上椎体在转体活动中受"定点"阻力致使错位关节被动还纳,在转体运动中,抬肩使胸椎侧屈运动是关键,易于复正。

(2)坐式提臂冲压法:适用于坐式旋转复位法未达到完善复位的胸椎侧凸侧摆式错位者。例如,上述病例经以上手法后,症状已改善,触诊仍有第4腰椎右侧摆错位。患者体位同上,举起左手右手,自然下垂。助手立其左侧,双手紧握患者左手腕或肘部,做好提臂准备,术者立于其右后侧,左掌根尺侧部"定点"第4腰椎棘突右旁,右掌扶其右肩前上,口令"123",助手提臂同时,术者左掌发"冲压力",右手轻按其右肩向下,使错位关节在上胸椎侧屈活动中复位。其他错位类型亦可用此法,需改变"定点"方向。此法完成后,应加对侧轻力提臂或双臂提牵1~2下,做"整理"运动为宜。

(3)坐式"定点"旋转复位法:适用于腰椎和下段胸椎后关节左右旋转式错位者。以第3腰椎棘突偏左、第4腰椎棘突偏右为例。患者坐于方凳上,嘱双手互抱,助手立于患者左前方,用双膝双手夹持患者左大腿,术者坐于患者背后,右手从患者右腋下穿出,抓住患者左肩臂部,左手扶按于患者左侧腰骶部,拇指按住第4腰椎棘突右旁,嘱患者腰背放松,徐徐将患者拉动向前弯腰并向右转体,先左右轻轻摇动2～3下,使患者适应后,将其转至右后侧达最大角度时,双手同时转动并加"闪动力",手法完成,使第4、5腰椎椎间调正。按如上方式做左转方向复位,助手固定患者右腿,术者右拇指"定点"于患者第3腰椎棘突左旁固定,其余操作同上述程序,将第3、4腰椎后关节复正。此法如无助手,可令患者骑坐于床上或低靠背木椅上,将其下肢固定即可。此法是"定点"与"动点"旋转方向一致,调正的是"定点"下方关节,若将"定点"拇指换置对侧,由助力改为阻力,则可调正上方关节。

7. **肋骨平推法** 适用于胸椎错位,其胸背部相关肋骨隆起部(肋横突关节的杠杆作用),或并发胸骨肋软骨炎,尤其是胸椎向前滑脱式或倾仰式错位者。当牵抖冲压法、定向摇正法手法复位后,本法可借助肋骨的杠杆作用,使肋横突关节和肋小头关节相互调正以完善复位。术者用双掌重叠进行肋骨平推法(根据胸椎错位方向做顺推或逆推),将隆起的肋骨复平;配用按压法,即双掌按在隆起肋骨处不移动,令患者做深呼吸,在吸气时术者加力阻抗该隆起的肋骨,有利于整个胸廓变形的矫正。

8. **抱膝滚动法** 又称不倒翁复位法,适用于胸轴、腰轴过伸,或椎关节向前滑脱式错位、骶椎点头至腰/骶成角者。患者仰卧,以软枕护头部,令患者双手交叉将双膝紧抱(屈髋屈膝),术者立其右侧。

(1)调整全脊用大滚动法:术者左手托其头颈部,右手抱其双膝,将患者做仰卧起坐动作,起坐后又卧下,往返滚动,且每次卧下时将患者臀部用力托起,臀部一次比一次抬得高,重复3～6次,使过伸的胸轴、腰轴在运动中渐次复位。

(2)调整下腰段或腰/骶部用小滚动法:术者左手按其双膝前,右手托其骶尾部,令患者用力抱膝,术者同步加力提压双膝和将其臀部托起离床,托起/放下重复3～6次,手法完成;对因穿高跟鞋致使腰/骶椎间滑脱式错位者,治愈后可用此法指导患者自己练习,有预防复发的良好作用。

9. **仰卧按胸冲压法** 适用于胸椎后凸错位和胸肋软骨前凸错位。

(1)胸椎后凸错位复位法:患者仰卧位,双手屈肘抱于胸前,术者立其右侧,右手四指握拳,拇指伸直,从其左侧置于其棘突后突部或偏歪侧,让患者平卧于术者拳上。术者左上肢屈肘,按于其胸前双手处,让患者做深呼吸,当其呼气时术者以上体前倾的同时,左臂适度加力按压,术者上体重力经左臂将患者胸部下压,后突胸椎受术者右拳的顶力使错位复正。轻症患者可站立于墙边,背靠墙,手法如卧位操作较为简便。

(2)胸肋软骨前凸错位复位法:患者仰卧位,术者双掌重叠扶按于其隆起的胸肋部,先做肋骨平推法2～5下,再按住隆突部,嘱患者做深呼吸,当吸气时,术者加阻力对抗,呼气将尽时,用适度的"冲压力",2～5次为宜,再行一次肋骨平推法结束。此法要求握拳手的"定点"必须准确,否则较易引发手法副损伤。

10. **治脊床治脊松解复位法** 治脊床能纠正胸、腰椎小关节错位,改善退变导致的椎间紊乱,缓解黄韧带皱褶,纠正椎间盘突出并发骨关节错位等,对改善脊髓、神经根、血管受脊椎病的骨性压迫/刺激,能改善脊柱的血循环,消除无菌性炎症。治脊床是治脊疗法治疗床的简称,是龙层花将摇腿揉腰法、牵抖冲压法和旋转分压法等治脊松解手法设计成机械操作技术,综合牵引正骨法和热疗,组合成的具有牵引、松解、正骨和热疗功能的中西医物理综合治疗床。治脊松解法是治脊疗法的主治法,人工操作劳动强度大,工作效率低,手法很难规范化,影响疗效的稳定性,治脊床的推广应用,使胸椎和腰椎的正骨推拿实现自动化和现代化,让患者获得安全、舒适和疗效确切的治疗,又使操作规范化,省时、省力,深受患者欢迎。

**(五)胸腰椎相关性疾病的正骨活脊法举例**

1. 胃、十二指肠溃疡治脊正骨松解手法　先由消化内科确诊后,再经3步定位诊断,确定第5胸椎以上棘突正常,第6胸椎右旋并稍后突,伴棘旁压痛,舌苔薄白(舌苔可排除胃癌等治脊禁忌证)。

①放松手法;②正骨手法,选用摇腿揉背法、牵抖旋转分压法(第5、6胸椎)、牵抖直接冲压法(第6胸椎后突)、定向捶正法、肋骨平推法;③强壮手法,用捏脊疗法和棘旁指按压法;④痛区手法,腹痛部做抚摩法、穴位拇指推法、震法、全腹揉法,结束。每次需15~20min,20次为1个疗程。

2. 频发性室性期前收缩治脊正骨松解手法　由心血管科按诊断标准确诊后,排除重症心脏器质性病变所致的本症。患者经心电图检查为本症,并诉以胸闷、气短、心悸及落空感为主,伴有全身乏力、易疲倦、头晕和易出汗等症状,部分患者伴颈背痛。根据3步定位诊断法,触诊为第2胸椎右旋、第3、4胸椎左旋、第4胸椎并后突等旋转并滑脱式错位,该棘间及椎旁均有压痛,X线片符合触诊。

松解手法:①放松手法;②正骨手法,选用摇腿揉背法调理全胸椎(其他椎体常有轻度侧凸或椎关节紊乱),第2、3胸椎用牵抖旋转分压法、定向捶正法纠正;③强壮手法,松解菱形肌和颈胸椎段的最长肌、多裂肌、颈夹肌、肩胛提肌;④痛区手法,无胸痛或头痛头晕者可免。若疗效仍不理想,第2次治疗时,用俯卧直接冲压法纠正第3胸椎后突和第3胸椎左旋,用床头悬吊俯卧冲压法纠正第2、3胸椎椎间错位。

## 五、银质针松解术对脊椎周围软组织损伤的治疗

通过银质针松解脊椎周围损害的软组织,消除外周对脊椎的外力效应,减轻对椎管内脊髓神经血管及内脏神经的压迫或刺激,间接干扰了传导信号发病过程中的反馈机制,改善病变部位的血运和代谢。软组织松解术不仅能间接妨碍脊椎外疾病的传入,而且能干预所谓的对椎管内脊椎损害后病症,如对颈、胸、腰、骶髂关节,骨盆的骨关节、椎间盘突出、椎关节错位、韧带钙化或骨质增生,直接或间接对神经根、椎动(静)脉、脊髓和(或)迷走神经(自主神经)、交感神经、副交感神经刺激而引起临床多种综合征,具有明显的缓解作用。使得脊柱内外结构平衡、形态平衡、功能动态平衡,维持长时间不复发。取得远期疗效是人们追求治疗脊椎软组织损伤的最佳目标,这也是其他疗法不能相媲美的。

银质针松解脊柱周围软组织的无菌性炎症病变,是指肌肉、筋膜、韧带、关节囊、骨膜、脂肪等软组织部位发生病变,特别是针对难以治愈的肌挛缩、粘连。这是其他疗法所不及的对因治疗,是建立在对软组织损害性病变的发病机制和病理过程认识基础上的,同时结合银质针针刺筋膜产生的筋膜链的传导感应,因而治疗效果比较彻底,具有显著的远期疗效,这就是所谓"以松治痛、去痛致松"。松解术后软组织重新修复,经过一段时间自身调节,又会建立新的动力性平衡、结构平衡,较快地恢复人体运动功能平衡。

## 六、适应证

脊柱相关疾病几乎涉及人体各系统和组织器官,其中明确与脊椎关节错位有关的脊源性疾病有(但不限于)下面常见疾病和症状,均适用治脊疗法治疗。

1. 神经系统的脊椎相关病症　颈性眩晕、颈性头痛、脊源性失眠、颈性面神经麻痹、脑震荡后遗症、癫痫、三叉神经痛、精神分裂症、抽动秽语综合征、老年性痴呆、排汗异常。

2. 感觉系统的脊椎相关病症　脊源性听力障碍、颈源性视力障碍、过敏性鼻炎、颈源性咽部异物感和吞咽障碍。

3. 呼吸系统的脊椎相关病症　脊源性咳喘、颈源性咽炎。

4. 循环系统的脊椎相关病症　颈性类冠心病、颈性心律失常、脊源性血压异常、脊源性胸闷胸痛。

5. 消化系统的脊椎相关病症　脊源性胃十二指肠溃疡、脊源性腹泻、脊源性胃下垂、脊源性肠易激综合征、脊源性便秘、脊源性呃逆、脊源性胃炎、脊源性胆囊炎、脊源性腹痛、慢性非特异性溃疡性结肠炎。

6. 内分泌系统的脊椎相关病症　脊源性血糖升高。

7. 泌尿生殖系统的脊椎相关病症　脊源性性功能障碍、脊源性排尿异常。

8. 妇科的脊椎相关病症　脊源性痛经、脊源性月经失调、脊源性不孕症、脊源性闭经、脊源性乳痛。

9. 运动系统的脊椎相关病症　颈肩综合征、颈腰综合征、椎间盘突出症、坐骨神经痛、手臂麻木、脊柱侧弯、骶髂关节炎。

10. 脊椎相关的亚健康状态　慢性疲劳综合征、电脑手机综合征、写字间综合征、网络综合征。

## 七、禁忌证

治脊疗法是一种见效快、无副作用、安全度高的治疗手段,应该选择专业医生进行治疗,操作医生应该熟悉不适合手法操作的禁忌证,包括绝对禁忌证和相对禁忌证。

参照2005年世界卫生组织提出的"脊椎神经医学指南"中列出的21种脊柱手法治疗的绝对禁忌证。治脊医生应该将这21种绝对禁忌证牢记于心,如果就诊患者有此类病症,一定要及时转诊,不能延误病情,更不可进行任何尝试性的治疗。

(一)绝对禁忌证

1. 畸形,如枢椎齿突发育缺陷、不稳定齿状突等椎骨畸形。
2. 急性骨折。
3. 脊髓肿瘤(包括良性和恶性)。
4. 脊柱恶性肿瘤。
5. 硬脊膜肿瘤。
6. 脊髓或椎管内血肿。
7. 骨髓炎、化脓性椎间盘炎、骨结核等脊柱感染性疾病。
8. 伴有严重进行性神经缺损的重度椎间盘突出症。
9. 上颈部颅底凹陷症。

10. 小脑扁桃体疝畸形。
11. 椎体脱位,其程度远远超过半脱位或者错位。
12. 巨细胞瘤、成骨细胞瘤等侵袭性良性肿瘤。
13. 已装有内固定等稳定装置的脊柱。
14. 肌肉或其他软组织的赘瘤性疾病。
15. 凯尔尼格征或莱尔米特征阳性。
16. 先天性广泛性关节活动过度。
17. 严重脊柱失稳(如韧带松动等)。
18. 脊髓空洞症。
19. 颅内高压、脑积水。
20. 脊髓纵裂。
21. 马尾综合征。

(二)相对禁忌证

对于下列情况,虽不属于禁忌证范畴,但操作医生需格外谨慎,以免发生意外。

1. 有出凝血障碍的患者。
2. 高血压没有得到很好控制者、血压过低者。
3. 空腹者、过饱者、血糖过低者。
4. 精神不正常者、诈病者。
5. 严重骨质疏松症。
6. 急性脑血管病病史者。
7. 紧张不配合治疗者,或对此疗法有抵触者。
8. 治疗部位有严重炎症者。

## 八、疗效评价

脊椎相关疾病的治疗采用的治脊疗法,主要是针对脊椎关节的错位进行复位,并对病变脊椎周围软组织进行治疗,复位后疗效的评价主要在于以下几点。

1. 脊椎相关疾病的症状消失,明显减轻或部分减轻。
2. 原有的脊椎或骨盆错位体征,经触诊检查棘突、后关节突、横突等排列恢复正常,骨盆对称或错位程度比治疗前改善。
3. 错位椎旁软组织无压痛或轻压痛。
4. 关节活动度恢复正常或比治疗前改善。
5. 治疗前的阳性检查项目已恢复正常或接近正常。
6. X线片复查,在同一投照角度,患者同一姿势,同一拍片条件下,错位的椎间孔、脊椎滑脱、脊椎侧凸、不等宽的齿状突与寰椎两侧块距离恢复到正常位置或比治疗前改善。
7. 对于一些退变性疾病,如钩椎关节和后关节增生、脊椎增生、椎间盘突出、椎间隙变窄的程度于治疗前后一般不会有明显改变,但是患者临床症状消失或改善。

对于脊椎相关疾病的疗效评价应该持慎重态度,注意远期疗效的随访。虽然某些治疗方法可以起到立竿见影的效果,但脊椎相关疾病的瞬时疗效和远期疗效不是同步的,所以提倡医生对每一位就诊的患者做好近期疗效观察和远期随访,并针对发病原因提出改进意见及预防建议,如此可避免有些疾病反复发作或持续存在,又利于疗效的提高和经验的总结。

# 第三节 物理疗法

物理疗法(physical therapy,PT)是现代医学治疗方法中,除药物治疗和手术治疗外,常用的康复治疗方法,简称理疗。它是研究应用各种物理因子,包括力、电、光、声、磁、热等,用来防治疾病与促使伤病康复的医学治疗方法。

## 一、作用原理

物理因子直接作用于人体,能引起一系列的生理反应,有关理疗作用原理与途径的学说很多。总的来说,理疗是利用各种物理因子对人体的刺激作用引起人体各种反应,以调节、促进、维持、恢复或代偿各种生理功能,影响病理过程和克制病因,从而达到防治疾病与康复的目的。物理因子多种多样,每种因子各有不同的特性,所引起的反应也各不相同,但在原理与作用途径上则有共性。有关理疗作用原理的学说很多,如神经学说、体液因素学说、内分泌学说,有直接作用及局部作用等。简言之,理疗作用原理是物理能作用于人体后,能量被身体吸收,发生物理的基本变化,也就是物理能的作用基础,随即产生一系列的理化反应,继而引起局部和全身的生理效应,从而起到理疗作用。

1. 物理能 包括各种物理因子,如电、光、声、热、磁、力等。

2. 能量吸收(作用基础) 这个阶段主要是物理因子与局部细胞及其周围基质相互作用,发生能量转移,机体吸收能量。能量吸收多少,取决于组织形态、性质、化学成分、生物物理性能、部位深浅等条件,只有能量被吸收,才能对机体产生理疗作用,这是理疗作用基础。

3. 理化反应 物理能被组织吸收之后,随即产生一系列生物物理、生物化学、生物磁学及电力学等理化反应。这些反应包括组织形态、温度梯度、离子迁移、自由基形成、pH 变化、酶的活化、生物活性物质产生等,并引起一些内环境恒量的改变。在物理因子作用的部位,如红外线照射引起温度升高,低、中频电流产生去极化,高频电引起极性取向作用,推拿可以引起组织形态改变等。这些反应发生在受到物理能作用的部位,也是神经和体液输入信息的源泉。

4. 生理效应 分为局部效应与全身效应两部分。

(1)局部效应:局部理化效应,其结果是引起细胞功能状态、体液循环、微循环和物质代谢的改变,使组织适应起新的营养代谢水平,这是物理因子直接作用结果。

(2)全身效应:在物理因子的作用下,神经兴奋信息通过内、外感受器和传入神经通路;内分泌信息则通过体液途径传递到控制机体产生适应性的中枢神经结构,各系统相互作用,引起机体产生复杂综合的反应,在神经和内分泌信息输入综合反应的基础上,形成具有全身性的适应反应。

生理效应是局部效应与全身效应的综合表现,前者是基础,后者是全面整体反应,两者紧密联系,不可分割。生理效应的结果致使达到调节、促进、维持、恢复或代偿各种生理功能,影响病理过程和克制病因的作用。

5. 理疗作用 理疗效应产生的作用,最常见的如镇痛、消肿、消炎、脱敏、促进康复、保健等。对理疗作用原理的解释,中医的经络学说也很重要。物理因子刺激体表的部位,通过经络调整气血,就能达到治疗疾病的目的。

## 二、影响理疗作用的因素

1. 刺激强度　包括剂量、持续时间及作用面积。不同强度的刺激会引起不完全相同的作用,这主要是反应轻重的差别,但也会有质的改变。一般而言,刺激强度大的有抑制或破坏作用,强度小的则往往具有兴奋或刺激作用。

2. 应用方法　同样强度,使用不同的方法,就会引起完全不同的反应。例如,针灸时针尖刺入方向及捻转方向不同,针感的传导方向也会不同等。

3. 刺激部位　同一物理因子,用相同的强度和方法作用在人体不同部位,其反应也有差别,这在针灸疗法及紫外线疗法上最为明显。

4. 个体因素　不同肤色、性别、年龄、体质、职业、心理作用、精神状态、生物时律等,其作用往往也有很大差异。

## 三、脊椎病康复理疗的应用原则

在脊椎病早中期及康复期,应用物理疗法均可以获得很好的治疗效果,治疗方法要选择适当,因脊椎病由于骨关节损害,继发引起椎间和椎周软组织无菌性炎症过程,临床上表现出各部位的疼痛。滑膜嵌顿损伤关节内膜,关节炎症渗出肿胀,神经根受压、神经根炎引起所支配区域疼痛,脊肌出现紧张状态,常见局部僵硬,相应脊椎活动受限、压痛明显;交感神经的损害可引起内脏功能紊乱、血管痉挛而出现机体冷厥感或内脏功能紊乱,如胃痉挛、肠痉挛等。所以,综合治疗很重要,除了针对病因设法改善或去除骨关节病变外,应用各种物理因子消除无菌性炎症,解除肌痉挛、血管痉挛,改善组织血液循环,促进淋巴回流,减轻或消除疼痛,可加速病情好转,故要掌握好应用原则。

### (一)掌握好应用时机

脊椎病早中期应用物理疗法应获得更好疗效,大量临床实践已经证实,在脊椎病早期或急性期早期应用物理治疗,对患者康复结果常有决定性的影响。例如,颈椎急性滑膜嵌顿患者往往疼痛难忍,颈部呈强迫体位,活动明显受限,局部肿胀,压痛明显,此时若采用适合的物理疗法,适当剂量,如采用超短波、微波或激光治疗消除局部水肿及无菌性炎症,为手法复位完善提供良好基础,往往可以收到事半功倍之疗效。

### (二)掌握好治疗剂量

物理治疗剂量对脊椎病康复治疗效果有直接影响,如小剂量的直流电或超短波作用均可促进周围神经的再生,而大剂量作用则抑制之,无热量或微热量超短波治疗对急性脊椎病渗出性水肿有消肿止痛之功能,大剂量则增加渗出起反作用。另外,对于婴幼儿颈椎病、青年型颈椎病、老年型颈椎病,在手法应用强度方面应有所区别。应用剂量方面应考虑以下几点:①不同剂量物理因子对机体作用的基本规律;②脊椎病的性质和分型、分期;③患者的个体差异;④受作用的组织器官;⑤物理治疗方法的作用机制。

### (三)综合治疗

为了最大限度地提高疗效,物理因子的科学综合应用也是物理治疗中的重要原则之一。

1. 同时应用2种或2种以上物理因子的协同作用　现代科学技术的发展,新型理疗仪器层出不穷,同时应用两种物理因子产生协同作用以提高疗效,是此类仪器的代表,如低频电＋磁疗法、中频电＋热疗法、中频电＋直流电疗法,对脊椎病患者可联合应用温热疗法和中频电疗法,能收到较好疗效。

2. 连续应用 2 种或 2 种以上物理因子进行综合治疗　在第一种物理因子作用后,改变了受作用组织器官乃至整个机体的功能状态,有利于连续应用后续物理因子的作用发挥。例如,胸椎病、腰椎病的患者,先用高频电进行局部透热治疗,以促进血液循环,消除水肿,并且降低皮肤电阻,有利于后续低、中频电疗的止痛、刺激神经肌肉韧带的作用发挥,再配合手法治疗,能收到较好的疗效。

3. 多种物理因子的交替联合应用　如颈椎间盘突出,合并周围神经病变的患者,可以一天做针灸治疗,另一天做超短波或短波透热治疗,并且每天配合练习颈保健功,这种隔天交替应用不同物理因子治疗的方法不仅可以发挥每种疗法的特异性治疗作用,而且可延缓机体对物理因子多次应用后所产生的适应现象。

(四)最优选择

在脊椎病患者的治疗中,所选择的物理治疗应能发挥最佳的治疗作用,取得最好的治疗效果,即最优选择原则。最优选择的内容包括物理因子的最优治疗参数、最优作用时间、最优生物同步、最优生物共振等。例如混合型颈椎患者,头痛、头晕、偶发性晕厥伴有肢体麻木,应先纠正上位颈椎问题,再纠正下位颈椎问题,物理疗法以热疗及中频电为主,而不宜应用超短波或短波治疗。与颈椎病相关的高血压患者,用间动电疗与心率同步作用于颈动脉窦区治疗高血压,比不同步的间动电作用更明显、更持久。在临床治疗中确立物理因子的最优选择原则有助于提高疗效,针对具体疾病选用具体的最优物理治疗方案,应是医患双方追求的共同目的。

## 四、电疗法

### (一)高频电疗法

应用频率高于 100kHz 的高频电流作用于人体以治疗疾病的方法称高频电疗法。应用于脊椎病较多的有超短波、短波、微波。这些疗法共同的生物物理作用是热效应和热外效应,随着高频电疗频率的升高,其热外效应更突出,也产生了各自的作用特点。在高频电场作用下,人体组织吸收能量后引起组织中离子发生振动,偶极子发生转动,由于运动中离子、偶极子与周围质点相互摩擦而生热,以及克服导体或介质的阻力,从而消耗了一部分电能,使电能转变为热能,由于热作用较深,有明显扩张动、静脉作用,血液循环明显改善,促进脊椎病的痛性产物排泄同时,还能使支配梭内肌的子纤维活动性减弱,缓解肌痉挛。另外,降低感觉神经的兴奋性,干扰疼痛冲动传导,加速淋巴的回流,渗出物被清除,肿胀消退。所以,高频电治疗对脊椎病有良好的改善局部血液循环、消炎、解痉及止痛作用。

治疗方法多采用板状电极治疗,电极板由金属网制成,外包有橡胶、毛毡、绒布等绝缘物,多呈长方形、正方形、条形。一般分为大、中、小 3 套,可以根据病情治疗部位需要选用电极板。治疗方法有双极法、对置法、并置法或斜行对置法。治疗剂量在皮肤知觉正常时,从电场强度不同区分无温量、微温量、温热量。患者的感觉是判断剂量的主要标准。另外,辅助参数还有仪器上仪表读数和氖光灯的亮度。急性炎症一般采用无温量或微温量,治疗时间 10～15min,慢性炎症一般采用微温量或温热量,治疗时间 20min,每天 1 次,5～10 次为 1 个疗程,间隔 7d 左右可进行第 2 个疗程。

操作注意事项:间隙部位掌握紧,治疗电极要对正,剂量根据感、光、表,除去金属,汗擦净。

高频治疗禁忌证:肿瘤、结核、妊娠早期、装有心脏起搏器和脊椎金属内固定等。

## (二)中频电疗法

应用频率为 1~100kHz 的电流治疗疾病的方法称为中频电疗法(medium frequency electrotherapy)。

特点:①双相无电解作用;②有镇痛作用和明显的促进血液循环作用;③对神经肌肉组织有兴奋作用;④能克服组织电阻,与低频电相比,能作用到更深的组织;⑤低频(0~150kHz)调制的中频电流则兼有低、中频电流的特点。主要治疗作用:具有良好的镇痛、改善局部血液循环、消炎消肿、软化瘢痕硬结和松解粘连、锻炼骨骼肌。对脊椎病治疗不仅有良好的解痉止痛之功效,对脊椎病肌肉等损伤之治疗更有其独特效果,故对脊椎失稳或错位经正骨推拿复正后,能明显起巩固治疗作用。

常用的有干扰电疗法、正弦调制中频电疗法和音频电疗法。

脊椎病治疗中,中频电疗法主要用于疼痛部位及消除粘连、劳损部位治疗。

治疗方法:电极采用局部对置法或并置法均可,电流量大小因人而适,有舒适感即可,每天1次,每次 20min,视病情酌情定疗程 10~20 次。

治疗注意事项:电极不能在心前区对置或并置进行治疗,特别是心脏病患者。

## 五、光疗法

光疗法是利用各种光辐射能,作用于人体来达到防治疾病与康复目的的一种物理方法。脊椎病治疗中常用红光、红外线、激光疗法。红外线在光谱红色光线之外,其波长较红光长,常用波长范围为 760nm 至 400μm,它对视网膜不产生光感,但是具有强烈的热作用。红外线是不可见光,根据波长不同又可分为短波红外线,波长 760nm 至 1.5μm,可穿入组织 3~8cm;长波红外线,波长 1.5~400μm,穿透力较弱,只能穿入组织 0.5cm,波长大于 2.5μm 的红外线亦称为远红外线,即波长短的透入组织深,波长长的透入组织浅。红光的波长接近红外线,它对组织的穿透力比其他可见光线和红外线都强。人体组织吸收红光、红外线之后,使细胞分子运动加速,局部产生热,组织的温度升高,由于对人体主要作用是热作用,所以,可加快新陈代谢及组织营养过程,加速组织的再生能力和细胞活力,加速炎症产物和代谢产物的吸收,降低神经末梢的兴奋性,对肌肉有松弛作用,可解除肌痉挛。但红光热刺激作用较红外线弱,同时因它的穿透力强,故表层组织对红光反应比较弱,可用于较深部位组织,对神经末梢是一种柔和热刺激,因而有明显镇痛作用,广泛应用于脊椎病治疗。每次治疗时间 15~20 min,每天 1~2次,5~10 次为 1 个疗程。治疗以局部有舒适温热感为宜,但对皮肤有感觉障碍者要慎重应用。

激光疗法:激光即由受激辐射的光放大而产生的光,应用激光治疗疾病的方法称为激光疗法。激光的本质与普通光线无区别,但由于激光产生的形式不同于普通光线,故具有其自身特点——高光度、高单色性、高度定向性和相干性好。激光生物学作用的生物物理学基础主要是光效应、电磁场效应、热效应、压力与冲击波效应。脊椎病应用多为低能量激光,对机体主要是呈现刺激(加强)作用和调节作用,即改善血液循环、消炎、止痛、加强组织代谢、促进组织生长、修复调节器官和系统功能,刺激穴位有光针作用等。常用氦氖激光原光束或聚焦照射、半导体激光、二氧化碳激光散焦照射等。一般每部位或穴位照射 5~10min,每天 1次,5~10 次为 1 个疗程。

### 六、磁疗法

应用磁场作用于人体来治疗疾病的方法称为磁疗法。将磁体作用于穴位以调整经穴的方法称磁穴疗法。我国古代早有应用天然磁石治病的记载,如《神农本草经》就记载磁石主治周痹风湿、肢节肿痛等。磁疗以应用范围广、疗效明显、治疗作用多、安全方便经济等特点,已广泛应用于临床治疗许多种疾病,逐步形成了一个新的疗法。

磁疗具有良好的镇痛、镇静、消肿、消炎、提高机体免疫力和调节血管系统功能的作用,对颈椎病并发高血压、失眠、头晕头痛的患者,急性期配合牵引或正骨推拿治疗,能加速症状的缓解,对急性腰扭伤所致的腰后关节错位患者只要一次复位后,配合磁疗,可收到立竿见影的效果。

治疗方法包括静磁场法,如直接敷贴法、间接敷贴法、直流恒定磁场法;动磁场法,如旋转磁疗法、电磁按摩法、电磁法。脊椎病多用动磁场法,在病椎旁疼痛区治疗,每次20min,每天1次,10次为1个疗程,亦可以动磁场法治疗结束后在疼痛部位加用贴磁,效果更持久。

## 第四节 心理学疗法

心身疾病又称生理疾病,是介于躯体疾病与神经症之间的一类疾病,是指心理社会因素在疾病发生、发展过程中起重要作用的躯体器质性疾病和功能障碍。凡是疾病的发生、发展、治疗、康复各环节有心理社会因素影响者,都属心身疾病。常见心身疾病包括原发性高血压、冠心病、消化性溃疡、糖尿病、支气管哮喘、肿瘤等。

在脊椎相关疾病的治疗中,掌握一些医学心理学的基本知识、基本理论,掌握一些心身疾病的心理治疗方法,对缩短治疗过程、强化治疗效果有积极的作用。

### 一、脊椎病因学中的医学心理学

脊椎病作为一种慢性病症,长期患病会对患者的精神产生深刻影响,虽然脊椎病并非引起患者心理状况变异的疾病,但情志异常波动可使原有病情加重或迅速恶化。脊椎病患者(特别是颈椎病患者)常伴有偏头痛、眩晕、记忆力减退、精神抑郁、焦虑等临床表现,由于患者对这些症状认知的不足,尤其是女性患者,多半在更年期发病,受更年期综合征的影响,精神、心理负担加重,从而使治疗效果受到影响。

临床上脊椎病患者往往表现出神经、精神症状。根据中医理论,心具有主血脉、主神志的生理功能,血液是神志活动的物质基础,心神主宰和协调人体的生理活动。脊椎病与血脉有着密切关系,心理治疗是使患者恢复心主神志、心藏神等功能的具体延伸。医者在考虑用手法治疗疾病的同时,应把握住患者的心理状态,在手法治疗的基础上配合心理治疗,会有较好的临床疗效,且在治疗后患者对医生的信任度和满意度会有很大提升。

脊椎病因所引起的躯体疾病会造成患者心身障碍,从而导致心身疾病的发生,同时患者心身疾病的发生也会引起脊椎功能紊乱,并进一步造成器官出现疾病。因此,两者相辅相成,互相影响,互为因果。

1. 医学心理学可以促进脊椎病因学的发展 "身强为健,心怡曰康",脊椎受到损害后,经常会引起自主神经功能紊乱,重者会造成身心疾病的发生。把医学心理学的知识整合到脊椎病因学之中,能够领会患者患病时的心理变化及其对自主神经功能紊乱的影响,从身心两方面探索脊椎病因学的发病机制,制订更佳的治疗方案,从而促进脊椎病因学的发展。

2. 医学心理学可以辅助脊椎病因学的治疗　应用医学心理学的治疗方法,树立患者治愈疾病的信心,既可以减轻患者治疗过程中的担忧和恐惧,又可以增强治脊疗法的疗效,让患者在放松的心情下接受治疗,从而达到最佳的治疗效果。

3. 脊椎病因学的有效治疗可以加快患者身心疾病的康复　身心疾病的发生和发展,伴随着患者心理压力的不断增加。脊椎病因学的有效治疗,可以最大程度地使患者的躯体处于一个放松的状态下。随着躯体不适的减轻,心情也会不断舒畅,可以加快患者身心疾病的康复。

## 二、医学心理学在脊椎病因学中的应用

与患者良好的沟通可以消除脊椎病因治疗中患者的紧张情绪,保证更好的治疗效果,患者对医生的完全信任,更利于脊椎病因治疗中患者肌肉的放松,患者身心疾病的康复可以使患者更易于接受治疗和配合治疗,从而达到最佳治疗效果。对于一般患者,在脊椎病因治疗前,充分说明脊椎病因治疗的目的、意义和效果,然后可针对患者的性格特点,最大程度地增强其治疗的信心。对于患有心身疾病者,在脊椎病因治疗前可先进行心理咨询,效果不佳者,亦可进行心理治疗,待其情绪稳定后,再进行脊椎病因治疗。

脊椎病因治疗过程中,发现患者出现心理问题时,要及时暂停对其进行的脊椎病因治疗,通过心理治疗,待其心理情况稳定后,再继续进行脊椎病因治疗。

脊椎病因治疗后,亦可通过心理治疗方法,配合康复治疗和功能锻炼,巩固治疗效果。现以最易引起心理疾患的椎动脉型颈椎病为例,介绍推拿结合心理疗法的基本操作。

1. 手法治疗　①患者取坐位,术者立于患者背后,用拇指指腹与中指指腹点按、按揉风池穴;使用口法、拿法沿胸锁乳突肌后缘两侧并沿风府穴至大椎穴操作,放松颈肩部软组织;继用揉法松解肩背部肌肉。②术者一只手扶持患者前额,另一只手用弹拨法、按揉法沿斜方肌、肩胛提肌、斜角肌的起止点、肌腹进行操作,并在操作过程中交替使用拿法、按揉法等手法。③术者站于患者侧方或后方,一手置于下颌处,另一手置于后枕部,将患者头部徐徐向上提起进行拔伸操作。在拔伸操作后术者一手托枕部,一手托下颌,经颈部旋转至一定角度后,向上拔伸,双手同时交叉用力,此时可听到"咔嚓"声,为错位的小关节复位。运用巧力寸劲操作,注意双手操作应协调,以缓解症状为主,切不可过分追求关节弹响声;拔伸法、旋转复位法操作完成后,继用拿法、拿揉法放松枕下小肌群、颈项部及肩部肌肉。

对症施治:头晕者,加关元、三阴交、太溪、气海、血海、膻中、丰隆;偏头痛者加百会、印堂、头维、太阳、角孙、率谷等穴;记忆力减退、失眠者加天柱、大椎、涌泉、三阴交等穴;神经衰弱、焦虑、抑郁者加头维、角孙、天宗、膻中、肝俞、期门等穴。均使用一指禅偏峰推法,点、按、按揉等手法。上述手法操作完毕,在头部进行扫散、叩击等手法。最后,拿揉肩井穴,拍击肩背部,以利于舒筋活血,加速康复。

2. 心理疗法
(1)疏导疗法:以良好的医患关系为基础,对患者的病态心理状态进行疏导开通,增强患者与疾病做斗争的信念和勇气,充分调动患者的主观能动性,并培养患者对心理应激的应对能力,认识疾病发生和发展规律,达到治疗和预防疾病、促进心身健康的目的。

(2)放松疗法:通过训练,有意识地控制自身心理生理活动,降低唤醒水平,改善机体紊乱

功能；通过静默法、松弛反应、自发训练、渐进式放松的步骤，使患者达到增进记忆、增加敏捷度、提高智力及稳定情绪的目的。

（3）暗示疗法：利用语言及非语言手段，引导患者顺从、被动地接受医生的意见，以达到治疗的目的。

# 第五节　预防与康复

虽然现在治疗方法有很多种，但平时有意识地自我保护脊柱也是至关重要的，即符合中医提倡的"治未病""未病先防"理论。例如，长期伏案工作的人，应隔段时间伸伸懒腰，练练八段锦、太极拳等，以改变脊柱的位置；选择枕头时，高矮要合适；平时抬举沉重物体时，应该屈膝下蹲，双手拿起而不能光用单手。脊柱疾病可发生于从出生到老年的各个年龄段，因此，脊柱健康也要从"娃娃"抓起，并贯穿于人生的各个阶段。养成定期脊柱检查保健的习惯。

医疗体育是治脊疗法康复期和预防复发措施中的一项有效疗法，能发挥患者主观积极性。它与普通体育运动不同，更不能把日常工作、劳动代替医疗体育。

脊椎综合征的治疗，以往较强调静养为主，采用石膏或皮围固定、强调休息。笔者认为，固定有利于创伤的修复，对急性损伤或反复发作的患者，在复位后，应用短时期的颈围或腰围固定或卧床静养是容易收效的。但是，固定不利于各组肌群的锻炼，长期固定还会使有关肌肉出现失用性肌萎缩，对脊柱的稳定性带来危害。因此，主张采用动静结合，以动为主。一般在急性期，劝告患者注意休息，外伤致病的重症患者，急性期根据需要，亦可用颈托或腰围做短期固定。康复期，则应鼓励患者进行医疗体育锻炼，根据各种不同病症、不同年龄、不同体质的患者做出锻炼方案，指导其体疗方式和掌握好运动量。防止锻炼不当而出偏差。一般锻炼，以3个月至半年为1个疗程。此后仍应适当选择一些保健运动，作为强身健体、预防复发的锻炼项目。

医疗体育能改善血液循环，促进新陈代谢，通过神经和体液的调节，可改善呼吸和血循环功能，能使组织、器官保持正常的功能活动，有利于疾病和体质的康复。伤病会使肢体活动量减少，导致组织、器官在形态学上出现退行性变化，尤其脊椎综合征，常见的如肌萎缩、椎间盘退变和骨质增生加速、椎旁软组织变性、结缔组织增生硬变或肌腱、韧带缩短、钙化等。医疗体育能改善血液和淋巴循环，活跃组织的氧化还原过程，改善组织营养，使组织、器官形态和功能恢复正常。特定的动作还有利于脊椎小关节的自我复位，纠正脊柱侧弯变形，长期坚持锻炼可增强脊柱有关肌肉和韧带的弹性，促使脊柱稳定性的康复。

脊椎综合征的医疗体育锻炼，要掌握好按病情，选用适当运动方式和运动量。在急性期过后开始进行，医疗体育作为预防复发的主要措施。运动方式或运动量不当，易加重病情。运动量不足，疗效亦差。原则上运动量应由小逐渐加大，以循序渐进的方法为好。常用的几种治疗方法分述如下。

**（一）颈保健功**

颈保健功适用于颈椎病患者康复期锻炼。于每晨睡醒后在床上练功，对未恢复稳定的颈、腰椎，在睡眠中发生的轻微错位，有自我复位作用。亦可选用坐式颈肩操，适用于低头工作者的工间活动，操练方法如下：头前屈、后伸3～5次；头左右转，看肩背3～5次；左手拉椅边，头用力向右侧屈，如法向左侧屈各3～5次；伸腰挺胸，双上肢向后方用力伸出（俗称伸懒腰）1～2

次;双手交替拿捏后颈,同时头向后方用力伸颈并左右转动 2~3 次。

### (二)腰背保健功

腰背保健功适用于腰腿痛疾病康复期锻炼。亦可选用松背强腹锻炼:适用于矫正腰椎过度前凸(妇女产后或肥胖者),因腹部负重过大,致体重的重力线不经腰椎间盘而在腰后关节部,引起后关节损伤而成慢性腰痛。腹腔质量不由骨盆承担而由腹肌承担,使腹肌过分牵扯,造成背肌代偿性紧张,亦可形成背痛。故其锻炼重点应加强腹肌收缩力而放松腰背肌。

1. 抱膝抬臀　仰卧位,双手抱膝,向腹部用力靠拢,把臀部翘起离床。年轻患者可作不倒翁式的抱膝起坐,重复 5~10 次。
2. 仰卧抬腿　双下肢伸直,慢慢抬起至 90°,慢慢放下,10~30 次。
3. 仰卧蹬腿　仰卧位,双下肢轮换做屈伸动作,左右蹬腿如踏自行车,10~30 次。
4. 仰卧起坐　仰卧位,双手抱颈,做仰卧起坐动作,5~10 次。
5. 侧卧转体　侧卧位,下方腿伸直,上方腿屈曲,将上身做向前、向后的转体活动,幅度大,动作慢为佳,左右各 3~6 次。
6. 站立抬腿　立于桌边,一手扶桌面,一足独立于地上,另一足尽力向前抬高、放下;外展、放下;后伸、放下。重复 3~6 次,转身如法做对侧。
7. 悬吊法　在门头或单杠上作悬吊,双下肢做左右摆动和双屈膝向前踢腿运动;亦可利用两张桌子(等高)作双杠,如法练习。
8. 头臀顶墙法　背靠墙壁站立,双手下垂,手指掌面贴扶墙壁,头、背、臀及双足跟向墙壁用力顶压,坚持 2~3min,重复动作 5~10 次。

### (三)床上矫正操

床上矫正操适用于脊柱侧弯的患者。此矫正操在床上进行,共分 8 节,锻炼时,要注意坚持向脊柱侧弯的相反方向用力矫正。床上矫正操的具体操作如下。

1. 勾脚挺胸运动　仰卧位,两手握拳置于躯干两侧,然后做屈肘同时勾足(屈踝)、挺胸运动。
2. 展臂挺腰运动　仰卧位,两臂伸直并从体侧上举过头,同时尽量做挺腰运动。
3. 腿转腰运动　仰卧位,屈双膝,两手握拳并屈肘置于躯干两侧,将双膝做左右摆动,幅度逐渐加大,使脊柱做转动。
4. 侧卧转体运动　侧卧位,下方腿屈曲,上方腿伸直,下方手向前,上方手向下伸直,将上方的上、下肢同时抬向侧上方向,重复练习,翻身如法练对侧。
5. 屈腿牵脊运动　仰卧位,双手托后颈部,双小腿下半截伸出床沿外,左右小腿交替用力屈曲,使牵引力作用于腰背部,各 10~20 次后,双腿同时屈曲牵引 2~3 次。
6. 俯卧撑运动　俯卧位,两肘屈曲,双手掌平置于胸前按在床上,双下肢并拢伸直,两上肢用力伸肘,使躯体撑高,尽力挺胸仰头做矫正侧凸运动。
7. 飞燕式运动　俯卧位,两臂及两腿取伸直位,然后使腰背部肌肉用力收缩,尽量使头、胸部及四肢离床面,如燕子飞的姿势。
8. 跪坐挺胸　屈双膝,跪坐于足跟上,双手握拳分别置于两侧肩关节前方,拳心向前,两肩向后用力后伸挺胸,根据胸椎侧凸状态,做矫正侧凸的运动,侧屈(先加大侧弯,后矫正,前者用力轻,后者用力重),起立踏步,结束练习。
9. 后伸撑起运动　去枕俯卧,双上肢内收与肩同宽,屈肘 90°,前臂掌面朝下放于床上,肘部或手掌根部用力将头颈、胸廓撑起,头颈后伸,骨盆及髋部垂贴于床上,坚持 2min 后恢复休息体位,重复 10 次。

### (四)医疗运动

1. 简化太极拳、八段锦及步行适用于老年患者和合并神经衰弱、高血压的患者。
2. 广播体操、慢跑,中青年患者可选用。
3. 蛙式和自由式游泳均是脊椎综合征患者的适宜运动。

注意:脊椎综合征不宜做跳高、跳远及球类、投掷等运动。

### (五)走步与健康

每一个人每天都要走步,但并不是每一个人都会走步。能够达到健身目的,达到预防和康复脊椎疾病的走步并不简单,与我们平时所谓的"走步"还是有区别的。

1. 行走要快乐 走步时,把忧愁、苦恼、烦躁、自卑、痛苦等都写在脸上,不但达不到走步的目的,反而会气脉不通,甚至气血逆行,对身体造成伤害。

那么,应该如何快乐的走步呢?学会忘记不愉快的事,走步时要多想一些高兴的事。多想、多看大自然的状态,使自己也回归到大自然中去。

2. 大脑要放松 学会放下。抛开一切烦恼,放下所有事情,轻轻松松走步,让大脑充分休息。要给自己暗示。暗示自己去掉杂念,轻松走步才健康。

3. 呼吸要顺畅 走步时消耗体力大,氧气需求比平时大得多,保证呼吸顺畅首当其冲。平时要注意鼻子、气管、咽喉的健康情况,疾病发作时,不宜走步。呼吸应有节奏,用鼻子自然呼吸最好,要有一定的深度,以免气体交换不充分。

4. 胃肠要舒服 如果胃肠装满了食物,走步时,胃肠就会随之震动,轻则引起消化不良,影响走步效果,重则系膜扭转,容易发生意外。如果空着肚子,走步时没有一点儿力气,则容易透支身体。所以,走步前半小时不进食物,让胃轻松一些,合理分配、调动血液,保证血液循环顺畅。走步开始前可以做胃肠按摩操,即手掌叠加在一起,均匀用力,顺时针按摩腹部 60 次,再逆时针按摩 60 次。也可以做胃肠拍打操,即左右手交替拍打腹部 100 次,让胃肠功能得到巩固提高。走步开始时,速度不要快,让身体逐渐热起来,待身体充分适应后,再慢慢加速。

5. 双腿要刚劲 走步靠的是两条腿,迈步时,双腿如果绵软、无力,关节僵硬,就不可能调动更多的肌肉和骨骼参与进来,其结果就是骨骼受力不均,关节受重不均衡,反而会伤害身体。走步时尽量抬高大腿,顺力向前送髋。前后的力道相一致,既可以节省体力,又可以保护关节、肌肉、骨骼。小腿尽量向前伸,才能调动更多的肌肉、韧带和骨骼参与进来,共同负担力度。肌肉适度放松。收腿要均衡用力,也需要大腿与小腿的配合。

6. 落脚要坚实 走步时,双脚有节奏地交替迈进,带动全身运动,所以脚是走步的根。落脚时,如果重心不稳,可能导致下肢的骨骼和关节受伤。落脚要正。如果偏斜,会使整个人体重心发生改变,着力点出现交叉,导致某侧小腿、大腿、关节受力加大,长期下去,就会影响健康。脚落地要有节奏,与步速、胳膊摆动一致起来,落地要用力均匀、轻缓为宜,千万不能往下跺脚,以免伤害骨骼与关节。脚着地的瞬间最好是用全部的后脚跟先着地,而后如"轴承"一样逐渐过渡到前脚掌。落地时轻柔,有一个抓地的力;离地时迅速,有一个蹬地的力。为了及时发现落脚是否有问题,可以请人观察自己的落脚情况,主要检查落脚时,脚面是不是与身体前进方向在一条线上,是不是平稳,有无外(内)倾等,如果有,要立刻认真矫正。

7. 眼睛要有神　走步时,在确实保证安全的前提下,适时转动眼睛,能缓解视神经紧张,改善眼底血液循环,从而达到消除眼睛疲劳、保护眼睛的目的。保持愉快心情。

8. 摆臂要有律　走步是全身运动,胳膊的协调作用、稳定重心作用、加速作用非常大。如果摆臂没有韵律,与双腿运动不协调,就会越走越累。

9. 精力要集中　快乐走步的前提是把精力、注意力全部集中在大自然里,内心真正放下世俗中的各种不切实际的欲望,意识尽量集中在双腿、呼吸、双臂、双眼上,让心灵与大自然真正融合在一起。始终感受走步的过程。时刻暗示自己专心走步,安全第一,快乐第一,融入自然第一。

如果精力不能集中,内心特别压抑,不能控制走步节奏,就要暂停走步,待心态调整好了再去走步。

(六)跑步与健康

跑步不仅会让心脏变得更强壮,而且能够锻炼血管内壁。更柔韧的血管壁可以帮助心脏更轻松地把血液输送到肌肉中,从而保持整个运动系统乃至全身各系统的健康运转。

1. 跑步前准备

(1)记住跑步的三个原则:适度、一致和休息。

适度,就是慢慢开始。在合理的压力下,心血管系统立即会做出响应,它会迅速强化,让你有能力运输更多的氧气到那些缺氧的肌肉中。不幸的是,你的骨骼、韧带、肌腱和肌肉并不能相应地做出调整,尽管人体能够承受相当多的压力,但是你必须慢慢地施压以避免受伤。

一致,就是保持适合身体情况的跑步强度。如果身体处于过高强度的压力之下,你会发现自己又回到了原点,或者更糟糕,会生病或者受伤。当你把跑步当成你生活中的一部分时,你的身体和意识就会从跑步中受益,你就会发现自己已经渴求跑步了。

休息,就是给身体时间和能量去适应训练量的一些变化。一旦身体适应了,你会变得更强壮,更有效率。

(2)选择好跑步地点:跑步最好在柔软的地面上进行,这样会减少骨骼、韧带、肌腱和肌肉中的应力和紧绷感,跑得更愉快。通常情况下,柏油路面相对于混凝土更可取一些,而土壤会更好一些,因为它能吸收更多的冲击力。

(3)选择合适的跑鞋和衣服:去商店选择跑鞋,让专业店员评估一下你的脚帮助你选择一双适脚的,同时又满足生物力学特征的跑鞋。选择一件在寒冷天气下穿的跑步夹克,还有由人工合成材料制成的T恤、短裤和袜子,它们能够排出水分,让身体保持干燥舒适。

(4)成功完成每一次跑步:为了成功完成跑步,要慢慢地开始,按照自己的能力去跑步,积极思考,每次跑步后祝贺自己。

2. 在路上

(1)做好热身:行走或者慢跑5~10min。轻微拉伸3~10min,将注意力集中在小腿、韧带、股四头肌、臀部、髋部屈肌、腰部肌肉和肩部。

(2)跑步时:保持放松,挺起胸膛,跑步时自然摆臂。保持警惕,无论在何时何地跑步都要有安全意识。

(3)做好跑步后的放松:行走或慢跑5~10min,让胳膊保持向前运动状态,背部保持成弧形。拉伸小腿肌肉和韧带以锻炼柔韧性。在完全热身的情况下,可以做深度的拉伸运动,以增加或保持柔韧性。

**(七)游泳与健康**

游泳既是充满乐趣、强身健体的休闲运动,又是一项实用的生存技能。在脊椎病因治疗学中,游泳对于关节的锻炼,尤其对于关节、肌肉损伤的康复有着极其重要的意义。

1. **强健体魄**　水的阻力比空气阻力大得多,在水中向前游进必须要用较大的力量,而且,游泳还是周期性的动力性运动。因此,坚持游泳锻炼,不但能够提高肌肉的力量、速度、耐力和关节灵活性,还能使身体得到协调和全面的锻炼。

据测定,水的导热能力比空气大25倍左右。经常进行游泳锻炼能增强体温调节能力,从而更能适应外界气温的变化,减少气温升降对人体的不良影响。游泳时消耗热量大,能有效地消耗体内的多余脂肪,是一种极好的减肥方法。

人体在水中受到水的压力,水深每增加1m,每平方米体表面积所受的压力就增加0.1个大气压。人站在齐胸深的水中,感觉呼吸比在陆上费力是因为胸腔和腹腔受到水的压力,这就迫使呼吸肌必须用更大的力量来完成呼吸动作,经常进行游泳锻炼,可增强呼吸系统的功能,扩大胸部活动幅度,增加肺容量,对提高人的心肺功能有显著作用。

游泳时身体处于平卧姿势,加上水对皮肤的压力和按摩作用,使得肢体的血液易于流向心脏。长期从事游泳锻炼,心脏体积呈现明显的运动性增大,收缩更加有力,血管壁增厚,弹性加大,安静时心率徐缓。此外,游泳还能促进血液中运输氧气的血红蛋白量增加,从而提高人体摄氧能力。

2. **塑造健美体形**　游泳可以帮助矫正某些不良的体形。因为游泳时人总要尽量伸展脊椎,加长划水动作路线,这对预防和矫正驼背、脊椎侧弯等都有好处。同时,游泳时人靠水的浮力托起,身体各部位特别放松、舒展,可以使机体的各部位和肌肉得到均匀而全面的发展,从而塑造出一个健美的体形。

3. **锻炼意志**　初学游泳时,要克服怕水心理。长期坚持游泳,还要克服怕苦、怕累、怕冷的心理。尤其是在大风大浪的江河湖海中游泳和冬泳,没有很强的意志力是坚持不下去的。因此,长期的游泳运动能够锻炼人的意志,培养勇敢顽强、吃苦耐劳、不怕困难的优良品质。

4. **放松心情**　游泳不受年龄、性别限制,是一项"休闲体育"运动。盛夏,人们与亲朋好友到泳池、水上游乐场、海上进行游泳、游戏,不但能使肌肉得到放松,还能让紧张的精神得以松弛,有利于保持心情舒畅。

5. **保护生命安全**　人们生活的世界布满了江河湖海,在生活中人们不可避免地要与水打交道,无论是主动下水,还是被动失足落水,假如不会游泳,生命安全就会受到威胁,如果会游泳,不但可以自救,还可能救助他人。

**(八)太极拳与健康**

太极拳是在传统"导引术"和"吐纳术"的基础上发展起来的独特健身运动。太极拳不仅把武术中的手、眼、身、步法的协调动作同"导引术"和"吐纳术"结合起来,而且还主张"以意导气,以气运身",又具有气功内行调心的特点,从而也就构成了太极拳要求意识、呼吸和动作密切结合,"练意、练气、练身"内外统一的内功拳运动,"始而意动,继而内动,再之外动",形成刚柔相济、快慢有节、蓄发互变、以内劲为统驭的独特拳法。太极拳的产生与发展,不仅借鉴了我国源远流长的拳术和传统养生法,还渊源于中华古老的经络学说和古典唯物主义哲学思想。太极拳内外兼修的特点,非常适合脊椎病因治疗学中的预防和康复。

1. 太极拳对脊椎病因治疗的基本原理

(1)生命在于运动:太极拳是一项体育运动,具有肢体运动的外在表现,因而也就具有其他体育项目相同的健身功能。其奥秘在于"一动无不动"的身体活动,能给各组织器官一定强度和量的刺激,激发和促进身体在生理、生化上和形态结构上发生一系列适应性变化,使体质朝着增强的方向转化和发展。

(2)舒经活络:经络学说认为,经络内属于脏腑,外络于肢节,沟通脏腑与体表之间,使人体联系成为一个有机整体;并能行气血、营阴阳,使人体各部的功能活动均保持协调和相对平衡。太极拳独特的习练方式可通经活络。

1)太极拳强调全身心的放松,可削弱、转移和克服造成人体气机紊乱和脏腑阴阳气血失调的七情刺激,而有利于经络的疏通。

2)太极拳全身性的轻慢松柔的适当运动,会使周身暖意融融,可加大经络传导速度和强度,有利于脉气在遍布全身上下、内外循环无端的经络系统中运动,有助于经络畅通透达,使气血充盈灌注全身,温养滋润各脏腑组织器官,营阴阳,维持和保护机体正常功能,加大抗御病邪和自我恢复能力。

3)太极拳运动中,旋腰转脊,四肢的屈伸、旋转、收展所构成的缠绕运动,会对全身 300 多个腧穴产生不同的牵拉、拧压和按摩作用,能起到类似针刺的作用,激发经气,疏通经络和调整虚实,加强维持并联系各组织器官的生理功能,使其处于有序的状态。

(3)调节心理:中医理论认为,致病因素主要为外界环境的异常和内环境的变动。外环境的异常是指"六淫"(风、寒、暑、火、燥、湿)的变化,对人类身体健康的有害侵袭。对"六淫"有必要加以回避,但根据"适者生存"的自然法则,更应使人体生命活动顺四时和适寒暑,顺应自然变化。内环境的变动是指"七情"(喜、怒、忧、思、悲、恐、惊)的变化。"七情"是大脑对客观事物的情志反映,在一身情况下是正常而无害的,但过于强烈或持久,超过了机体耐受的极限,就会产生各种疾病。

1)太极拳是非常天人合一、形神合一的养生术,太极拳的动静结合、动中求静、以静御动和虽动犹静,使太极拳更符合运动适度的健身原则;同时,太极拳独特的心静用意,使心更易入静,可有效阻断过分亢进和炽烈的"七情"对气血的干扰和逆乱影响,护卫"元神",正常发挥其调控人体身心健康的功能。

2)太极拳运动,可促进内啡肽的分泌。内啡肽是一种类似吗啡的物质,对大脑具有镇静和保护性抑制作用,使大脑皮质得到适当的休养生息,从而对精神和心理都会产生良好影响。

3)太极拳缓慢柔和,轻松洒脱,变换多姿的动作,温文尔雅的风度,会使人产生一种行云流水般的悠然自得感,虚无缥渺般的舒适感,从容不迫的惬意感,如沐春风般的满足感,这是一种超级的心理享受,这无疑使练习者获得和保持健康的心理状态。

(4)腹式呼吸:吐纳之术,相传为道家修炼养生之术。吐纳者,使腹中恶浊之气自口呼出,而由鼻吸入清新之气。此术实为腹式深呼吸运动,具有调节神经、按摩内脏、促进消化、畅通气血、增大肺活量和促进新陈代谢之作用。太极拳借鉴吐纳之术,采用腹式呼吸方式。太极拳的腹式呼吸,不仅表现在"深"字上,并做到匀、细、缓、长,而且还要同动作相结合,进行"拳式呼吸",即采用合呼(为蓄)开吸(为发)或合吸(为蓄)开呼(为发)的呼吸方法。

2. 练太极拳怎样获得最大功效

(1)动作规范:动作规范主要是指身体姿势要符合一定的动作标准,不管动作怎样千变万化,所共同遵循的动作要求。

1)头颈要自然"顶悬"或"虚领顶劲",即头颈要正直,悬顶而弛颈,似头顶上有绳相系,有悬拉之感。面部表情自然,下颏回收,口自然闭合,舌上卷舔上腭,以利唾液的分泌。眼随身动,一般注视手或平视前方。头颈姿势的正确与放松,对神志和全身的放松极为有利。

2)躯干部要做到"含胸拔背",胸不外挺,但也不过分内含,其目的在于消除胸肋部肌肉的紧张,有利横膈鼓荡,有利调息。拔背而不耸肩,使背脊得到充分放松和舒展,有利放劲,做到"力由脊发"。在含胸拔背的同时,腰脊要安舒,做到上体竖直、端正、垂腰,臀要收敛而不后撅,上体不前俯后仰,以求腰脊运转的灵活和以腰为"轴心"的确立。

3)上肢要"沉肩垂肘"。肩关节要放松,臂伸直要自然,从而有利"转腕旋膀"和上肢做弧形运动,并有使动作柔化之作用。

4)下肢要做到屈膝落胯。腿要保持适度的弯曲,力求放松。这种姿势,有益于重心移动和两腿虚实变换,使进退、转动灵活,匀速而稳定,防止动作僵硬、急动和上下起伏。动态中的屈膝落胯,还有益于消除局部肌肉的紧张与疲劳,也便于使动作达到"其根在脚,发于腿,主宰于腰,形于手指"。

5)在太极拳中,非常讲究"三合"(手与足合、肘与膝合、肩与胯合)对齐,"三尖"(手尖、鼻尖、足尖)相对。这种对动作姿势和幅度的界定,实际上是对身体重心恰当的控制,更有利于身体的端正、稳定和放松,有利于消除动作的生硬、呆板,使动作运转更加自然、流畅。

(2)呼吸得法:太极拳运动采用腹式呼吸方法,一般来说,腹式顺呼吸易于掌握,即在练拳中,口唇轻闭,齿轻合,舌舔上腭,鼻孔吸气,用意导气体徐徐下行,使"气沉丹田";在吸气过程中,横膈下降,压挤腹腔内脏,腹部随之隆起。呼气也从鼻孔呼出,呼气时,横膈上升,下腹部同时回缩,肛门括约肌随着吸气时的自然收缩转为放松。太极拳呼吸要求深、匀、细、缓、长,但初练者不要刻意追求,只要采用通顺的自然呼吸就可以了。腹式顺呼吸也是达到腹式逆呼吸的必由之路,腹式逆呼吸会加大身体神经系统对呼吸的调控,从而对自主神经系统调节内脏功能产生更加良好的影响。但初练者不能因此而盲目采用这种呼吸方法,否则不仅会顾此失彼,影响动作习练,甚至出现憋气等现象。实际上,只要随着动作的熟练,腹式顺呼吸越发协调,达到腹式逆呼吸只是瓜熟蒂落的事情。太极拳哲理取法自然,不可违背。所以初练者务必遵循呼吸要畅利的原则,切忌急于求成。

(3)心静用意

1)"用意导动":注意力集中,用意念引导肢体的运动和神气的鼓荡,即肢体的运动与神态的变化,必须是"意识"运用的外在表现,"先在心,后在身",就是这个道理。太极拳中螺旋形运动,劲力的蓄发运放,虚实调节变换和动作的节节贯穿,刚柔相济,快慢相间,都是在用意念引导下完成的。就一动作而言,意念贯穿整个过程始末,意念不息,动作不止,意变动变。太极拳外在动作所表现出来的以上各个特点,实际上是跌宕起伏的"意念"生发、流动与变换的外在表现。

2)"用意不用力":就是动作要放松,不用拙力。在意念引导下,产生一种轻灵而富有弹性和韧性的内劲,即"劲蓄于内,而不外露",不产生显示速度与力量的外在肢体运动,也不应产生努目、强项、挺胸、耸肩、突肘、拔腰、屏气和故作抖擞精神状等。"用意不用力"实际是弱化了"外劲",强调了内劲的运用,内劲的蓄发源于"外劲"的运用。因此,为更好地运用内劲,有必要对动作在技击中的攻防含义有清楚的认识和了解。

(4)循序渐进：太极拳是以动作的开合、蓄发、快慢、刚柔、虚实、松张、升降、起伏转换为特点的圆弧运动，从动作的规范，到套路的熟练，从掌握动作到呼吸、意念的运用，都具有鲜明的层次性。学练时也就遵循"先学走、后学跑"的规律，由易到难，由浅入深，由桩功到套路进行有序地习练。

(5)持之以恒：太极拳良好的养生保健功效，只有经过长期的锻炼才能生发出来。锻炼效果的出现是一个日积月累的过程，具有不练则退的规律，"三天打鱼，两天晒网"必不能取得良好锻炼效果，甚至会因运动量过大而有害于身体。另外，身体的康复和体质的改善是一个缓慢过程。太极拳具有健身防病的作用，但不具立竿见影之效。太极拳养生保健功效是"练身、练气、练意"综合锻炼的结果，真正能掌握太极拳习练真谛，本身就是一个较为长期的过程，"冬练三九，夏练三伏"，正是体现了练拳的不可间断性。

(6)功到必成："功到"是一个战胜自我的过程，也是一个对打太极拳养成习惯和产生兴趣的过程。随着这种转变，一种身心健康的充实感、愉悦感、幸福感会油然而生，工作和生活质量的提高会不期而至，人生乐趣会得到更大享受，对太极拳健身、疗疾和抗衰老三大功效会有更深刻的认识和感受。反过来，又会强化练拳的信心和兴趣，最终会使太极拳成为习练者走向健康途中的良师益友。

# 下篇 各论

# 第7章

# 呼吸系统疾病

## 第一节 支气管哮喘

支气管哮喘是一种常见病、多发病,主要症状是发作性的喘息、气急、胸闷、咳嗽。支气管哮喘是由多种炎症细胞(包括嗜酸粒细胞、肥大细胞、T淋巴细胞、中性粒细胞等)、结构细胞(包括气道上皮细胞、气道平滑肌细胞等)和细胞组分参与的气道慢性炎症性疾病。这种慢性炎症导致气道高反应性,通常出现广泛多变的可逆性气流受限,多数患者可自行缓解或经治疗缓解。

### 一、病因病机

目前认为导致哮喘的危险因素包括宿主因素(遗传因素)和环境因素两个方面。

1. 大多数哮喘起病于婴幼儿,多认为与变态反应、气道炎症、气道反应性增高及神经等因素相互作用有关。

2. 肺和支气管的交感神经由 $T_2 \sim T_6$ 胸髓侧角发出,经椎间孔至星状神经节及上胸椎旁交感神经节,交换神经元后经肺丛而达支气管,交感神经兴奋时支气管扩张,当交感神经节前纤维因关节错位、椎间孔变形变窄,造成骨性压迫,致使神经受损害而功能低下时,支气管将出现过敏现象。

### 二、临床表现

1. 部分患者起病可出现发作先兆,包括流清鼻涕、频繁喷嚏、鼻咽部发痒、眼部发痒、胸闷。

2. 哮喘严重程度不同的患者其表现可有很大差异,轻者只有胸闷或顽固性咳嗽,典型者表现为气憋、喘息,呼气性呼吸困难。

3. 典型发作者双肺可闻及散在或弥漫性以呼气相为主的哮鸣音。

4. 胸部影像学检查,早期在哮喘发作时可见两肺透亮度增加,呈过度充气状态。

5. 脊椎损害在 $C_4$～$T_6$ 之间发生关节错位,尤以颈胸交界处,$C_7/T_1$ 间为多(大椎穴和定喘穴)。符合与交感神经节段及中医经络学说的定喘穴与肺俞穴之间发生脊椎及其周围软组织劳损有关。

### 三、支气管哮喘与脊椎解剖的相关性

1. 肺和支气管受自主神经支配,而呼吸肌受运动神经支配

(1)副交感神经:节前纤维发自迷走神经背核,经迷走神经和肺丛而止于气管、支气管和肺内的神经节,其节后纤维分布于支气管的平滑肌和腺体,作用是使支气管收缩和分泌黏液。

(2)交感神经:节前纤维发自 $T_2$～$T_6$ 侧角,经相应胸神经的白交通支入交感干,上行止于星状神经节及上胸部交感节。节后纤维经肺丛而分布于支气管的平滑肌和血管。作用是扩张支气管。

(3)呼吸肌的神经支配:胸神经 2～11 前支形成肋间神经,在肋间隙穿行时发出分支,支配肋间内肌、肋间外肌、肋下肌及胸横肌。另膈肌的神经支配来源于 $C_3$～$C_5$。

2. 颈椎错位　由于颈胸椎外伤、退行性改变造成颈部、胸部交感神经受到直接或间接的压迫,使交感神经分布于肺、支气管的作用受到抑制,而副交感神经的作用增强,使支气管平滑肌痉挛,分泌物增加,膈肌运动减弱,因而出现胸闷、气急、咳嗽等症状。

3. 胸椎错位　$T_2$～$T_6$ 错位,肺和支气管的交感神经由 $T_2$～$T_6$ 侧角发出,经椎间孔至星状神经节及上胸旁交感神经节,交换神经元后经肺而达支气管。交感神经兴奋时,支气管扩张,当交感神经节前纤维因关节错位、椎间孔变形变窄造成骨性压迫,使神经受损害而功能低下,引起气道痉挛。

### 四、诊断要点

1. $C_4$～$C_7$ 椎后关节突隆起,横突和棘突偏歪,$T_1$～$T_6$ 棘突偏歪。在颈椎横突前后及 $C_4$～$T_6$ 棘突旁有压痛。

2. $C_4$～$C_7$ 棘突旁、菱形肌有摩擦音,在斜角肌、冈上肌、三角肌有硬结。

3. 在肱二头肌短头、胸大肌、冈上肌、大小圆肌、后斜角肌及天宗、肩井、缺盆、天鼎穴有压痛。

4. 头颈前屈、侧屈时受限,而转动时多无碍。

5. X线检查:①$C_4$～$C_7$ 或 $T_1$～$T_6$ 棘突偏离颈胸棘突连线之上。②颈椎后缘连线出现中断、反张、成角、双边、双突影像,或骨质增生侵入椎管;或椎间隙变窄、椎旁韧带钙化。③斜位颈椎片出现椎间孔横径变窄、变形。

### 五、治疗

1. 单椎或多关节错位者,用正骨推拿手法纠正(参阅颈、胸椎复位法),对并发慢性支气管炎(肺气肿)者,若有脊柱侧弯的,要用治脊床或矫形体操同时治疗,才能加速好转。每日或隔日1次,20次为1个疗程。

2. 肺部炎症较重的,热疗用超短波治疗胸椎上段,用对置法,兼治肺部炎症,可促进支气管水肿消除,并发支气管炎或有肺气肿者,用微温量,每次15min,无肺部炎症者,选用微波或短波单极(鼓状极置大椎穴,即 $C_7$ 处)为中心,温热量,每次20min,每日1次,12～20次为1个

疗程。

3. 药物注射治疗椎旁软组织劳损点，隔日 1 次，根据病情，治疗至错位关节恢复稳定时止。

4. 恢复期开始练呼吸操及坚持练颈保健功，应用颈保健枕。儿童哮喘患者，应 3 年内在好发季节期间做巩固性治疗 10d，或在第一段治愈后，有复发的先兆时，即做一短程治脊疗法，可控制不发作。重症患者，已有并发症的老年患者，应同时给予中西医药物治疗。有肺源性心脏病的重症患者，不适宜用快速复位法，可用轻柔手法作为辅助性治疗。

5. 为支气管哮喘患者实施有效的心理护理干预可以改善患者的心理状态，提高患者对治疗的信心。

## 六、典型病例

田某，女，17 岁，学生。13 岁患支气管哮喘，每年冬季反复发作，近 3 年来，几乎每年要住院半个月左右。此次发作已 1 个多月，每天近天亮即大发作，呼吸困难，面色苍白，端坐喘咳不止，大量黏液性痰，用平喘药物控制。日间不敢出外，稍有冷感，即可诱发，发作期间，常诉背部肩胛间疼痛，听诊双侧肺部有广泛性干、湿性啰音及哮鸣音。治脊疗法触诊（$C_6$ 左侧弯，$C_7$ 偏右，$T_2$ 偏左并至 $T_5$ 左侧弯）。背肌软弱无力，下颈上胸椎周软组织劳损，有明显摩擦音。用缓慢复位法及红光照射后颈部，在病房进行，每日 1 次。3 次后哮喘发作被控制，肺部啰音明显减少，开始能到室外活动，自行到理疗科治疗。改用超短波治疗胸背部及加药物注射治疗劳损点，15 次治疗，临床治愈出院，教以矫形体操，回家坚持锻炼，次年冬季未大发作，但仍易感冒，轻度喘咳，再行 1 个疗程治脊疗法，不用平喘药，亦不要住院治疗。第 3 年冬季，全身情况比前壮健，偶有感冒喘咳，再行 1 个疗程治脊疗法，不药而愈。先后 3 年，共行治脊疗法 60 次。此后未再发病，身体健康。

# 第二节　慢性支气管炎

慢性支气管炎是由于感染或非感染因素引起气管、支气管黏膜及其周围组织的慢性非特异性炎症。临床以咳嗽、咳痰为主要症状，每年发病持续 3 个月，连续 2 年或更长。但发病原因尚不完全清楚。

## 一、病因病机

1. 本病流行与慢性刺激（主要是吸烟、刺激性烟雾、有害粉尘、大气污染等）、感染病毒、支原体、细菌等及过敏因素、气候变化等密切相关。

2. 内因包括呼吸道局部防御及免疫功能降低和自主神经功能紊乱。

3. 相应脊椎（$C_3 \sim T_5$）病损（椎间错位为主），导致颈、胸椎椎间孔变形、变窄，直接损伤交感神经节前纤维或椎旁节，而导致自主神经功能失调。部分患者随脊椎退行性变、脊柱保护不善或外伤，极易诱发颈、胸椎关节错位，致使抗感染的免疫力降低，从而导致慢性支气管炎的发生。

## 二、临床表现

1. 症状以咳嗽、咳痰为主,有过敏现象而发生喘息。
2. 早期多无体征,可有干、湿性啰音,哮鸣音,肺气肿征。
3. 在相应脊椎($C_3 \sim T_5$)可发现椎间错位。

## 三、慢性支气管炎与脊椎解剖的相关性

相应脊椎(第3颈椎至第5胸椎)病损(椎间错位为主),导致颈、胸椎椎间孔变形、变窄,直接损伤交感神经节前纤维或椎旁节,而导致自主神经功能失调。脑干内的呼吸中枢分为呼气中枢和吸气中枢,此二中枢发出的网状脊髓束下行至 $C_3 \sim C_5$ 和上段胸髓,随3、4、5颈神经组成的膈神经分布和 $1 \sim 5$ 肋间神经,支配呼吸肌和膈肌运动;交感神经节前纤维自 $T_1 \sim T_5$ 侧角交感核发出,随脊神经根通过 $1 \sim 5$ 胸椎椎间孔,至星状神经节及上胸部交感干神经节,自这些神经节发出的节后纤维与迷走神经组成肺丛,分布于支气管和血管平滑肌。交感神经亢进时,可使支气管扩张;交感神经抑制时,可导致迷走神经功能相对亢进,使支气管缩窄(痉挛)和分泌黏液。

## 四、诊断要点

1. 临床上以咳嗽、咳痰为主要症状,或伴有喘息,有明确的客观依据,如X线、肺功能等也可诊断)。
2. 排除具有咳嗽、咳痰喘息症状的其他疾病。
3. 痰液检查,急性发作期可培养出致病菌。

## 五、治疗方法

治脊疗法方案能治愈脊椎病因相关的呼吸系统病症,是针对椎关节错位使椎间孔变形变窄,伤害交感神经节前纤维,而造成自主神经功能障碍。

1. 由呼吸内科确诊　呼吸内科按标准做出疾病诊断,对有合并感染者,同时应用药物治疗。
2. 按脊椎病因进行三步定位诊断　重点对其颈椎和第 $1 \sim 5$ 胸椎检查,根据三步定位诊断结果,排除治脊疗法禁忌证,符合脊椎病因的病者应用治脊疗法。
3. 治脊疗法常规方案　主治法以正骨推拿疗法为主,正骨推拿纠正颈、胸椎错位,颈椎病有退变者加牵引下正骨法。辅治法急性发作期,应用超短波做上胸部对置法电疗,加速消炎和祛痰止咳,无超短波可应用拔火罐、针灸、穴位磁疗等。慢性干咳期,选用拔火罐疗法,在错位脊椎相关软组织劳损点治疗,加速失稳脊椎的康复。预防复发改用保健枕是最重要的,高枕伤颈椎而低枕侧卧伤害上胸椎,必须纠正不良睡姿,才能发挥保健枕的作用,应仰卧和左、右侧卧兼顾,切勿俯卧。治脊疗法能使脊椎病康复,根治交感神经受压迫损害的病因,使自主神经功能恢复正常,有利于改善全身健康状况,从而提高抗感染免疫功能。
4. 心理疏导　慢性支气管炎由于迁延难愈和反复发作,给患者造成沉重的心理负担,表现为焦虑、悲伤、抑郁、孤独、失助等负面情绪,需要及时进行心理干预,改善患者的心境,使患者消除悲观、抑郁心理,积极配合治疗。

## 六、典型病例

周某,男性,58岁,由呼吸内科确诊为慢性支气管炎已10年,近3年反复感冒、发热,急性发作时,伴喘息、胸闷、咳痰,长期失眠多梦、全身多汗、双下肢乏力、右肩沉重疼痛、双手麻痛、小便频数、大便稀烂。自感精神体力日渐衰弱。查体:体胖,但呈驼背颈前倾的老年体型,步态缓慢,年轻时有头颈部撞伤史。触诊颈轴左侧弯,第2颈椎向右后旋转错位,第4、5颈椎旋转并左侧摆错位,第7颈椎、第2胸椎旋转并右侧摆错位,胸、腰段脊柱呈"S"形侧弯,胸段右侧凸、腰段左侧凸,腰轴过伸(肥胖腹大)、骨盆前倾位,X线摄片符合脊椎早期退变并发多关节多类型错位,第4~7颈椎椎间盘变性并有骨质增生。CT和MRI检查,第4/5颈椎、第5/6颈椎椎间盘突出。诊断:第4~5颈椎及第5~6颈椎椎间盘突出并发椎关节多类型错位,临床诊断为慢性支气管炎、胃肠神经官能症(曾诊断为过敏性结肠炎、神经衰弱、颈椎病等)。

治脊疗法方案第一阶段,以关节错位为治疗重点,以床边俯卧悬吊的旋转分压法治疗第7颈椎至第2胸椎错位,以侧头摆正法和仰头摇正法对第2~6颈椎做初步松解复位后,行牵引下正骨法,对治脊重点进行彻底纠正,配以红光照射后颈背部,每次20min。3次治疗后,十余年的右肩沉痛(冈上肌痉挛)、头晕失眠、胸闷气短即日渐减轻,第一阶段10次完成,患者对治脊疗法信心增强。

第二阶段做整体调理,增加胸椎、腰椎和骨盆的治疗。用摇腿揉腰(背)法、牵抖冲压(双向分压)法,调理改善胸腰椎侧弯和驼背凸肚体形,教其练保健功,改用保健枕。20次为1个疗程,此时咳嗽消除,停服原有消炎止咳药,全身症状明显改善,大小便恢复正常。

第三阶段停用治疗性药物。因出差频繁,治脊疗法断断续续进行,3个月时间内,完成20次治疗。其间曾患两次感冒,只服2d抗感冒药即愈,未引发支气管炎。结束治疗后,个人购买一张治脊床,每日做保健治疗1次。追踪观察5年,健康状况良好,恢复正常体态,精力充沛。

# 第8章

# 消化系统疾病

## 第一节 消化性溃疡

消化性溃疡是指主要发生在胃及十二指肠的慢性溃疡,也可发生在与酸性胃液接触的其他部位,包括食管、胃肠吻合术后的吻合口及其附近肠襻,以及 Meckel 憩室。消化性溃疡的病因复杂,发病学说较多,但都不十分明了,幽门螺杆菌感染与本病发病有明确关系,个人精神、饮食和体质也与本病相关。

### 一、病因病机

消化道受自主神经的双向调节,如果交感神经出现抑制状态,则副交感神经将会相对兴奋而导致胃酸分泌增多,引起胃痉挛,支配内脏的血管神经功能障碍,使局部组织缺血缺氧而导致组织坏死,溃疡形成。

颈胸椎段是自主神经走行的主要通道,颈胸交感干和迷走神经的节前和节后纤维均在此部位通过,胸交感神经节前纤维随脊神经根通过椎间孔,椎旁交感神经节由深筋膜附于肋骨小头,当颈椎曲度改变、椎间盘膨出、胸椎小关节错位均可造成局部软组织的张力增高,使脊神经根受到刺激或压迫,交感神经节前纤维常同时受累,导致自主神经功能失调而发病。

椎间关节错位使椎间软组织损害,损伤引起渗出、水肿甚至出血、机化。脊神经根与交感神经一方面受到椎间孔变窄的骨性刺激或压迫,另一方面受到软组织的非特异性炎症刺激或因软组织肿胀、粘连,深筋膜的牵张或压迫,加剧神经的继发性损害,严重的可引起神经脱髓鞘。炎症刺激可引起神经兴奋,如压迫重或受压时间长,可使神经进入间生态。

颈、胸椎小关节错位均可产生对交感神经的慢性刺激和压迫,交感神经的功能减弱或丧失,使交感神经和迷走神经之间的协调功能发生紊乱,使交感神经对内脏抑制作用减弱并阻断血管收缩的神经通路,结果产生麻痹性血管舒张和迷走神经兴奋性升高,引发脊源性消化性溃疡。

### 二、临床表现

1. 疼痛部位  十二指肠溃疡在上腹部或偏右,胃溃疡在上腹部偏左。有上腹部压痛。
2. 诱因  饮食不当或精神紧张等。

3. 其他症状　可有反酸、胃灼热、嗳气等。胃镜检查和黏膜活检确诊的消化性溃疡。

## 三、消化性溃疡与脊椎解剖的相关性

胃、十二指肠主要受胸交感神经的 7 个胸神经节及其分支支配，即 $T_6$～$T_{12}$ 脊髓侧角发出的节前纤维，通过 $T_6$～$T_{12}$ 的交感干神经节后组成内脏大小神经，到腹腔神经丛及肠系膜上神经丛，与丛中交换神经元后，发出的节后纤维随腹腔动脉的分支分布到腹部的实质性器官及结肠左曲以前的消化道。而腹腔丛发出的分支形成次级丛、肝丛、皮丛等，其中肝丛分支随肝动脉而行走，节后纤维分布于胃、十二指肠动脉及胃网膜右动脉，形成胃下丛，分支分布于胃大弯部，脾丛发出的分支分布于胃大弯、胃底等；胃上神经丛随胃左动脉行走，分布于胃小弯；肠系膜上丛伴随肠系膜上动脉行走，分支分布于结肠左曲以前的小肠。

## 四、诊断要点

1. 经消化内科、胃镜确诊为消化性溃疡。
2. 触诊检查：背肌紧张，在棘突间有摩擦音或筋络滚动感，为棘上韧带剥离的表现。$T_5$～$T_8$ 旁一侧或双侧压痛，急性期压痛明显，慢性期压痛较轻。从棘突偏移的位置可判断椎体错位类型，棘突前凹或后凸，为胸椎前后滑脱式错位。上下 2 个棘突偏歪，方向相反，为胸椎左右旋转式错位。棘突单个或多个向同一侧偏移，为胸椎侧弯侧摆式错位。邻近棘突间出现变宽或变窄现象，上宽下窄为仰位式错位，而上窄下宽为倾式错位。若兼有上述 2 种以上错位表现为混合式错位。
3. X 线检查：有时 $T_6$～$T_{10}$ 可多椎呈现不同程度的侧弯或略有旋椎现象，椎体前缘可有轻度骨质增生，但难从 X 线照片中判断棘突有无后凸或前凹。

## 五、治疗

1. 治脊松解　纠正第 5～8 胸椎错位，每周 1～3 次。前后滑脱式错位加牵抖冲压法。
2. 药物注射治疗　药物注射治疗椎旁软组织劳损点（棘上韧带、多裂肌、最长肌为重点），通常在疼痛减轻后开始（3～5 次），与正骨推拿结合进行。
3. 红光照射　红光照射胸椎部，每日 1 次，每次 15min，至疼痛消除即可停止（10～20 次）。
4. 体疗　恢复期进行。①注意劳动姿势；②加强背肌锻炼；③内养功或新气功的慢步行功；④单杠悬吊练习。
5. 心理疏导　加强与患者的交流，引导患者认识溃疡病其实是一种心身疾病，实现对患者的心理调控及心理支持，端正对疾病的态度。注意调节情绪，保持开朗、乐观。指导患者在情绪烦躁时进行放松训练。鼓励患者家属多关心患者，增强患者和家属的感情交流。指导患者养成良好的饮食习惯，少食过凉、过热、过于辛辣刺激或过于粗糙的食物；忌烟酒、浓茶、咖啡。

本法对胃下垂亦有较好疗效。

## 六、典型病例

王某，女性，45 岁，工人。上腹隐痛 3 年余，伴嗳气、反酸、药物治疗无效，经纤维胃镜检查见十二指肠球部前壁有一 0.6cm×0.6cm 溃疡,在球后壁见 0.6cm×0.4cm 溃疡,其周边充血、水肿,底部均有白苔覆盖,胃窦部大弯侧见糜烂面,充血,略凹陷。确诊为十二指肠球部多发性活动性溃疡并胃窦部糜烂性炎症。查体:剑突下压痛明显,触诊第 7 胸椎棘突向右偏歪,X 线正位胸椎片示胸椎轻度侧弯,余无特殊。应用治脊床治疗,每日 1 次,每次 20min,治疗 4 次,每日发作频度明显减少,痛感减轻,7 次后疼痛及反酸嗳气消除。治疗 1 个疗程 20 次,复查纤维胃镜,十二指肠球腔扩张度好,溃疡已愈,未见黏膜充血现象,胃窦黏膜已无糜烂,但仍有小片状充血。患者为巩固疗效,虽已无症状,仍要求延长治疗 15 次。停止治疗后,复查 X 线胸椎片侧弯已纠正。随访 2 年无复发。

# 第二节 肠易激综合征

肠易激综合征是结肠的一种功能性疾病,患者的结肠蠕动,环行肌收缩,黏液分泌等功能出现紊乱,导致各种症状。

## 一、病因病机

当颈椎因外伤、劳损、退行性改变导致生理曲度改变,周围的肌肉张力平衡失衡,椎间盘膨出或脱出,椎体及小关节的骨质增生,造成颈椎不稳,此时若遇轻微的外力即可产生关节错位及软组织的创伤性反应。颈椎椎体的位移、刺激或压迫椎动脉及交感神经而发生血管痉挛,出现椎基底动脉供血不足,继发下丘脑缺血,反射性刺激视前区和视上区副交感神经中枢,使内脏神经功能失调,交感神经的正常生理功能受到抑制,而副交感神经的功能占优势,胃肠蠕动增强,并增进胃液、肠液、胆汁和胰液的分泌。

肠系膜下神经丛分布于结肠及直肠。由于椎关节失稳,在姿势不良、疲劳过度、受寒冷或失眠烦躁等诱因下致胸椎错位,因而损害胸交感神经,受刺激使交感神经兴奋或受压迫使交感神经抑制而发病。从生理病理方面分析,一个自主效应器被去除神经后,它将对化学物质的敏感性越来越增加,称为去神经敏感性。胸椎及腰椎关节错位使交感神经节前纤维受到严重压迫,神经功能低下,肠壁细胞处于类去神经的过敏状态,对许多正常食物或某些刺激性食物显示过敏现象不耐受而致肠功能紊乱症状诱发加重。

## 二、临床表现

有长期病史,腹泻时多为黄色稀便,有时伴黏液,黏液量可较多。可有便秘,粪便细小如羊粪状,便秘多伴有腹痛,后者可较剧烈。发作与劳累、情绪波动、抑郁、紧张等因素有关。

## 三、肠易激综合征与脊椎解剖的相关性

第 5~10 胸椎错位,小肠由 $T_5$~$T_{10}$ 胸交感神经节支配,其纤维亦由内脏大神经至腹腔节、围绕肠系膜上动脉的肠系膜上丛,节后纤维布于肠壁。小肠的副交感神经起于延髓内迷走神经背核。交感神经兴奋时,肠蠕动迟缓可出现便秘,副交感神经兴奋(或交感神经抑制)时,肠蠕动增强。

### 四、诊断要点

1. 腹痛、腹泻或便秘,胃肠胀气及消化不良,伴有失眠、紧张、焦虑、气紧等自主神经功能紊乱症状。

2. 触诊检查:颈椎或胸椎棘突偏歪,棘上韧带压痛、剥离,椎旁肌压痛、剥离,有条索状反应物。颈肌僵硬,颈椎活动度下降。棘上韧带和患椎有关的最长肌、多裂肌附着点有摩擦音。

3. X线检查:颈、胸、腰椎间关节排列紊乱,左右不对称,较重者脊椎侧弯,或棘突左右偏歪,或棘突间距上宽下窄或上窄下宽。

### 五、治疗

1. 手法松弛腰臀部软组织。

2. 根据椎体错位类型选用摇腿揉腰法、坐式旋转复位法、间接分压法斜搬法(单人、双人)、俯卧按腰搬腿法。

3. 药物注射治疗劳损点。

4. 理疗可根据分类选择,痉挛性肠功能紊乱可用短波透热或磁疗。黏液性肠功能紊乱可用针灸、超声波等。

5. 心理疏导:加强患者对精神调节的认识,在治疗过程中指导患者恢复良好的心理素质,提高抗压能力,进而减少不良情绪对患者自主神经的影响,有效缓解结肠功能紊乱。建议患者养成良好的饮食习惯,忌生冷、油腻及刺激性强的食物;餐后忌剧烈运动;积极锻炼身体,增强体质,保持心情舒畅,减少熬夜。

### 六、典型病例

李某,男性,56岁。患肠功能紊乱12年,多次住院未能治愈,腹胀腹痛,溏便或水泻,大便3~8次/日,食欲缺乏,全身倦怠,大便检查除有黏液外未发现异常。触诊第9颈椎至第1胸椎棘突偏歪伴压痛和多处劳损点。治脊疗法1次即改善,7次腹胀痛消除,大便恢复正常。全身情况改善。

## 第三节 呃 逆

呃逆俗称打嗝,是横膈不自主地间歇性收缩所致。偶尔打嗝不足为奇,但如果持续打嗝则可能是某种疾病的征象。

### 一、病因病机

1. 中枢性呃逆常见于神经性脑部病变,如脑炎、脑肿瘤、脑积水等,这些病变涉及延髓,出现频繁呃逆。

2. 心因性呃逆常见于癔症患者,多由精神刺激和心理暗示所致。

3. 中毒性呃逆可见于尿毒症、急性和慢性酒精中毒等。

4. 周围性呃逆主要由迷走神经和膈神经受刺激所致,胃肠道、腹膜、胸膜、膈等病变是引起周围性呃逆的主要原因。

5. $C_3$～$C_5$错位多见于钩椎关节侧摆式错位,损害到膈神经,可引起呃逆。

## 二、临床表现

1. 呃逆为膈肌痉挛引起的收缩运动,吸气时声门突然关闭发出一种短促的声音。正常健康者可因吞咽过快、突然吞气或腹内压骤然增高而引起呃逆。多可自行消退。有的可持续较长时间而成为顽固性呃逆。

2. 胸部CT检查可排除膈神经受刺激的疾病。

3. 心电图可判断有无心包炎和心肌梗死。

4. 怀疑中枢神经病变时可做头部CT、磁共振、脑电图等检查。

5. 怀疑有消化系统病变时,进行腹部X线检查、B超、胃肠造影,必要时做腹部CT和肝胰功能检查。

6. 为排除中毒与代谢性疾病可做临床生化检查。

## 三、呃逆与脊椎解剖的相关性

呃逆系膈神经受激压所致。膈神经为一混合神经,支配膈肌运动,它是颈丛神经的一个重要分支,从胸廓上口进入,在心包两侧通过肺根前方下降,分布于膈。任何因素刺激或压迫膈神经都有可能引起膈肌痉挛,而颈椎病又是可刺激或压迫膈神经的因素之一,故颈椎病也可引起呃逆。

颈椎错位:第3～5颈椎错位,呃逆是膈肌(横膈膜、分膈膜、腹腔肌肉膜)痉挛的一种症状。第3～5颈椎椎间关节错位(钩椎关节侧摆式错位者多),可引起呃逆。因$C_3$～$C_5$颈神经组成膈神经,此椎间关节错位时,刺激到膈神经就会导致膈肌痉挛,引起呃逆。

## 四、诊断要点

1. 呃逆接连不断,不能自制。

2. 触诊:双侧颈肌紧张,$C_3$～$C_5$横突向一侧偏歪呈侧凸,另一侧呈侧凹。相应的颈椎棘突也侧弯、压痛。颈部侧屈运动受限。

3. X线检查:颈轴侧弯,椎间钩椎关节不对称(侧摆),病程长者钩突变尖。$C_3$～$C_5$椎体后缘连线变直、反张、成角、中断,椎体呈双边征或双突征。斜位片显示$C_3$～$C_4$、$C_4$～$C_5$椎间孔变形缩小,钩椎关节或后关节错位。

## 五、治疗

1. 颈椎正骨推拿治疗或牵引下正骨法,纠正颈椎错位,配合红光照射后颈部,每次15min,1～3次可愈,对顽固患者可药物注射治疗劳损点,疗程可延至10次。

2. 指压法:对偶发性呃逆患者,可用右手拇指、示指按压第3、4颈椎两旁新设穴处,左手将患者头尽力后仰,双手同时用力按压1～2min,多能使呃逆停止。

3. 穴位按摩:可加强治呃逆疗效,如攒竹、天突、鱼腰、翳风、新设(位于第3、4颈椎之间,正中线旁开4.5cm)、膈俞、内关。

4. 心理疏导:针对患者各自的心理问题,配合医生及其家属做好解释、劝慰、安抚、鼓励、支持工作,通过采用暗示疗法、交谈等方法,转移其注意力,解除其心理顾虑,常可收到满意的

### 六、典型病例

霍某,女性,36岁。8年前第一次分娩后发生呃逆,伴颈僵及疼痛,近2年加重,日夜不止,呕吐,上腹抽痛。查体:上腹压痛,胀满,唇干舌燥,舌紫红无苔,曾长期诊断为癔症性呃逆,用中西药治疗无效,十分痛苦。经触诊和X线颈椎片检查,均符合第3、4颈椎侧摆式错位,经牵引下正骨法治疗1次,于复位后3h呃逆止,共治疗3次,配合药物注射治疗共6次,上述症状、体征完全消除,随访3年无复发。

## 第四节 功能性消化不良

功能性消化不良又称非溃疡性消化不良,是一种病因未明的,未能发现器质性或全身性疾病的慢性、持续性或反复发作性上腹部综合征。

### 一、病因病机

消化不良是整个消化系统功能减退,按脊椎病因学观点,应从颈椎、胸椎做全面检查,其发病脊椎所损害的交感节段不同,全身乏力、头晕、恶心为主的厌食,多由中上段颈椎错位引起,上腹饱胀、嗳气而食量减少者,多见于 $T_5 \sim T_7$ 椎损害,脐区不适,便秘或腹泻为主者,多见于 $T_8 \sim L_2$ 损害,不少儿童由于游戏、外伤而引起胸、颈椎小关节功能紊乱而反复出现消化不良,影响发育,以致食欲不振、大便稀溏、头晕、面色苍白、全身乏力。

### 二、临床表现

1. 溃疡样型　局限性上腹痛,疼痛可呈节律性,有时有饥饿痛,常伴嗳气、反酸等症状。
2. 运动障碍型　上腹饱胀、餐后早饱感,嗳气,反酸,恶心,呕吐,食欲不佳等。
3. 反流样型　剑突下及胸骨后疼痛,嗳气,反酸,胃灼热感。现已归入胃食管反流病。
4. 复合型　表现症状为非特异性。

可因生活不规律、情绪紧张、饮食不适、乙醇摄入、吸烟及服用吲哚美辛等因素而加重。

### 三、慢性消化不良与脊椎解剖的相关性

消化不良是整个消化系统功能减退,按脊椎病因学三步定位诊断,应从第1～5颈椎、第5～12胸椎做全面检查。其发病脊椎所损害的交感节段不同,将出现不同的临床表现。

1. 颈椎错位　第1～5颈椎错位,寰枢关节错位可刺激压迫椎动脉,导致头晕、恶心,$C_3 \sim C_5$ 神经组成膈神经,此椎间关节错位时刺激到膈神经会导致膈肌痉挛。因此全身乏力、头晕、恶心、呃逆为主的厌食,多由中上段颈椎错位引起。
2. 胸椎错位　第5～12胸椎错位,脊髓的 $T_{5\sim12}$、$L_1$ 交感神经节支配胃、肠道器官(乙状结肠以上)。上腹部饱胀,嗳气而食量减少者,多见于第5～7胸椎椎损害;脐区不适,便秘或腹泻为主者,多见于第8胸椎～第2腰椎之间损害。

### 四、诊断要点

1. 查体　可有上腹部压痛,为弥散性,亦有压痛较轻。

2. 胃肠钡剂检查　除有功能性的改变外,多无病理性表现。重症者可见胃黏膜皱襞粗大或萎缩现象。

3. 实验室检查　胃液为低酸或无酸,但多数无明显改变,有时反为增高,若为萎缩性胃炎者,则游离酸减少或缺乏,组织胺注射试验亦不增多。空腹胃液检查常可发现有黏液、上皮细胞、白细胞及细菌等。

## 五、治疗

1. 根据脊椎病三步定位诊断检查出的病椎节段进行正骨推拿,重症患者加用捏脊术和腹部按摩术。每日1次,20次为1个疗程(轻者症状消除后即可停止治疗)。

2. 患椎部红光照射或热敷,重症加腹部热敷或用短波透热,胃区对置法,微温量,15 min,每日1次,15次为1个疗程。

3. 症状减轻后,开始药物注射治疗劳损点,用复合维生素B注射液2ml与10%葡萄糖10ml混合于患椎有关的软组织劳损点注射,每点6 ml。隔日1次,按病情需要决定治疗次数。

4. 有脊柱侧弯者在恢复期进行矫形体操练习,无脊柱侧弯者,坚持练颈保健功1~2年。

5. 心理疏导:通过引导患者克服各种负面情绪影响的方法,改变其防御机制方面的缺陷,重建人格和行为模式,最大可能缓解患者的抑郁、焦虑情绪。同时通过认知行为疗法的运用,让患者确信自己没有器质性疾病,树立战胜疾病的信心。

## 六、典型病例

王某,男,14岁。从3岁开始食欲缺乏,全身倦怠,学习情绪低落,常要卧床休息。每餐吃饭均要父母劝说,甚至被打骂。主诉无饥饿感,"零食还可以吃些","每餐开饭就发愁","吃饭菜不觉可口",经常便秘,2~3d 1次。14岁身高1.40m,体形消瘦。查体:上腹部有轻度压痛,钡餐检查无异常发现,大小便及其他化验检查均在正常范围。脊椎触诊第6、7胸椎棘突偏左并后突,脊柱轻度侧弯以第6胸椎左凸及第2腰椎右凸成"S"形,椎旁轻压痛。X线片正位示脊柱轻度侧弯与触诊相似,侧位片未见明显异常。按胸椎错位进行治脊疗法,用缓慢复位手法,3次后食欲明显改善,开始感到饭菜好吃。加用矫形体操及水针劳损点注射,治疗共20次,精神、体力已恢复。停止治疗后,半年内身高增长较快,此后食欲良好,大便正常,随访4年,身高达1.75cm。

# 第五节　便　秘

便秘是指由于粪便在肠内停留过久,以致大便次数减少、大便干结、排出困难或不尽。

## 一、病因病机

1. 不良的生活习惯,如睡眠不足、精神抑郁或过于激动,持续高度的精神紧张状态等可造成结肠的蠕动失常和痉挛性收缩而引起便秘。

2. 在颈椎病或腰骶部疾病时,由于脊柱小关节的错位或骨质增生,刺激或压迫了交感神经,或造成脑干、丘脑下部及高位脊髓供血不足而抑制副交感神经系统,使分布在肠壁的胸、腰支交感神经的作用亢进,胃肠蠕动减弱和分泌减少而产生便秘。

## 二、临床表现

每周排便 1～3 次,严重者长达 2～4 周排便 1 次。排便时间每次可长达 30 分钟以上,粪便硬如羊粪,且数量极少。

## 三、便秘与脊椎解剖的相关性

降结肠以下肠管的自主神经包括副交感神经和交感神经。副交感神经节前纤维起自第 2 至第 4 骶髓的侧角,经第 2～4 骶神经和盆内脏神经及盆神经丛分布于降结肠、乙状结肠、直肠和膀胱等器官内的神经节,其节后纤维分布于上述各器官。作用为加强结肠和直肠的蠕动,抑制肛门内括约肌收缩。

交感神经节前纤维发自上部腰髓侧角(主要是第 1、2 腰髓)。路径相应腰神经的白交通支。穿过腰交感神经节和腹主动脉处,止于肠系膜下神经节或(上)腹下丛中散在的小神经节。节后纤维经(上)腹下丛、腹下神经和盆神经丛而分布至降结肠、直肠和膀胱的平滑肌。作用为抑制结肠和直肠的蠕动,使肛门内括约肌收缩。

脊髓损伤:直接暴力或间接暴力作用于脊椎引起脊髓损伤,肛门外括约肌的随意控制及直肠的排便反射消失,肠蠕动减慢,直肠平滑肌松弛,粪便滞留,日久因水分被吸收而成便秘。

骶髂关节错位:如骶髂关节错位可因牵拉梨状肌等软组织导致局部充血、水肿和肌痉挛,从而刺激或压迫经过坐骨大孔的神经,阴部神经受刺激则兴奋性增高,肛门外括约肌紧张,导致便秘。亦可刺激经过骶髂关节前面的下腹下神经丛及由下部腰神经和上部骶神经分出的前支所组成的腰丛,使其兴奋性增高,抑制肠蠕动,肛门内括约肌收缩,导致便秘。

## 四、诊断要点

1. 触诊可有胸 10、腰 3 棘突不同程度的偏移,椎旁压痛、叩击痛,以及阳性病理物的出现;腰骶关节有错位,梨状肌有深压痛。

2. X 线检查:一般无阳性体征,可见胸、腰椎关节紊乱,棘突偏歪,甚至脊柱力线的改变、棘突间距异常等。

## 五、治疗

1. **手法治疗** 以纠正胸腰椎棘突或骶髂关节的轻度错位为主,配合缓解肌痉挛,解除神经受压,促进气血运行,恢复脾、胃、大肠正常升降功能。

2. **理筋缓解法** 缓解胸椎、腰椎、骶髂关节周围肌肉及梨状肌的紧张,调整内外平衡。

3. **纠偏复正法** 整复腰椎或颈椎的关节错位。

4. **理顺通络法** 理顺肠胃功能,通经活络,促进胃肠功能恢复。

5. **心理疏导** 探求便秘原因,针对病因解决便秘;教育患者养成定时排便习惯;纠正或防止患者经常使用泻药或灌肠的习惯。坚持适当运动;饮食结构合理搭配,多食水果、蔬菜等含粗纤维食物。忌食辛辣刺激性食物。

## 六、典型病例

周某,男性,25 岁。平均五六日才有一次便意,便质不干,成形,量少,除排便周期长外,无其他不适。查体:第9~11胸椎棘突偏歪,椎旁压痛,肌紧张。X线片提示胸椎关节紊乱。诊断为胸椎小关节紊乱,经手法松解软组织及复位胸椎治疗8次,隔日1次,3d后症状好转,大便3d一次,巩固治疗1个疗程后,大便次数正常。

# 第 9 章

# 心血管系统疾病

## 第一节 原发性高血压

高血压是以体循环动脉压升高、周围小动脉阻力增高,同时伴有不同程度的心排血量和血容量增加为主要表现的临床综合征,可分为原发性和继发性两大类。原发性高血压的病因不明。

目前,我国采用国际上统一的标准即收缩压≥140mmHg 和(或)舒张压≥90mmHg 即可诊断为高血压,根据血压增高的水平,可进一步将高血压分为 1、2、3 级。

### 一、病因病机

长期高血压是多种心血管疾病的重要危险因素,并可影响到靶器官(如心、脑、肾等)结构和功能的改变,最终导致心力衰竭、肾衰竭和脑卒中等严重后果。

颈上交感神经节附着于 $C_1 \sim C_3$ 或 $C_2 \sim C_4$ 横突的前方,当 $C_1 \sim C_4$ 关节错位使横突发生位移时,或因错位损伤而引起无菌性炎症时,均能引起交感节后纤维兴奋性改变,而引起脑血管发生痉挛,若此种刺激持续存在,将继发性影响脑血管舒缩中枢的功能而发展为全身性小动脉痉挛,使血压持续升高。

颈动脉窦位于 $C_4 \sim C_6$ 横突前方,中下段颈椎错位时,若横突前方的肌肉紧张或因横突骨性位移的直接刺激,或因钩椎关节错位而引起斜角肌及筋膜紧张而牵张刺激颈动脉窦,使血压发生波动。

### 二、临床表现

1. 起病缓慢,早期常无症状,往往在体格检查时发现血压升高,可有头痛、眩晕、气急、疲劳、心慌、耳鸣等症状,但症状与血压水平不一定相关。随病程延长,血压升高渐趋明显而持久。体检时在主动脉区可闻及第二心音亢进、收缩期杂音和收缩早期喀喇音。伴有左心室肥厚可在心尖部闻及第四心音。

2. 靶器官损害表现
(1)心脏疾病:心绞痛、心肌梗死、心力衰竭。
(2)脑血管疾病:缺血性卒中、脑出血、短暂性脑缺血发作。

(3)肾脏疾病:蛋白尿、肾功能损害、慢性肾衰竭。
(4)血管病变:主动脉夹层。
(5)视网膜病变:出血、渗出,视盘水肿。

### 三、原发性高血压与脊椎解剖的相关性

颈椎错位:第1～6颈椎错位,颈上交感神经节附于第1～3颈椎或第2～4颈椎横突前方,当1～4颈椎关节错位使横突发生移位,使交感神经兴奋性增高时,心率加快,冠状动脉舒张,可导致血压升高。相反,由于交感神经兴奋性降低,血流障碍,使脑缺血,影响到丘脑下部的前部舒血管中枢与延髓内侧的减压区时,可致血压下降。颈动脉窦位于第4～5颈椎横突前方,当4～6颈椎错位时,可因横突前方的肌肉紧张,或横突骨性移位的直接刺激,或因钩椎关节错位引起斜角肌及筋膜紧张而牵扯刺激颈动脉窦,使血压突然升高或降低。患者多伴有头晕、颈痛、肩部沉重。如伴有颈胸椎多关节错位时,则有胸闷气短或心律失常。

### 四、诊断要点

1. 血压异常。
2. 有颈痛及自主神经功能紊乱表现。
3. 排除内科其他器质性疾病所致的高血压,并按原发性高血压治疗效果不明显。
4. 触诊检查:$C_{1\sim6}$横突不对称,$C_{2\sim6}$棘突偏歪,压痛,颈部活动受限。斜角肌紧张,在锁骨上窝轻轻触摸,会发现斜角肌痉挛形成细索状硬结,沿此索状肌腱向上摸到止点,即是错位的钩椎关节前方。该处压痛明显,横突轻微隆起(前移位),一般多发生在$C_{4\sim5}$间。
5. X线检查:正位片见$C_{3\sim6}$棘突偏离中线,钩椎关节左右不对称或增生。侧位片显示颈曲变直、反张,颈椎后缘连线中断。斜位片见椎间孔变形缩小。

### 五、治疗

治脊疗法适用于原发性高血压1级患者,第2、3级患者应以药物治疗为主,治脊疗法作为辅助治疗,可明显提高疗效。根据三步定位诊断确定其颈、胸椎发病节段及错位型式,先采用缓慢复位法纠正错位关节,又可避免手法刺激过强而引起血压升高。高血压患者多以钩椎关节错位或横突前移位为多,故触诊时应重视斜角肌检诊。对椎间盘变性并发滑脱式错位者,用横突前方"定点"做挎角扳按法较易复位,亦可用牵引下正骨法复位。具体参考如下。

1. 先放松颈肩部软组织。
2. 用仰卧推正法、仰头摇正法、低头摇正法、侧头摇正法、俯卧冲压法、牵引下正骨法等纠正下段颈椎错位。
3. 对顶法:以左侧颈部钩椎关节错位为例。先触诊左侧锁骨上窝,示指平按在锁骨上方处,摸及斜角肌(前、中、后3条中某1条)呈索状硬结,沿此肌索状物上行达第5颈椎(或其他椎)横突前止,多有压痛,此为钩椎关节前错位处。患者坐在靠背椅上,术者立其左前方,以右拇指轻按在横突前压痛隆起处,用左手掌扶患者头部嘱其将头侧屈,紧贴在术者右手背上,患者双上肢垂直于身旁,术者令患者左上肢做耸肩,与头同时用力做挟压术者右拇指动作。术者双手同时用力,左手按其头部不让其抬起,右拇指用力将其颈椎横突顶压向后右方向,瞬间完成手法。

4. 点按风池、天柱、头维、率谷、百会、四神聪、印堂、足三里、血海、曲池穴。

5. 心理疏导：实施治疗和护理的同时应做好患者的针对性心理疏导与健康教育工作，建议改善生活行为，养成良好生活习惯，减轻体重，减少钠盐摄入；补充钙和钾；减少脂肪摄入；戒烟限酒；劳逸结合，适当增加运动。保持心情舒畅。

### 六、典型病例

张某，男性，65岁，干部。15年前确诊高血压病，长期口服硝苯地平控释片，30mg，1次/日，血压较稳定。10年前无明显诱因加重，出现眩晕、视物旋转，颈及头部胀痛，活动眩晕明显，伴频繁呕吐，大汗淋漓，短暂心悸。有外伤史及睡高枕习惯。经神经内科及心血管内科检查，排除心脑器质性疾病。查体：头颈牵引试验（＋），椎动脉压迫试验（＋）。触诊：第1颈椎偏左，第2颈椎向右侧弯，局部肿胀压痛明显。颈椎X线正侧位、张口位片示：正位片4～6颈椎钩椎关节骨质增生变尖。侧位片5、6颈椎椎体后缘轻度增生且项韧带可见钙化。连颈轴上段变直，3、4颈椎联线中断，第3颈椎前移位，2、3颈椎双突征。张口位寰齿间隙不等宽，左宽右窄。初步诊断为颈椎病并发高血压病。

治脊疗法方案：前10次治疗继续服用降血压药，后10次停止服用降血压药。按颈椎病做正骨松解手法纠正3、4颈椎关节错位，重点以牵引下正骨法复正3、4颈椎滑脱式错位。微波照射后颈部，5次后加水针治疗颈椎旁劳损点及3、4颈椎滑脱椎间，使用保健枕以纠正不良睡姿。

经10次治疗，眩晕、呕吐消失，头颈活动已自如，血压基本稳定。共20次治疗，颈部压痛消失，血压恢复正常。随访10年，血压稳定未复发。

## 第二节 冠状动脉粥样硬化性心脏病

冠状动脉粥样硬化性心脏病包括稳定型心绞痛和急性冠脉综合征。

心绞痛：是心肌暂时性供氧和需氧之间失平衡引起心肌缺血、缺氧所致，表现为以发作性胸痛为主要表现的临床综合征。

稳定型心绞痛：是指心绞痛发作的程度、频率、性质和诱因在数周内无显著变化。

急性冠脉综合征：是一大类包含共同的病理机制，而有着不同临床特征、临床危险性及预后的临床综征，包括不稳定型心绞痛、非ST段抬高型心肌梗死和ST段抬高型心肌梗死。

ST段抬高型心肌梗死：是在冠状动脉病变的基础上，发生冠状动脉血供急剧减少或中断，使相应的心肌严重而持久缺血导致心肌坏死，多由于冠状动脉粥样硬化斑块破裂、血栓形成，并导致病变血管的完全阻塞所致。

### 一、病因病机

1. 稳定型心绞痛　男性发病多于女性，多数年龄在40岁以上，劳累、情绪激动、饱食、受寒、急性循环衰竭等为常见的诱因。当冠状动脉的供血与心肌的需血之间发生矛盾，冠状动脉血流量不能满足心肌代谢的需要，引起心肌急剧的暂时的缺血缺氧时，即可发生心绞痛。产生疼痛感觉的直接因素，可能是在缺血缺氧的情况下，心肌内积聚过多的代谢产物，如乳酸、丙酮酸、磷酸等酸性物质，或类似激肽的多肽类物质，刺激心脏内自主神经的传入纤维末梢，经1～

5胸交感神经节和相应的脊髓段,传至大脑,产生疼痛感觉。

2. 急性冠状动脉综合征　冠状动脉硬化斑块破裂、血栓形成,并导致病变血管不同程度的阻塞。

3. 其他　颈椎错位能造成颈交感神经节的功能紊乱,颈上、中、下心支受到刺激而兴奋;$T_1 \sim T_5$椎间关节错位,可因椎间孔变形变窄而直接压迫或刺激交感神经节前纤维而造成损害。由此可见,脊椎错位是自主神经功能紊乱的病因之一,颈椎及上胸椎错位能导致心律失常和血管痉挛而引起心绞痛。

## 二、临床表现

分为稳定型心绞痛、不稳定型心绞痛。

1. 部位　常位于胸骨后或左前胸,范围常不局限,可放射到颈部、咽部、颌部、上腹部、肩背部、左壁、左手指侧及其他部位。每次发作部位往往是相似的。

2. 性质　常呈紧缩感、绞榨感、压迫感、烧灼感、胸憋、胸闷、窒息感、沉重感,也有的只诉胸部不适,主观感觉个体差异较大。

3. 持续时间　呈阵发性发作,持续数分钟,一般不会超过10min。

## 三、冠心病与脊椎解剖的相关性

右侧交感神经纤维大部分终于窦房结,而左侧纤维大部分终于房室结和房室束。交感神经节前纤维受压功能低下,副交感神经则相对兴奋时,冠状动脉发生痉挛性收缩亦可致心绞痛发作。如果椎间发生旋转式错位,这种骨性刺激偏于某侧,将会导致异常心脏起搏点出现而发生心律失常。第5~7颈椎及1~5胸椎段易导致心律失常、心绞痛发作和冠状动脉痉挛。

颈椎5~7错位能造成颈交感神经节的功能紊乱,颈上、中、下心支受到刺激而兴奋;1~5胸椎椎间关节错位,可因椎间孔变形缩小而直接压迫或刺激交感神经节前纤维而造成损害。

## 四、诊断要点

1. 根据临床表现。

2. 触诊检查:颈椎横突不对称,$C_{5\sim7}$及$T_{1\sim5}$椎棘突偏歪、压痛。背肌紧张,在棘突间有摩擦音或筋络滚动感为棘上韧带剥离的表现。$T_{1\sim5}$椎旁一侧或双侧压痛,急性期压痛明显,慢性期压痛较轻。从棘突偏移的位置可判断椎体错位类型:棘突前凹或后凸,为胸椎前后滑脱式错位。上下2个棘突偏歪,方向相反,为胸椎左右旋转式错位。棘突单个或多个向同一侧偏移,为胸椎侧弯侧摆式错位。邻近棘突间出现变宽或变窄现象,上宽下窄为仰位式错位,而上窄下宽为倾式错位。若兼有上述2种以上错位表现为混合式错位。

3. X线检查　$C_{2\sim7}$、$T_{1\sim5}$棘突偏歪,钩椎关节增生,钩椎关节间隙左右不对称,颈椎椎间孔变形缩小,颈椎后缘连线变直、反张、成角、中断,椎体骨质增生,有双边征或双突征。

## 五、治疗

1. 先松弛颈背部软组织。以热疗促进无菌性炎症吸收;药物注射(10%葡萄糖液10ml加2ml复方维生素,分两处劳点注射)治疗椎旁软组织劳损点,促进脊椎稳定性康复。

2. 运用正骨推拿纠正颈胸椎关节错位以解除损害交感神经的骨性压迫。根据颈胸椎错位类型分别选用低头摇正法、侧头摇正法、侧向扳按法、牵引下正骨法。胸椎错位选用俯卧位双向分压法、旋转分压法、俯卧冲压法、仰卧垫压复位法、立位靠墙垫压复位法或坐位扳肩膝顶复位法,对年老体弱或骨质疏松者,宜用悬提摇摆复位法。颈背部刮痧。

3. 心理疏导:在对冠心病患者进行治疗的同时,应根据患者的病理、心理、生理特点进行心理干预,开展心理指导,从而消除患者的心理障碍,让患者树立康复信心,从而提高患者生活质量。

### 六、典型病例

林某,女性,57岁。在心血管科先后4次住院,确诊为冠心病(心绞痛型)4年余,以往有偶发室性期前发缩1～3次/分。本次发病,出现心悸胸闷,心前区压榨性剧痛发作,向左肩臂和背部放射性绞痛持续<3min,含服硝酸甘油后缓解,近日发作频繁,伴有全身乏力、多汗、头晕、失眠等症状。心电图示频发性室性期前收缩,呈二联律,胸导联T波倒置,药物治疗月余,疗效不满意。经接脊椎病因诊断,确诊为第1、2颈椎,5、6颈椎,2、3胸椎,5、6胸椎椎间多关节多类型错位,以第3胸椎仰旋式错位为重。治脊疗法每日1次,每次正骨松解均先治胸椎,继治颈椎,半小时内完成。颈胸椎部配用短波并置法治疗,温热量20分/次,治疗3次,胸闷、心悸、头晕明显改善,期前收缩减少,加药物注射治疗第3胸椎仰旋式错位,用半环形注射法。8次治疗,期前收缩消失,全身症状均明显改善。共治疗15次。复查心电图,大致正常(T波低平)。一年后来做巩固性治脊疗法10次。治疗后心电图已正常(T波直立)。停治5年,未复发,疗效巩固。

## 第三节　心　律　失　常

心律失常是指心脏冲动的频率、节律、起源部位、传导速度或激动次序的异常。按其发生原理分为冲动形成异常(窦性心律失常、期前收缩、扑动、颤动等)和冲动传导异常(窦房传导阻滞、房室传导阻滞、束支或分支阻滞等)两大类。

### 一、病因病机

据临床观察,$C_2$、$C_3$椎关节混合式错位(颈上交感节受损)易发生阵发性室上性心动过速;$C_5$～$C_7$椎关节钩椎关节错位(颈中交感节及颈动脉窦受损)易引起心动过缓;$T_3$～$T_5$椎左右旋转式或合并前后滑脱式错位(胸交感节前纤维受损),易出现期前收缩(房性或室性);$C_7$～$T_3$椎关节错位(星状神经节及$T_1$～$T_3$交感节前纤维受损),易发生心房颤动。

### 二、临床表现

心动过速者常表现为心悸、心慌、胸闷不适、严重者可有晕厥;心动过缓者常无症状,严重者可表现为血压降低、头晕、乏力、眼花、甚至晕厥,亦可诱发心绞痛或心力衰竭。

### 三、心律失常与脊椎解剖的相关性

颈椎错位:第1～6颈椎错位,颈上交感神经节位于1、2颈椎或3、4颈椎横突水平,颈中交感神经节位于5、6颈椎横突水平,颈中间交感神经节位于第6颈椎横突水平,颈下交感神经节位于第7颈椎横突水平。心律失常除因心脏器质性病变引起者外,不少是由于自主神经功能紊乱所致。当2、3颈椎椎间关节混合式错位后,刺激或压迫颈上交感节易发生阵发性室上性心动过速。第5～7颈椎椎间关节及钩椎关节错位,可因颈中交感节和颈动脉窦受损而引起心律过缓。

胸椎错位:第3～6胸椎左右旋转式或合并前后滑脱式错位,易因胸交感节前纤维受损而出现期前收缩(房性或室性)。第7颈椎至第3胸椎椎间关节错位,可因星状神经节及1～3胸椎交感节前纤维受损而发生心房颤动。

## 四、诊断要点

1. 心慌心悸,胸闷不适,失眠多梦,伴头晕头痛。
2. 有颈背痛史。
3. 触诊检查:颈肌紧张,颈椎2～6横突不对称,颈椎2～7胸椎1～5棘突偏歪,压痛,颈部活动受限。
4. X线检查:颈椎2～7,胸椎1～5棘突偏歪,钩椎关节增生,钩椎关节间隙左右不对称,椎间孔变形缩小,颈椎后缘连线变直、反张、成角、中断,椎体骨质增生,有双边征或双突征。

## 五、治疗方法

1. 正骨松解  根据触诊和X线片确定发病颈胸椎的部位和错位形式而选用正骨手法进行复位,选用低头摇正法、侧头摇正法、侧向搬按法、牵引下正骨法。胸椎错位选用俯卧位双向分压法、旋转分压法、俯卧冲压法、仰卧垫压复位法、立位靠墙垫压复位法或坐位扳肩膝顶复位法,对年老体弱或骨质疏松者,宜用悬提摇摆复位法、颈背部刮痧。
2. 理疗  根据发病椎关节的无菌性炎症轻重缓急,选用微波、短波、超声波、磁疗或红光局部治疗,每日1次,10～20次为1个疗程。
3. 药物注射治疗劳损点  下颈上胸背部软组织劳损处选点注射(重点:大小菱形肌、肩胛提肌、棘上韧带、多裂肌、最长肌等)。隔日1次,10～15次为1疗程。应在正骨推拿和理疗3～5次开始,与正骨推拿结合进行。
4. 心理疏导  心律失常患者普遍存在心理障碍、焦虑、恐惧、抑郁等负性情绪。这些不良心理反应会直接影响疾病的康复。因此,心理干预对心律失常患者树立战胜疾病的信心尤显重要。

## 六、典型病例

例1:戴某,男性,41岁,公司职员。诊断频发性室性期前收缩。阵发性窦性及室上性心动过速。现病史:经常心悸,劳累后出现胸闷,心前区痛2年,发病前有颈部扭伤史,常头晕,左上肢无力麻木。心电图示室性期前收缩,阵发性室上性心动过速。2年来经多种抗心律失常药物治疗无效。查体:心率66～78次/分,期前收缩8～16次/分。触诊:第2～3颈椎偏歪,第3胸椎左第4胸椎右,第6胸椎～第7胸椎左偏歪伴压痛。停用药物治疗,用治脊疗法,5次改善,共治20次。头晕,右上肢麻木消除,心前区痛不再出现,心电图恢复正常,心率76次/分,律齐。恢复工作,随访5年无复发。

例2:梁某,女性,62岁。频发性室性期前收缩3年,经中西药物治疗无效。检查3、4胸椎有错位征(指棘突偏歪、椎旁压痛、棘上韧带剥离),最长肌及大菱形肌劳损征(指肌紧张硬结,骨附着处摩擦音)。治脊疗法治疗1次,胸闷、心区痛即消失。当天晚上心律恢复正常,先后治疗5次而愈,观察1年无复发。

例3:房某,女性,32岁。因工作劳累,频发性室性期前收缩3年余,经住院和长期门诊,中西医药物治疗无明显疗效。经按脊椎病因诊断:第1～5胸椎呈多关节多类型错位,背部软组织广泛慢性劳损,心电图示频发性室性期前收缩,呈二联律,治脊疗法方案计划治疗20次为1个疗程。第一次正骨推拿尚未做完,当用牵抖冲压法,调整2、3胸椎混合式错位后,自感期前收缩实时消失,立即做心电图检查(床边即做),期前收缩消失,转为正常心电图。因其病程较长,建议患者仍按计划治疗以巩固疗效。治脊几次后,主诉日间工作累亦不会发作,但半夜醒来,仍感到有期前收缩发作的不适。为了检查原因,给患者进行不同体位时的心电图记录,发现其右侧卧位时有频发性室性期前收缩发作,仰卧、俯卧、左侧卧和起床后坐立、弯腰等姿势时的心电图均正常。用触诊检查上述体位时第4、5腰椎棘突移位情况,与心电图结果一致,右侧卧位时棘突错位最明显。分析结果:右侧背部肌肉筋膜等软组织劳损严重,致使胸椎骨间结构失稳较重。方案修改:加强水针治疗全背广泛的软组织。20次疗程结束后,休息2周,继续短波和药物注射治疗。3个疗程,胸椎失稳治愈。随访5年,疗效巩固。

# 第 10 章

# 神经系统疾病

## 第一节 三叉神经痛

三叉神经痛指面部三叉神经分布区内反复发作的剧烈疼痛。有部分既有三叉神经痛，又有颈椎病的患者，在经过手法复位纠正颈椎错位后，三叉神经痛症状即消失，本节介绍脊源性的三叉神经痛病因及诊治方法。

### 一、病因病机

三叉神经痛分为原发性和继发性两种。原发性三叉神经痛与受凉、牙齿疾患及感染有关；继发性三叉神经痛可能与肿瘤压迫、炎症外伤、血管畸形有关。在脊柱病因方面，可能与以下病理变化有关。

1. 脊椎病因研究发现，三叉神经痛与颈椎退变、椎间关节错位相关。三叉神经脊束核由延髓至颈髓，受到颈椎骨关节错位的直接刺激或缺血性损害，引发三叉神经过敏性表现，或损伤了三叉神经脊束核内正常传入活性的抑制机制，导致三叉神经脊束核内神经元冲动突然爆发。

2. 由于外伤、劳损、退变、炎症等因素可使寰枕、寰枢关节 $C_1$~$C_4$ 椎间关节错位，错位后颈枕部软组织病变产生机械压迫和无菌炎症的化学刺激，使分布于上颈段的颈上交感神经节受影响；三叉神经主核位于桥脑水平，向下延伸的部位为三叉神经脊髓核，它既接受颈1~3传入神经纤维，同时又接受三叉神经脊髓束的神经纤维，这是颈-头神经发射的结构基础。颈椎错位后，通过神经反射导致三叉神经痛发作。

### 二、临床表现

1. 一侧面部，发作性剧烈刺痛、撕裂样或烧灼样痛，发作初期为电击样感觉，长期可致焦虑与抑郁。

2. 面部特定区域尤其敏感，口或鼻附近、眉弓的鱼腰部等处稍触即痛，称"触发点"。

### 三、三叉神经痛与脊椎解剖的相关性

第1~4颈椎椎间关节错位：三叉神经脊束核由延髓至颈髓，受到颈椎骨关节错位的直接

刺激或缺血性损害,引发三叉神经过敏性表现,或损伤了三叉神经脊束核内正常传入活性的抑制机制,导致三叉神经脊束核内神经元冲动突然爆发。第1~4颈椎椎间关节错位能引发三叉神经痛,不同的颈椎节段、不同的病理变化(关节错位类型、单纯椎管变窄、颈椎动脉或交感节同时受损),引发的临床症状不同。

## 四、诊断要点

1. 有颈痛病史,颈部活动受限。颈椎1~3横突不对称,后关节突隆起,颈椎2、3棘突偏歪、压痛。结合发病年龄,不难做出诊断。

2. X线检查:开口位片中环椎位于口腔中央,寰齿侧间隙及寰枢关节间隙左右不对称,寰、枢椎外侧缘或其关节面的内侧缘左右不对称,齿突轴线至枢椎双外侧缘之距不相等,并与寰椎的中轴线不重叠,二轴线互成夹角或分离。正位片显示颈椎2、3棘突偏歪,侧位片显示环枢前间隙之距≥3mm,环椎后弓呈仰位、倾位、侧旋、仰旋或倾旋式错位。颈椎错位时椎体呈双边征或双突征或椎体后缘连线中断,成角或反张。

## 五、治疗

1. 手法放松颈部肌肉。
2. 用仰头摇正法、低头摇正法、侧头摇正法、侧向搬正法纠正上段颈椎错位。
3. 局部按摩

(1)风邪外袭:症见疼痛因受寒而引起,兼有发热、怕风、颈背拘紧、身痛、倦怠乏力,苔白薄。按迎香,沿上颌下缘经颧髎、下关至耳门。揉太阳,自上关向上推至头维,再向下推至颊车止。按摩3min。

(2)脾胃实火:症见颜面疼痛阵作,口渴思冷饮,常感饥饿,胃脘嘈杂,或伴呕吐、口臭、牙龈肿痛、出血,大便秘结,舌红苔黄。按地仓,自巨髎向下推至地仓。双拇指自额前正中线向两侧分推。然后双拇指自剑突下鸠尾开始,向下经上脘、中脘、下脘至水分止,按摩3~5min。

(3)肝阳上亢:面部隐隐作痛,面红,心烦易怒,睡眠不宁,口苦、舌红、苔黄,脉弦数,按耳前下方听会,沿下颌外缘经颊车至大迎推3~5次,再按揉颊车2min。

4. 心理疏导:治疗过程中应鼓励患者树立战胜疾病的信心,通过支持性的语言和行为来影响患者,对患者目前的心理状况给予充分的同情和理解。合理分析解释患者出现心理问题的原因,指出心理问题对其身体和生活的影响,指导患者调整自己的心理平衡,以解除患者的顾虑,积极配合治疗。

## 六、典型病例

周某,女性,45岁,农民。患原发性右侧三叉神经痛(第2、3支)12年,初期曾用针灸、药物(中医、西医)治疗3年多,疗效不理想,用封闭疗法(乙醇),痊愈3年多,后因劳累而复发,病情加重,十分痛苦,由于咀嚼引发剧痛,近5年只能吃粥和咸菜,全身显著消瘦、乏力,丧失劳动能力。查体:右面颊部皮肤粗糙,肤色暗灰,表情痛苦,发作时面肌抽搐。用手按抚,有时流泪,颈部僵直,活动功能伸屈明显受限。触诊:第2、3颈椎混合式错位,第3、4颈椎滑脱式错位,椎旁有压痛;颈椎X线照片,与触诊相符,第5、6颈椎椎间盘中度变性、椎体后缘、第4颈椎前沿呈鸟嘴状骨质增生。根据颈椎退变并发多关节多类型错位,按颈椎退变并关节错位做出治脊方案。

分两步进行：①针对病程长及其病理改变较重者，用卧位做徒手正骨推拿法的四步手法，加强活血舒筋手法，用缓慢复位法先调理第2、3颈椎混合式错位，改善颈椎僵直状况，配以针灸、颈后部微波治疗，每日1次，5次后颈部活动改善。②针对颈椎中度退变并发滑脱式错位的治疗难度，在牵引下正骨法之前，用拇角扳按法治疗第2、3颈椎混合式错位，仰头摇正法调正1、2颈椎后，即用牵引下正骨法为重点手法，纠正3、4颈椎滑脱式错位，正骨推拿手法完成后，继用18kg做持续性牵引10min，红光照射颈背部，每日1次，20次为1个疗程。8次治疗，即第2颈椎左侧摆为主的混合式错位和3、4颈椎滑脱式错位纠正后，右侧上颌部剧痛渐次缓解，停用止痛药，治疗至20次（第一疗程结束）。患者自从患病后，12年来只能无枕仰卧，治脊初期改用保健枕，反而不能适应，为使其纠正颈轴，先用毛巾卷成臂粗的筒形枕，让其仰卧于上逐步适应，至病情好转后，改用保健枕和正常睡姿（仰卧和左右侧卧）。疗程间停治1个月，疗效基本巩固。第2个疗程，除按上述第二阶段方案外，加捏脊疗法和教其练习郭林新气功的慢步行功20次，疗程结束，饮食恢复正常，体重逐渐恢复，治愈后，随访5年未复发。

# 第二节　脑震荡后遗症

脑震荡是指头颅受外部暴力、撞击、跌碰后产生的神经病变综合征，又称脑外伤后综合征。当脑震荡早期临床治愈后，仍反复发作头痛、眩晕、恶心、呕吐、耳鸣、失眠、眼花、颈痛等症状。若经久不愈，综合征反复发作，则为后遗症。根据脊椎病因的神经定位检查，这些症状可能是椎动脉和颈交感神经受刺激所引起。

## 一、病因病机

当头部受到直接或间接外力撞击后，从头颈部传导至脊柱，可出现上段颈椎小关节错位和软组织损伤；头外伤后引起的颈椎错位，可以刺激或压迫椎动脉和交感神经，进而出现一系列自主神经功能紊乱的症状。

## 二、临床表现

1. 有头部受撞击、暴力或跌倒触地史，受伤后有不同程度的昏迷。
2. 经常发作头痛、疲乏、失眠、多梦、精神紧张、注意力不集中、健忘等。
3. 头痛多不固定，其性质为重压感，搏动感，紧皱感等，表现不一。

## 三、脑震荡后遗症与脊椎解剖的相关性

外伤造成脑震荡时，颈部也受到挫伤或扭伤，致使中上段颈椎小关节错位和软组织损伤，导致椎-基底动脉供血区的延髓、脑桥、中脑供血不足，早期只按照脑震荡治疗而忽略颈部骨关节和软组织损伤的诊治，使其发展中致中上段颈椎失稳，在一定诱因下颈椎关节错位时，即致发病而出现症状。

## 四、诊断要点

1. 有明显的头部外伤史，受到直接或间接暴力导致颈椎功能失调。

2. 触诊颈椎第 1～7 节均可发生棘突偏歪、横突不对称、关节突隆起、椎旁压痛等病理改变。颈部屈伸、旋转或侧屈等受限。

3. X 线检查：颈椎正位片显示颈椎棘突偏歪，颈轴侧弯，钩椎关节不对称，侧位片显示椎体后缘连线中断、成角、反张，椎体后缘"双边征"或上下关节突"双突征"。

## 五、治疗

1. 轻微脑震荡一般经过卧床休息或对症治疗，伤后可在急诊室观察 24h，注意意识、瞳孔、肢体活动和生命体征的变化。对回家患者，应嘱家属 24h 密切注意头痛、恶心、呕吐和意识情况，如症状加重即应来院检查，或留院观察 3～5d，大多数可自愈。

2. 用药治疗，可给予罗通定（颅痛定）或其他止痛药。烦躁、忧虑、失眠者给予地西泮（安定）、氯氮䓬（利眠宁）等；另可给予改善自主神经功能药物、神经营养药物及钙离子拮抗药尼莫地平等。

3. 松解损害的软组织。

4. 整复错位的颈椎小关节，纠正椎间隙变窄、滑脱，缓解对脊髓、神经、血管的刺激，治疗临床出现头晕、头痛、眩晕、恶心呕吐，或伴有耳鸣、视物模糊、疲乏、失眠或嗜睡、多梦、精神紧张、注意力不集中、健忘等症状。

5. 心理疏导：脑震荡后期可能出现脑损伤的病理因素和患者心理因素相互作用的结果。有证据表明，心理因素可成为脑震荡患者病情迁延不愈的重要因素。在脑震荡的恢复期，患者应当适当参加娱乐活动、体育锻炼，不但可以增强体质，还可以分散对脑震荡的注意力，促进疾病的康复。

## 六、典型病例

张某，男性，38 岁，工人。5 个月前因工地上的落石砸中头部，导致不省人事十多分钟，短暂性的记忆消失。立即送往附近三甲医院住院治疗，诊断为脑震荡。MRI 检查：脑部未见异常。留院观察 2d 后以脑震荡治愈出院。出院后不久，出现头晕、头痛。按脑震荡后遗症治疗 2 个多月，病情未见明显好转，反而加重，发作频繁。后来我院治疗，经三步定位诊断：触诊第 2～5 颈椎横突向右侧弯，伴明显压痛，第 6 颈椎横突向左偏歪。X 线片示：颈椎曲度变直，第 2～5 颈椎关节失稳向右侧弯。确诊为 3～5 颈椎侧摆式错位并发多个关节紊乱，给予治脊疗法：正骨推拿纠正脊椎失稳关节，配以牵引治疗。经 7 次治疗后，患者症状完全康复。

# 第三节 血管神经性头痛

血管神经性头痛，或称偏头痛，是一种由于血管舒缩功能障碍引起的发作性头痛。

## 一、病因病机

病因尚不明了，一般认为可能与调节血管运动有关的中枢神经部分功能失调有关。发作开始为颈内动脉分支的痉挛，引起相应脑组织功能障碍的症状，继之转为颈外动脉分支的扩张，搏动增强而出现头痛。

以前额、眶区或前头痛为主者，常为枕寰关节或 1～4 颈椎多关节错位引起；以一侧或双侧头痛或以枕部麻痛为主者,常为 $C_{2,3}$ 或 $C_{3,4}$ 椎间小关节侧摆式或旋转式错位;以血管性头痛为主,跳痛或灼痛性质,沿紧张的斜角肌向上扪至横突附着处,即为错位关节所在。

## 二、临床表现

以女性较多,多始于青春期,常有家族史。发作前常有一定诱因,如月经来潮、情绪波动、疲劳等,发作前可有先兆,如视觉闪光、暗点、偏盲、暂时性失语,半身麻木或运动障碍等,一般先兆症状持续 15～20min。头痛至周期性发作,每次持续 4～48h,偶可达数天,常见伴随症状有烦躁、恶心、呕吐、畏光、面色苍白等。

本病中医又称"偏头风",其痛暴发,痛势甚剧,或左或右,或连及眼、齿,痛止则如常人。

X 线侧位片可见错位像,张口位可见寰齿间距左右不对称。

## 三、血管神经性头痛与脊椎解剖的相关性

1. 前额、眶区或前头痛:枕寰关节错位:前额及眶区属三叉神经支配,三叉神经感觉核是脊髓后角的直接延续,尤以脊髓束位于 $C_2$ 以上,故枕寰关节错位时,可因脊膜的牵引而刺激三叉神经脊髓束。三叉神经比颈神经更敏感,故每当颈椎关节错位时,即引起头痛发作,若错位部位及方向固定,则疼痛发作的部位及性质不变。此种头痛患者多发生于枕寰关节有劳损或体质较弱的人。若同时损害颈上交感神经节及椎动脉第二段时,则可并发头晕、眩晕、失眠及眼部症状。

2. 一侧或双侧头痛:第 2～4 颈椎关节错位:颈神经丛由 2～4 颈神经组成,除纯运动神经的枕下神经外,大部分均含感觉纤维,耳大神经及枕小神经分布于耳区皮肤及枕部,枕大神经及第三枕神经分布于深部颈肌穿过头夹肌及斜方肌腱而达上项线的枕部皮肤。故 2～4 颈椎小关节错位可引起颅外性头痛。若 2、3 颈椎横突前移错位时,损害颈上交感神经节时,多伴发自主神经功能紊乱的复杂症状。

3. 以血管性头痛为主,跳痛或灼痛性质,可检查斜角肌,沿紧张的斜角肌向上扪至横突附着处,即为错位关节的所在,压痛明显,必须纠正椎体的侧摆、旋转或滑脱式错位,才能迅速清除此类头痛。由于颈椎钩椎关节错位,极易刺激交感神经而引起剧烈头痛。交感神经的颈上节、颈中节或颈下节(星状神经节)紧附于颈椎横突的前方,尤其钩椎关节错位,容易损害窦椎神经,该神经含交感神经纤维,故易引起交感神经兴奋或抑制,而使头、脑及上肢血管舒缩功能障碍而出现灼性神经痛或血管性头痛(跳痛),若椎间关节错位损害椎动脉或颈动脉窦,将同时出现头昏、眩晕、血压升高或降低的症状。

## 四、诊断要点

1. 有明显的头部外伤史及自主神经功能紊乱表现,颈部有不适感。

2. 触诊第 1、2 颈椎横突不对称,第 2 颈椎棘突偏歪、压痛、肩胛内上角有摩擦音。可有 3～7 颈椎横突不对称,关节突隆起、棘突偏歪、颈轴侧弯、椎旁压痛、项韧带或和受伤椎体相连的肌肉与骨连接处有摩擦音、弹响音,椎旁肌硬结等病理改变。颈部屈伸、旋转或侧屈等受限。

3. X 线检查:颈椎正位片显示颈椎棘突偏歪,颈轴侧弯,钩椎关节不对称,侧位片显示椎体后缘连线中断、成角、反张,椎体后缘"双边征"或上下关节突"双突征",以及椎体前后缘、椎小关节和钩椎关节骨质增生等。

### 五、治疗

1. 按颈椎病因（关节功能紊乱）诊治，复位手法按错位类型选用仰头摇正法、侧卧摇肩法、侧向搬按法、低头摇正法、仰卧推正法、俯卧冲压法、牵引下正骨复位法。

2. 头面部按摩：按揉印堂穴，分抹前额至眉弓，点揉太阳、风池、风府穴，点按百会和四神聪穴。拿肩井穴，按揉上肢曲池、合谷穴和下肢阳陵泉、涌泉穴。

3. 心理疏导：重视患者的自觉症状，掌握患者的心理动态，维持双向交流，减少和消除意外带来的无助、焦虑和恐惧情绪，使之达到配合治疗和护理的最佳状态。

### 六、典型病例

许某，女性，48岁，某医院主治医师。3年半前从卡车上跌下，头及肩背部跌伤，不省人事十多分钟，按脑震荡治愈出院。出院后不久，又出现头晕、头痛，右侧肩背沉重不适。按脑震荡后遗症治疗半年多，病情渐次加重，发作频繁，出现右侧半身无力，失眠，头胀难忍，全身多汗，视物模糊。发作时烦躁不安，坐不到十分钟，感头晕、恶心、头胀即要卧床，但卧床十多分钟，又感右侧肢体酸胀麻木，出汗而复起坐，十分痛苦，经多家医院诊治仍认为是脑震荡后遗症及更年期综合征。到北京某院检查诊断为颈椎病（第5、6颈椎椎间盘变性、骨质增生），主张手术治疗，患者未采纳。

三步定位诊断：触诊第4颈椎横突右侧弯，伴明显压痛，第5颈椎横突左后偏歪。X线片示颈轴变直，第1颈椎仰旋，椎体后缘联线于4、5颈椎中断后移，正位片示4、5颈椎椎体向右侧摆，第5、6颈胸椎间盘变性及轻度骨质增生。确诊为4、5颈椎椎间侧摆式错位并发多关节功能紊乱。施以治脊疗法：正骨推拿纠正上位颈椎错位后，用牵引下正骨法纠正椎间隙变窄并发后滑脱及右侧摆。配以微波治疗后颈部，温热量，15分/次。经10次治疗，除下肢无力尚存在外，其余症状明显改善。由于颈椎失稳仍存在，3个月后又再次发作，再次入院治疗，除上述疗法外增加水针、改枕、练功等治疗。2个疗程后完全康复。

## 第四节 癫 痫

癫痫是种常见的神经症状，表现为突然发生的短暂脑功能异常（如意识障碍、肢体抽动等），有反复发作的倾向。本节叙述的癫痫为排除多种全身性疾病过程中出现的癫痫。

### 一、病因病机

癫痫是突发性短暂性的大脑功能失调，失调的广泛程度与发病的轻重有相关性。发病年龄多为儿童及青年。若临床排除症状性癫痫，可根据发作部位按三步定位的神经定位诊断法进行脊椎全面和重点部位的详细检查。

目前观察到的全身性癫痫发作，多与头颈交界处的损害有密切关系。与枕寰关节因产伤、幼儿跌伤或先天性枕寰关节半脱位有关，单侧上肢局限性癫痫发作与中下段颈椎钩椎关节错位而损害及交感神经有关，胃肠痉挛性发作多见于$T_5$～$T_{10}$损害。

癫痫发作症状的部位，可作为定位诊断的依据，脑性（全身性）的从脑缺血原因检查，椎动脉供血属于颈椎骨关节错位直接挤压引起；另外，颈交感神经受颈椎错位刺激引起颈动脉痉挛,或者因为枕寰关节错位引起颅底筋膜紧张而刺激各颅底动静脉孔道对血管的刺激,引起颅内血管痉挛而脑功能紊乱。躯体其他部位的局限性癫痫可按内脏神经或脊神经定位诊断为依据,检查可疑的有关节段的脊椎,若有错位体征者,进行 X 摄片或 CT 检查,按照治脊疗法的治疗方案进行诊治,常能获得根治的效果。

## 二、临床表现

1. 全面强直-阵挛发作(大发作)　系指全身肌肉抽动及意识丧失的发作,以产伤、脑外伤、脑瘤等较常见。强直-阵挛发作可发生在任何年龄,是各种癫痫中最常见的发作类型。其典型发作可分为先兆期、强直期、阵挛期、恢复期四个临床阶段。发作期间脑电图为典型的爆发性多棘波和棘-慢波综合,每次棘-慢波综合可伴有肌肉跳动。

2. 单纯部分发作　是指脑的局部皮质放电而引起的与该部位的功能相对应的症状,包括运动、感觉、自主神经、精神症状及体征。分为四组:①伴运动症状者;②伴躯体感觉或特殊感觉症状者;③伴自主神经症状和体征者;④伴精神症状者。

3. 复杂部分发作　习惯上又称精神运动发作,伴有意识障碍。先兆多在意识丧失前或即将丧失时发生,故发作后患者仍能回忆。

4. 失神发作(小发作)　其典型表现为短暂的意识障碍,而不伴先兆或发作后症状。

5. 癫痫持续状态　是指单次癫痫发作超过 30min,或者癫痫频繁发作,以致患者尚未从前一次发作中完全恢复而又有另一次发作,总时间超过 30min 者。癫痫持续状态是一种需要抢救的急症。

## 三、癫痫与脊椎解剖的相关性

枕寰、寰枢关节错位与全身性癫痫发作密切相关,起因与产伤、幼儿跌伤、趴睡或先天性枕寰关节半脱位有关。

钩椎关节错位,尤其是中下段钩椎关节错位损伤交感神经与单侧上肢局限性癫痫发作密切相关。

第 5~10 胸椎错位及椎旁肌束痉挛,与胃肠痉挛性发作相关。

## 四、诊断要点

1. 根据病史和发作状态可诊断。
2. 脑电图检查约 80% 患者可发现异常,对确定是否癫痫及其类型、病损部位均有帮助。
3. 抗癫痫药物治疗有效。
4. 症状性癫痫可有神经系统阳性体征,须进一步查找病因,特发性癫痫可有家族史。
5. 失神发作需与晕厥鉴别;强直-阵挛发作需与癔病性抽搐发作鉴别;复杂部分性发作需与精神病鉴别。
6. 触诊检查

(1)$C_1$ 横突左右不对称,$C_2$ 棘突偏歪、压痛,为枕寰、寰枢关节错位,与全身性癫痫发作密切相关。

(2)$C_{4\sim7}$ 横突不对称,$C_{4\sim7}$、$T_{1,2}$ 棘突偏歪、压痛。斜角肌紧张呈索状,沿此斜角肌向上摸到横突附着处可有一小硬结,压痛,该处为钩椎关节错位之特征。单侧上肢局限性癫痫发作与中下段钩椎关节错位而损害交感神经密切相关。

(3) $T_{5\sim10}$ 棘突偏歪,棘上韧带肿胀或剥离,压痛较明显,患椎旁可触及痉挛之肌束,有压痛,为胸椎错位之体征,与胃肠痉挛性发作相关。

7. X线检查:

(1)开口位片显示寰椎位于口腔中央,寰齿侧间隙及环枢关节间隙左右不对称,寰枢椎外侧缘左右不对称。齿状突轴线至枢椎外侧缘之距离不相等,或与寰椎的中轴线不重叠,二轴线互成夹角或分离。钩椎关节骨质增生。侧位片显示寰枢前间隙之距多3mm,寰椎后弓呈仰、倾式或旋转式移位。

(2) $C_{4\sim7}$、$T_{1\sim2}$ 棘突偏歪,颈轴变直,反张,椎体后缘连线中断,有双边征或双突征。椎间隙变窄,椎体后缘骨质增生。斜位片显示 $C_{4\sim7}$ 椎间孔变形缩小,钩椎关节错位。$T_{5\sim10}$ 可呈不同程度侧弯或侧摆,棘突偏歪,椎体前缘可有骨质增生。

## 五、治疗

1. 先松弛颈背部软组织。
2. 主要用手法复位治疗,根据错位类型选用仰头摇正法、低头摇正法、侧头摇正法、侧向搬正法、俯卧冲压法、牵引下正骨法及旋转分压法(用于胸椎错位)。
3. 药物注射治疗劳损点。
4. 心理疏导:做好健康教育,解除或减轻癫痫患者的心理障碍,降低复发率,提高癫痫患者的生活质量。

## 六、典型病例

例1:刁某,女,12岁。急性腹痛发作3d,发作时面色苍白、出汗、烦躁、在床上乱滚动,哭叫不停,儿科详细检查,排除胃肠、肝胆器质性疾病,脑电图检查符合癫痫发作。患儿3岁发病,每年少则1次、多则10余次发作,轻时只有腹痛,重时出现烦躁、乱动、全身出汗、面色苍白、头晕、拒食等症状,偶有意识一过性丧失。发病前(1岁半)有坠床史。触诊检查发现其寰椎及6、7胸椎有错位征,X线检查符合小关节错位,无其他病变,按颈胸椎错位行以正骨推拿缓慢复位法为主的综合疗法,康复期坚持全身保健操锻炼,与学校联系一年内不参加体育课。经3个疗程治脊疗法(利用寒暑假期进行),癫痫治愈,学习成绩提高,随访5年未再发作。

例2:张某,女性,30岁。左上肢抽搐疼痛发作3年多,发作逐渐频繁,近半年几乎每日均有1~3次发作,内科检查确诊为局限性癫痫。排除其他病变。查体:停止抽搐时左上肢肌张力及握力稍弱外,腱反射正常,未引出病理反射,痉挛发作时左肩高耸,肘腕部屈曲,紧握拳头,肱二头肌痉挛成硬块状,压痛明显,颈椎横突触诊为第5颈椎侧摆式错位,左侧横突向前错位,明显压痛。患者5年前有翻车外伤史。于其发作缓解期做牵引下正骨法,纠正4、5颈椎右侧摆及前滑脱式错位,继而仰卧做左前抅角扳按法,纠正前滑脱错位,按四步手法进行。配合热疗及水针,3次治疗发作减轻,并由每日多次减为1~2次,治疗10次,发作停止,仍治疗1个疗程,共20次,临床治愈,改用颈保健枕及坚持练颈保健功。

# 第五节 神经衰弱

神经衰弱是指由于长期处于紧张和压力下,出现精神易兴奋和脑力易疲乏现象,常伴有情绪烦恼、易激惹、睡眠障碍、肌肉紧张性疼痛等;这些症状不能归于脑、躯体疾病及其他精神疾病。症状时轻时重,波动与心理社会因素有关,病程多迁延。潘之清在《脊源疾病四十年研究体验概述》中提到,颈椎病与神经衰弱等神经系统疾病的关系十分密切。颈椎病是神经衰弱的重要病因:①神经衰弱人群中,80%以上患颈椎病。②颈椎病患者90%以上有神经衰弱的各种症状(而椎动脉型几乎达到了100%)。故认为,防治颈椎病为防治神经衰弱开创了治本之路。

## 一、病因病机

目前大多认为精神因素是造成神经衰弱的主因。凡是能引起持续的紧张心情和长期的内心矛盾的一些因素,使神经活动过程强烈而持久的处于紧张状态,超过神经系统张力的耐受限度,即可发生神经衰弱。

其发病的脊椎节段均与交感神经节段相符合。

## 二、临床表现

一种类型的特点是:主诉用脑后倍感疲倦,常伴有职业成就或应付日常事务效率一定程度的下降。表现为日间头晕、脑胀,精神疲惫,面色苍白,易瞌睡,但卧床又难入睡,头脑清醒无睡意。

另一类型的特点是:在轻微的体力劳动后即感虚弱和极为疲乏,伴以肌肉疼痛和不能放松。常见多汗、胸闷气短、上肢无力、手部怕冷,时有心悸、多梦易醒、睡眠不安,夜间常突然醒来,多梦,常出现全身倦怠无力、胃肠不适、恶心嗳气、饱胀感,伴腰背胀痛或全身不定位疼痛,常出现肝脾区刺痛或隐痛,疑患肝病,但内科检查消化系统无器质性病变。

## 三、神经衰弱与脊椎解剖的相关性

1. 颈椎错位  第1~3颈椎错位,损害颈上交感神经节,枕头不合适而于卧位时牵引颈上交感神经节兴奋致日间头晕、脑胀,精神疲惫,面色苍白,易瞌睡,但卧床又难入睡,头脑清醒无睡意。

2. 颈胸交界处关节错位  错位后损害星状神经节,常见多汗、胸闷气短、上肢无力、手部怕冷,时有心悸、多梦易醒等症状。

3. 胸椎错位  第5~8胸椎小关节错位者,多表现为睡眠不安,夜间常突然醒来,多梦,胃肠不适、恶心嗳气、饱胀感,常出现肝脾区刺痛或隐痛,疑患肝病,但内科检查消化系统无器质性病变。第9~12胸椎关节错位者,常出现全身倦怠无力,伴腰背胀痛或全身不定位疼痛,或时有胃肠痉挛发生,腹胀或消化不良,若伤及肾上腺皮质功能将出现衰弱症状。

## 四、诊断要点

1. 存在导致脑功能活动过度紧张的社会心理因素。

2. 具有易感素质或性格特点。
3. 临床症状有易兴奋,脑力易疲乏,头痛,睡眠障碍,继发焦虑等。
4. 病程至少3个月,具有反复波动或迁延的特点,病情每次波动多与精神因素有关。
5. 全面体格检查,包括神经精神检查或其他必要的各项检查,确能排除其他躯体疾病或早期精神病者。

### 五、治疗

1. 诊断定位:按交感神经支配进行定位诊断,不难查出致病的脊椎节段。有症状多变者,要注意其多关节错位的存在,这种病情常见于脊椎失稳者,在不同姿势劳动时诱发不同部位的脊椎关节错位,即出现不同的症状。更年期的患者症状多变亦与此有密切关系。
2. 通过治脊疗法,消除颈椎、胸椎关节错位现象。
3. 药物注射治疗劳损点。
4. 心理疏导:针对不同的患者、不同的发病因素进行思想诱导,以支配患者的意志,使患者接受治疗。

### 六、典型病例

袁某,女性,34岁。失眠、头晕、头痛3年余,加重半年,通宵不眠,全身倦怠,肩背沉重如背重物感,食欲缺乏,明显消瘦,大便干结成栗状,渐出现易激动,烦躁不安,整日卧床,但又不能入睡,住院3个多月用多种药物治疗仍无明显好转,按治脊疗法诊治,发现其第4颈椎、第5颈椎、第7胸椎、第9胸椎等均有错位体征。先用治脊疗法重点纠正颈椎错位,使其头晕、头痛及睡眠好转,治疗期间仍用少量镇静药物及维生素类药物(以原用药物不改变)。治疗10次,头晕、头痛基本消失,开始重点改治颈胸交界区及下胸椎。由于体质虚弱,脊椎失稳明显,常纠正后又再错位,全身无力,不愿练功,故加强药物注射治疗,椎旁注射,每日1次,3个区域轮换注射。经20次治疗后,食欲改善,睡眠基本恢复正常,继而全身情况逐渐好转,休息1周后做第2个疗程,疲惫情况基本消失,鼓励其进行医疗体育锻炼,经先后治疗46次,完全康复,情绪乐观,恢复全日工作,随访1年未再复发。

## 第六节 脊髓空洞症

脊髓空洞症是脊髓的一种慢性、进行性的病变。病因不十分清楚,其病变特点是脊髓(主要是灰质)内形成管状空腔及胶质(非神经细胞)增生,好发于颈部脊髓。当病变累及延髓时,则称为延髓空洞症。

### 一、病因病机

确切病因尚不清楚,可分为先天发育异常性和继发性脊髓空洞症两类,后者罕见。
1. 先天性脊髓神经管闭锁不全 本病常伴有脊柱裂、颈肋、脊柱侧弯、环枕部畸形等其他先天性异常。
2. 脊髓血液循环异常 引起脊髓缺血、坏死、软化,形成空洞。
3. 机械因素 因先天性因素致第四脑室出口梗阻,脑脊液从第四脑室流向蛛网膜下腔受阻,脑脊液搏动波向下冲击脊髓中央管,致使中央管扩大,并冲破中央管壁形成空洞。

4. 其他　如脊髓肿瘤囊性变,损伤性脊髓病,放射性脊髓病,脊髓梗死软化,脊髓内出血,坏死性脊髓炎等。

脊髓空洞症病因较复杂,脊椎病因可能是其病因中的一种。因此,应重视对一些病因不明确的患者,注意从脊髓损害平面的相应脊椎按脊髓型脊椎病检诊,以便及早发现,给予正确的病因治疗。

### 二、临床表现

1. 发病年龄　31～50岁,儿童和老年人少见,男多于女。
2. 感觉症状　根据空洞位于脊髓颈段及胸上段,偏于一侧或居于中央,出现单侧上肢与上胸节之节段性感觉障碍,常以节段性分离性感觉障碍为特点,痛、温觉减退或消失,深感觉存在,该症状也可为两侧性。
3. 运动症状　颈胸段空洞影响脊髓前角,出现一侧或两侧上肢弛缓性部分瘫痪症状,表现为肌无力及肌张力下降。
4. 自主神经损害症状　空洞累及脊髓（$C_8$和$T_1$）侧角之交感神经脊髓中枢,出现Horner综合征,病变损害相应节段,肢体与躯干皮肤可有分泌异常,多汗或少汗症是分泌异常的唯一体征。
5. 其他症状　常合并脊柱侧弯、后弯、脊柱裂、弓形足、扁平颅底、脑积水及先天性延髓下疝等畸形。

### 三、脊髓空洞症与脊椎解剖的相关性

脊髓型颈椎病能引起脊髓空洞症已为国内外学者证实。椎动脉及脊髓前动脉缺血,或侵入脊髓的巨大骨刺对脊髓中央管腹侧的损害,可成为空洞形成的病因之一。

### 四、诊断要点

1. MRI检查:空洞显示为低信号,矢状位出现于脊髓纵轴,横切面可清楚显示所在平面空洞的大小及形态。MRI对本病诊断价值较高。
2. 根据慢性发病和临床表现的特点,有节段性分离性感觉障碍,上肢发生下运动神经元性运动障碍,下肢发生上运动神经元性运动障碍等,多能做出明确诊断,结合影像学的表现,可进一步明确诊断。

### 五、治疗

1. 脊髓侧索硬化症及下运动神经元性进行性肌萎缩,可定位颈、胸椎错位关节而运用治脊疗法。
2. 对震颤性麻痹、脑血管供血不足导致的老年性脑萎缩、脑功能减退及脑血栓后遗症等脑变性疾病,用治脊疗法治疗颈椎,改善颈交感神经功能及椎动脉供血,对其康复及延缓病情发展亦有良好疗效。
3. 心理疏导:脊髓空洞症无论从生理还是心理,无论在院内还是院外,应是一个全面的、连续的护理过程,这对恢复患者健康的心理状态尤为重要。

## 六、典型病例

赵某,男性,53岁。走路迈不开步4年。查体:锁骨以下痛温觉减退,其中,左下肢的浅感觉减退。右手呈现爪形手,右手指尖触不到肩部,右下肢萎缩,右下肢较左下肢周径小2cm。肱二头肌腱反射、肱三头腱反射、腹壁反射、提睾反射、肛周反射和膝腱反射减弱,Babinski征阴性。定位胸腰椎关节错位。运用治脊疗法治疗15d后,患者的右手能够拿筷子,右手指尖可触及肩部。左下肢的浅感觉明显改善。

# 第七节 短暂性脑缺血发作

短暂性脑缺血发作(TIA)是颈动脉或椎-基底动脉系统发生短暂性血液供应不足,引起局灶性脑缺血导致突发的、短暂性、可逆性神经功能障碍,又称猝倒症,即突然跌倒,时间短暂、神志多清醒,或仅有短暂意识朦胧,多可起来继续原来的工作。发作前多无预兆。国内外研究显示,颈椎病椎动脉急性缺血为猝倒症之首因。

## 一、病因病机

1. 脑动脉粥样硬化  动脉内膜表面的灰黄色斑块,引起动脉管腔狭窄。甚至纤维斑块深层的细胞发生坏死。坏死性粥样斑块物质可排入血液而造成栓塞,使血液供应发生障碍。

2. 心脏疾病  各种心脏病,这些因素通过对血流动力学影响及栓子脱落增加了脑血管病的危险性,特别是缺血性脑血管病的危险。

3. 血流动力学改变  急速的头部转动或颈部屈伸可改变脑血流量而发生头晕,严重的可触发短暂脑缺血发作。特别是有动脉粥样硬化、颈椎病、枕骨大孔区畸形、颈动脉窦过敏等情况时更易发生。主动脉弓、锁骨下动脉的病变可引起盗血综合征,影响脑部血供。

## 二、临床表现

1. 颈内动脉系统短暂性脑缺血发作  颈内动脉系统的TIA最常见的症状为单瘫、偏瘫、偏身感觉障碍、失语、单眼视力障碍等,亦可出现同向性偏盲等。

2. 椎-基底动脉系统短暂性脑缺血发作  椎-基底动脉系统TIA主要表现为脑干、小脑、枕叶、颞叶及脊髓近端缺血,神经缺损症状。

最常见的症状是一过性眩晕、眼震、站立或行走不稳。一过性视物成双或视野缺损等。一过性吞咽困难、饮水呛咳、语言不清或声音嘶哑。一过性单肢或双侧肢体无力、感觉异常。一过性听力下降、交叉性瘫痪、轻偏瘫和双侧轻度瘫痪等。少数可有意识障碍或猝倒发作。

3. 辅助检查

(1)头颅、颞骨、颈椎X线片:可判断有无畸形,变形性颈椎症,除外颈椎骨质增生对椎动脉的压迫。

(2)CT、MRI:通常无异常所见,但横突孔CT扫描异常(缩小、变形)有助于诊断。此外对鉴别出血、梗死、肿瘤有益。

## 三、短暂脑缺血发作与脊椎解剖的相关性

中老年患者已有脑动脉硬化症,是本症发病的病理基础,由于这种早期动脉硬化可无自觉症状。故颈椎失稳错位,是短暂性脑缺血发作的重要病因之一。

1. 寰枢关节脱位　是因颈椎内的左、右两条椎动脉血管同时被寰椎、枢椎错位挤压而扭曲,使脑内突然缺血所致。患者晕倒后,颈椎位置改变,脑内供血得以改善,因此很快醒来。

2. 第1~3颈椎错位　与颈上交感神经节相关的,临床症状多伴有头痛和心悸(阵发性心动过速)。

3. 第6颈椎~第2胸椎错位　与颈下交感节和星状神经节相关的脊椎,临床症状多伴发胸闷、气短、胸痛、出汗或上肢麻痛。

4. 第4~6颈椎错位　与颈中交感节和颈动脉窦相关,临床症状多伴发血压波动,头、颈、肩区胀痛僵直,颈活动受限,若血压偏低,更易形成血栓。

## 四、诊断要点

颈椎病引发的短暂性脑缺血发作,椎动脉受扭屈的同时,伴有交感神经受损害,可引起颅内广泛性小动脉痉挛,除椎动脉受损外,同时出现颈内动脉供血区的脑功能损害症状。因此,应与单纯的椎-基底动脉或颈内动脉供血不足和腔隙性脑梗死相鉴别,结合临床症状或颅脑CT扫描,不难鉴别。与梅尼埃综合征鉴别时,注意听力减退特征,多好发于年轻人,必要时请耳鼻喉科生诊鉴别。常规检查如下。

1. 血液流变学检查　主要表现为全血黏度、血浆黏度、血细胞比容、纤维蛋白原及血小板聚集率等指标均增高。

2. 脑血管检查　如经颅多普勒检查、颈动脉B超检查、数字减影血管造影检查、MRA检查等。

3. 颈椎检查　可选用颈椎X线、颈椎CT扫描或颈椎MRI检查等。

4. 头颅CT扫描或MRI检查　观察颅内缺血情况,除外出血性疾病。

5. 心电图　主要是排除诊断。患者是否有房颤、频发期前收缩、陈旧性心肌梗死、左心室肥厚等。超声心动图检查是否存在心脏瓣膜病变,如风湿性瓣膜病、老年性瓣膜病。

## 五、治疗

及早诊治这种椎动脉型、交感型并发的混合型颈(胸)椎病,预防椎动脉硬化症,是防治本症的有效措施。一般采用安抚性的推摩(捋法)、擦净、轻揉和揉捏等手法,避免过强刺激加重肌肉痉挛。按摩的重点是患侧的肢体。

1. 患者取仰卧位,按摩者站在其右侧,用右手拇指按、揉膻中、中脘、关元等穴。每穴按摩1min,手法适中。按摩者用两手由上而下捏拿患者患侧的上肢肌肉,然后重点按揉和捏拿肩关节、肘关节、腕关节,用左手托住患者的腕部,用右手捏拿患者的手指,每次5min。按摩者继续用两手由上而下捏拿患者患侧的下肢肌肉,重点捏拿和按揉髋、膝、踝关节。然后用手掌将下肢轻抚几遍。每次5min。

2. 患者取俯卧位,按摩者站在其右侧,用两手拇指按揉背部脊柱两侧,由上至下进行,并用手拿在背腰部轻抚几遍。每次5min。然后按摩者用两手由上而下捏拿患者瘫痪的臀部及

下肢后侧的肌肉群,轻抚几次,每次5min。

3. 患者取坐位时,按摩者站在患者的背面,按摩风池、翳风、肩井穴,再按揉肩背部,并轻抚几次。这一套动作进行5min。

### 六、典型病例

王某,男性,59岁。反复发作性言语不利(不清)、右侧肢体无力、麻木3d。3d前无明显原因出现言语不利(不清)、右侧肢体无力、麻木,持续约1h后缓解;第二天早6:00再次出现上述症状,约半小时后自行缓解,就诊当天17:20又出现言语不利、右侧肢体无力、麻木,伴前额部胀痛。查体:血压173/75mmHg。除右侧肢体轻度针刺觉减退外,余神经系统查体阴性。诊断颈椎病引起的短暂性脑缺血发作(椎动脉型)。给予揉膻中、中脘、关元等穴,并第1~3颈椎治脊疗法,半个月后症状缓解,坚持按摩颈椎,半年后痊愈,至今未复发。

## 第八节　小儿脑性瘫痪

小儿脑性瘫痪又称小儿大脑性瘫痪,俗称脑瘫。是指从出生后1个月内脑发育尚未成熟阶段,由于非进行性脑损伤所致的以姿势和运动功能障碍为主的综合征。

### 一、病因病机

引发小儿脑瘫的原因有很多,具体归纳为以下几点:父母亲吸烟、酗酒、吸毒,母患精神病,孕期患糖尿病、阴道出血、妊娠期高血压疾病、前置胎盘、先兆流产,或服用避孕药、治疗不孕的药物、保胎药等;高产次、早产、流产史、双胎或多胎等;胎儿发育迟缓,宫内感染,宫内窘迫,胎盘早剥,胎盘功能不良,脐带绕颈、产钳分娩、臀位产产程长、早产儿或过期产儿、低出生体重儿;生后窒息,吸入性肺炎,缺氧缺血性脑病,核黄疸,颅内出血,感染,中毒及营养不良等。

### 二、临床表现

1. 患儿突然僵硬　在某些体位,如在仰卧位时给孩子穿衣,屈曲身体或拥抱时感到困难。
2. 松软　婴儿的头颈松软抬不起头来。将婴儿悬空抱时,四肢下垂。婴儿很少活动。
3. 发育迟缓　学会抬头、坐和运用双手迟于同龄孩子,可能用身体某一部分多于另一部分,如有些患儿常用一只手而不用双手。
4. 进食差　吸和吞咽差。舌头常将奶和食物推出。闭嘴困难。
5. 异常行为　可能好哭、易激怒、睡眠差,或者非常安静,睡得太多,或者3个月时还不会笑。
6. 服镇静药后拍摄脊椎X线侧位和张口位片　尤以$C_1$~$C_3$椎间关节紊乱为多见,甚至寰枢关节半脱位,在脊柱四段力学转换区,(头/颈、颈/胸、胸/腰、腰/盆)间均可测到错位情况。

### 三、小儿脑瘫与脊椎解剖的相关性

小儿脑瘫按脊椎病的三步定位诊断检查,可有脊柱变形,尤以第1~3颈椎椎间关系紊乱为多见,甚至寰枕关节或寰枢关节半脱位,在脊柱四段力学转换区:头/颈,颈/胸,胸/腰,腰/盆间均可测到错位情况。

## 四、诊断要点

脑性瘫痪的诊断主要基于病史及神经系统检查。典型的脑性瘫痪多具有运动发育落后、姿势异常、中枢性运动障碍的体征等。询问孕期、围生期、新生儿期异常病史可能提示脑瘫的病因。影像学检查可能发现脑损伤的证据。脑性瘫痪需排除遗传代谢与神经变性病。

按脊椎病的三步定位诊断法检查,可有脊柱变形(服镇静药后拍摄脊椎 X 线侧位和张口位片,分期进行,先摄颈椎),尤以 $C_{1\sim3}$ 椎间关节紊乱为多见,甚至寰枕关节或寰枢关节半脱位,在脊柱四段力学转换区:头/颈、颈/胸、胸/腰、腰/盆间均可测到错位情况。

## 五、治疗

治脊疗法治疗小儿脑瘫,主要从以下几方面进行。

1. 及时对产伤造成的颈椎关节错位复正。以体位牵引复位法为主治法,术者坐于床边,用手轻力牵引头颈部,同时另手轻揉痉挛颈肌或背肌,重点先治产伤遗下的血肿硬结,从速改善脑缺血。如遇患儿烦躁哭闹,为免意外,给予氯丙嗪(冬眠灵)服后,进行 X 线摄片和复位法治疗。

2. 痉挛性瘫痪患儿(角弓反张),先用针刺华佗夹脊穴,快刺不留针,颈椎旁 2~3 对穴位,胸腰椎旁 3~5 对穴位,每次轮换针穴,针后痉挛稍缓解,即行手法治脊。

3. 肢体弛缓性瘫痪者,可不用针刺华佗夹脊穴。治脊后加捏脊疗法和点穴治疗。

4. 年龄大的(5 岁以上)患儿,可配以头皮针治疗。

5. 教会家人将患儿抱起(手端双腋下)做悬吊和左右摆动,以及肢体按摩,以改善脊柱侧弯、过伸等体形的康复,改善脑缺血,防止脑萎缩,促进脑功能康复,亦可教其家人辅助进行肢体功能训练治疗。

6. 病情改善后开始医疗体育和功能训练。中西药物治疗能加速康复进程。治脊为主的综合疗法能及早调正颈椎,对促进脑功能的康复有显著效果。

7. 心理疏导:对于有认知障碍或者智力低下的患儿,教其家人更要耐心教育引导,促其智力发育。

## 六、典型病例

例1:阮某,男,2 岁 7 个月。自引产后出现斜颈(头扭向右侧),四肢痉挛性瘫痪,患儿烦躁不宁,不能坐立。曾用中西药物、针灸和四肢按摩治疗,无明显效果。经脊椎三步定位诊断检查,寰椎明显左侧摆,枢椎棘突左旋为主并发胸腰椎呈"S"形侧凸,双下肢交叉,四肢肌张力增强。继续针灸治疗加治脊疗法,用手牵引和正骨推拿手法,缓慢复正上位颈椎,8 次治疗后,患儿能安宁入睡,烦躁哭闹明显减少。全脊柱治脊疗法,开始肢体被动运动和逐步开展功能训练,每次先行针刺华佗夹脊穴(选 5~7 对穴),快刺不留针,针后背肌痉挛缓解,用抚摩、掌揉法和摇腿揉背法调理胸腰椎,简化捏脊后,仰卧位治疗颈椎和四肢,家人每晚做四肢按摩和抱腋下做悬吊和左右前后摆动,经 3 个月治疗,开始会笑,发音学语,有靠背能坐,四肢肌张力渐至正常。其母是护士,会针灸,教其简易正骨推拿法,回家后坚持治疗。随访 2 年,智力和肢体功能康复至基本正常。

例2:胡某,女,15 个月。福利院脑瘫残疾儿童,婴儿时被父母遗弃。全身僵硬,很少活动,头颈不会转动,双眼无神,仰卧时双足内翻呈"一"字形(足底相对),俯卧时身体过伸,双上肢分开向后翘起,似飞机状,不能翻身;只能仰卧、俯卧,不能侧卧,亦不能坐;会哭不会笑,哭声微弱,吞咽迟缓,不会学说话。治脊疗法和快速针刺1次,配合肢体运动功能训练和智能训练。治疗1个月后,头颈部能自主小范围活动,双眼有神,受人逗玩,治脊3个月时,四肢僵直明显改善,有自主活动,已可侧卧,对玩具有兴趣,但仍不会用;治脊6个月时,仰卧位可自主翻身,能在儿童椅上靠坐,治脊至8个月时,会爬,可在扶持下站立,逗玩时会笑,饮食已正常;1年后(2岁3个月),初学走路,学说话。坚持3年治脊疗法(不分疗程),肢体功能除双足内旋尚未完全矫正外,运动和感觉已完全康复,智能训练有显著改善,会叫妈妈、叔叔、阿姨、婆婆、奶奶,会简单表达要求,如口渴、饥饿、大小便等,会选食物,能自理洗面、刷牙、去厕所大小便,能学唱歌、学拿粉笔涂鸦等。

# 第九节 特发性面神经麻痹

特发性面神经麻痹又称面神经炎,是指茎乳突孔内急性非化脓性炎症引起的周围性面瘫。面神经麻痹表现以一侧面部表情肌突然瘫痪,同侧前额皱纹消失,眼裂扩大,鼻唇沟变浅,面部被牵向健侧为主要特征。

## 一、病因病机

特发性面神经麻痹的病因和发病机制仍未十分清楚,一般认为骨质内的面神经管刚能容纳面神经,各种原因如受寒着凉、病毒感染和自主神经不稳定致神经营养血管收缩缺血,而毛细血管扩张,面神经水肿,面神经受到压迫可引起本病。面神经早期病变为水肿、脱髓鞘,严重可有轴突变性。

中医认为本病是人体正气不足,络脉空虚,风邪乘虚侵袭太阳经,邪入少阳经,殃及阳明经;风为阳邪,其性喜上,致面部三阳经经气阻滞不通,筋脉失养,导致颜面一侧肌肉弛缓不收。病因以风邪为主,风为百病之长,风邪入中经络,每为寒、热、瘀相夹为患。若久病则外邪内居筋肉,与痰湿相杂,呈瘀滞内阻之证。

该病在病因中,多有头颈活动部分受限(伸屈、侧屈、转颈),$C_1 \sim C_3$ 横突/棘突偏歪,尤以 $C_1$ 横突前移(对侧后旋)多见,患侧 $C_1$ 横突和茎乳孔处明显压痛,多有不良睡姿,或枕头高低不合适,或因颈肩部感受风寒,引起部分肌肉收缩,引发失稳颈椎错位。

## 二、临床表现

1. 本病任何年龄均可发病,以20~40岁最多见,男性多于女性。
2. 多一侧发病,双侧同时发病者较少见。预后多良好。
3. 一般起病迅速,在几小时至1~2d,面肌麻痹达高峰,持续1~2周开始恢复,3个月不能完全恢复者,则会留后遗症。

## 三、突发性面神经麻痹与脊椎解剖的相关性

颈椎关节错位:第1~3颈椎、5~6颈椎错位后,寰椎的横突可随错位形式如侧摆、仰、俯及旋转等,产生向上、下、左、右、前、后等移动。椎体错位可引起软组织炎症、充血、水肿。由于

面神经的出口经乳突孔毗邻寰椎横突。故寰椎错位可导致面神经受刺激。另外,颈椎解剖位置的改变刺激或压迫颈交感神经和椎动脉,引起椎-基底动脉供血不足,造成脑桥面神经核血循环障碍或交感神经的鼓室丛受刺激使迷路动脉反射性痉挛,内耳面神经径路血循环障碍而致面神经麻痹。

## 四、诊断要点

1. 有上颈段不适、头部旋转受限及面瘫表现。
2. 第1、2颈椎横突不对称;第2颈椎棘突偏歪,压痛,肩胛内上角有摩擦音。
3. 头前屈后伸及颈左右旋转受限。
4. X线检查:开口位片显示寰椎位于口腔中央,寰齿侧间隙及寰枢关节间隙左右不对称,寰枢椎外侧缘左右不对称。齿状突轴线至枢椎外侧缘之距离不相等,或与寰椎的中轴线不重叠,二轴线互成夹角或分离。钩椎关节骨质增生。侧位片显示环枢前间隙之距≥3mm,环椎后弓呈仰、倾式或旋转式移位。颈椎生理曲线变直或颈椎后缘连线中断、反张,颈椎前后缘有骨质增生,椎间隙变窄。

## 五、治疗

1. 面瘫的患者,检诊多有头颈活动部分受限(伸屈、侧屈、转颈),第1、2、3颈椎横突/棘突偏歪,尤以第1颈椎横突前移(对侧后旋)多见,在本症发病早期(5d内),及早用正骨推拿法纠正第2、3颈椎椎关节错位。
2. 选用红光、激光、超短波或超声波治疗茎乳孔(乳突后侧)附近压痛区,消除颈椎错位对椎旁软组织和颈上交感节的损害,加速骨性管内的无菌性炎症的吸收,将使面神经麻痹迅速康复。当病症迁延到面神经发生变性时(肌电图检查证明),康复治疗需加强麻痹的面神经区,选用针灸、埋药(针刺贴药对晚期患者疗效较佳)、电刺激、面肌功能训练和手法点穴按摩等疗法,以促进神经功能的恢复。
3. 心理疏导:在治疗患者躯体症状的同时,应适当给予患者精神上、心理上的支持,加强心理疏导,讲明病情,使患者能够正确认识疾病的病因、病程和预后,采取积极乐观的态度对待疾病,增强自我控制能力,重新建立合理健康的生活和工作方式。

## 六、典型病例

李某,男性,42岁。一天早晨,起床漱口时,左侧口角漏水,始觉察自己患面瘫。照镜子,左额纹变浅,不能皱额和抬眉,左眼睑不能闭拢,嘴向右侧㖞斜,不能鼓腮和吹口哨,鼻唇沟左浅右深。神经科主任排除颅脑器质性病变引起。按颈椎病因检查,触诊第1颈椎横突左侧旋前、右侧后旋并下移侧摆,第2颈椎棘突右旋,左侧乳突下后侧区明显压痛,即以徒手复位法,用仰头摇正法、挎角扳按法、侧头摇正法、侧卧推正法等正骨手法,纠正1/2/3颈椎椎间、寰枕关节和寰枢关节错位,按摩左面部,点按颊车、下关、太阳、阳白、鱼腰、头维、上星、率谷、迎香、地仓、翳风、翳明和风池等穴位。用点揉法,枕下小肌群揉擦法,让同事帮助做头颈牵引(仰卧位),左侧耳后压痛部贴消炎止痛膏并热敷。1次治疗,即觉左侧头颈部紧痛感减轻;3次治疗,闭眼、噘嘴改善;7次治疗,左眼能闭合,吃饭已无食物滞留于齿颊间,喝汤不漏,但鼓腮、吹口哨和皱额、蹙眉等尚未正常;坚持治疗至15次,完全康复。

# 第十节 阿尔茨海默病

阿尔茨海默病(AD),是一种起病隐匿的进行性发展的神经系统退行性疾病。临床上以记忆障碍、失语、失用、失认、视空间技能损害、执行功能障碍,以及人格和行为改变等全面性痴呆表现为特征,病因迄今未明。早老性痴呆症是老年性痴呆症的一种,老年性痴呆症一般分为脑血管性痴呆和阿尔茨海默病两种。阿尔茨海默病又称为早老性痴呆症。

## 一、病因病机

通常,早老性痴呆症是随年龄增长而产生的病症,颈上、下交感节损害导致的脑动脉痉挛,脊源性血压异常和心律失常,骶-蝶-枕共轭系统损害,均会导致脑内慢性缺血,从而引起早老性痴呆症。

## 二、临床表现

1. 患者或知情者诉有超过6个月的缓慢进行性记忆减退。
2. 测试发现有严重的情景记忆损害的客观证据。
3. CT检查可见大脑皮质萎缩及脑室扩大。

## 三、阿尔茨海默病与脊椎解剖的相关性

颈椎关节错位:脊柱病源性老年性痴呆的原因,可能是上段颈椎的错位使原有的动脉粥样硬化、畸形引起的椎-基底动脉供血不足再度加重,或错位间接刺激颈部的交感神经,使椎动脉收缩,管腔变窄,致供血不足,令枕叶、桥脑、延髓、小脑、大脑皮质缺血或血流障碍。

## 四、诊断要点

1. 根据老年期发病、缓慢进行性的体力和智力衰退等特征,不难诊断。
2. CT检查可确诊。
3. 颈1~6横突不对称,颈2~7棘突可有偏歪、压痛、颈部活动受限。其中主要是颈枕寰、寰枢关节改变为主。
4. X线检查:开口位片中寰椎位于口腔中央,寰齿侧间隙及寰枢关节间隙左右不对称,寰、枢椎外侧缘或其关节面的内侧缘左右不对称,齿突轴线至枢椎双外侧缘之距不相等,并与寰椎的中轴线不重叠,二轴线互成夹角或分离。侧位片显示寰椎呈仰位、俯位、旋转等错位。颈曲变直或反张,椎体后缘连线中断,棘突排列不齐。

## 五、治疗

对阿尔茨海默病,治脊疗法在于及时治好脊椎病,改善脑脊血循环,达到防治结合的作用。40岁以上的中年人,出现头晕、头痛、失眠、健忘等症状,经药物治疗不满意者,应及时检查脊椎病。具体可参考以下治法。

1. 认真松弛颈背部软组织,多按揉硬结部分。
2. 根据颈椎错位类型,选用仰头摇正法、低头摇正法、侧头摇正法、侧向扳正法、侧卧摇肩

法、牵引下正骨法等。对颈椎病史较长,有颈部硬结及颈椎退变明显者,不宜操之过急,要注意松解软组织粘连,使用上述手法应用缓慢复位法,即按上述手法操作,只是不用"闪动力",使"定点"与"动点"之间的椎间关节以多次生理性运动形式在"动中求正"而复位。

3. 局部按摩:按揉印堂 1min,分抹前额眉弓 4~6 遍,点揉太阳、风池、风府、百会、四神聪各 1min,最后点揉上肢曲池、合谷,下肢阳陵泉、足三里,各 1min。

4. 心理疏导:由于阿尔茨海默病患者行为紊乱程度较重,且存在偏执与妄想观念、幻觉、攻击行为、日夜节律紊乱、情感障碍等症状,针对患者不同的特点进行心理疏导及药物治疗,将会取得更好的疗效。

### 六、典型病例

刘某,女性,75 岁。患阿尔茨海默病 10 年,在美国治疗(药物、理疗、康复训练)未能控制病情发展。就诊时已不认识子女,不会回家,生活不能自理。表情淡漠,沉默寡言,不与朋友来往,晨昏颠倒,夜多失眠。经颈椎触诊 1~3 颈椎左侧弯,4、5 颈椎反张,椎旁压痛,X 线照片和 MRI 显示,第 4、5 颈椎椎间盘突出,5~6 颈椎椎间盘膨出,寰椎仰旋,第 2、3 颈椎椎关节混合式错位。其丈夫回忆:发病前曾有车祸,颈背部受伤,曾用牵引和颈托固定,此后经常失眠、头晕、头痛,有时肩和右手麻痛,按脑震荡后遗症,用理疗和针灸能缓解,3 年后被诊断为患阿尔茨海默病。治脊疗法正骨推拿法为主治法,配红光照射后颈部,每次 30min,3 次治疗,($V_3$ 关节错位纠正后,睡眠明显改善,加牵引下正骨法和继续针灸治疗(头针和体针),8 次治疗后,精神好转,已能呼唤丈夫名字,表达要求,到痴呆研究所评分有改善。治脊疗法 20 次,其子女向她问候时会以点头、摇头表达,时有笑容,走路步态较前有力,步幅加大,认识家门,能与孙辈逗玩,日间已很少卧床。32 次治脊后,能与丈夫简单说话表达要求,记忆自家门号、年龄,能自己洗手、刷牙、吃饭,走路不用别人扶持,大小便能自行上厕所,在家活动和到后院树丛散步等,生活能力明显提高,经痴呆研究所医师评分,证明记忆力和思维能力均有所进步。

# 第十一节 神经性水肿

神经性水肿又称急性神经血管性水肿或 Quinche 水肿,以发作性局限性皮肤或黏膜水肿、无疼痛亦无瘙痒及皮色改变为主要临床特征。

### 一、病因病机

普遍认为本病的发病基础是自主神经功能不稳定所致,常因食物或药物过敏引起。急性局限性水肿本病也可有家族遗传倾向。

初步发现与 $C_7$~$T_1$ 椎体旋转式为主的混合式错位相关。

### 二、临床表现

1. 为急性局限性水肿,多发生于组织疏松处,如眼睑、口唇、包皮和肢端、头皮、耳郭、口腔黏膜、舌、喉亦可发生。

2. 患者自觉不痒或较轻,或有麻木胀感。肿胀经 2~3d 消退,或持续更长时间,消退后不留痕迹。

3. 当喉头黏膜发生血管性水肿时,有气闷、喉部不适、声音嘶哑、呼吸困难,甚至有窒息的可能。

## 三、血管神经性水肿与脊椎解剖的相关性

颈胸椎关节错位:第 7 颈椎至第 1 胸椎关节错位,颈胸交界的椎体扭伤,淋巴导管受颈肌痉挛的压迫,以致回流受阻,淋巴循环不良,才会发生神经性水肿。胸廓出口综合征也可导致神经性水肿。

腰椎关节错位:腰源性水肿的病因,由于腰椎的退变、外伤、生理曲线的改变,小关节错位,椎间不稳,后关节及椎体的骨赘等造成的创伤性反应,都可造成动脉、硬膜、后纵韧带、关节囊等部位交感神经末梢,以及椎管内的脊膜返支形成病理性的刺激或压迫,致血管神经功能异常,造成血管运动中枢紊乱,从而使血管扩张、渗出增加、回流减少而形成局部、下肢水肿。

## 四、诊断要点

1. 有腰酸痛史,或有腰扭伤史。
2. 单侧或双侧小腿下部水肿,小腿皮肤呈苍白色及蜡样光泽,无红热、疼痛及痒感,患侧皮温较健侧为低,肿胀处按之稍凹陷,腹股沟淋巴结无肿大、无压痛。
3. 无外伤感染及无接触致敏物质病史。无心、肾等脏器病变,尿液及血液检查无明显改变。
4. 触诊:双下肢不等长,腰 3~5 棘突偏歪、压痛。骶髂关节和髂前上棘不对称,骶髂关节压痛,"4 字试验"(患者平卧,屈曲患肢,将外踝搁在健肢髌骨上方。检查者用手压其患侧膝部,若髋关节出现疼痛而使膝部不能接触床即为阳性,提示骶髂关节错位或髋关节病变)。
5. X 线检查:①腰椎正侧位片及骨盆正位片显示腰椎侧弯,腰 3~5 棘突偏歪。骶骨"仰头"或"点头",双侧髂骨不等大,双侧髂嵴一高一低,或坐骨结节不等高。②骨盆矢状位片显示:耻骨支向前移位或向后移位。

## 五、治疗

1. 手法放松腰臀部软组织。
2. 根据错位类型选用摇腿揉腰法、斜扳法(单人、双人法)、双手间接分压法、俯卧搬腿法、牵抖冲压法、坐位旋转复位法纠正腰椎错位。选用按骶扳髂法、屈髋屈膝按压法、侧卧推臀法、俯卧扳腿压臀法纠正骶髂关节或耻骨支错位。

## 六、典型病例

例 1:患者,男性,52 岁。患神经性水肿 3 年余,每次发病时全身肿胀,体重增加 8~15kg,住院治疗需 2~3 个月治愈。此次发病后入院治疗已 3 个月,仍无明显疗效,因有颈背痛,临床诊断颈椎病,送来此处治疗,经三步定位诊断,确诊为第 7 颈椎至第 1 胸椎旋转式为主的混合式错位,应用俯卧旋转分压法和牵引下摇肩法、侧向扳按法纠正错位。1 次复位后,患者立即轻松,肩背痛消除,次日来治疗,诉说全身水肿明显消退,体重由 72kg 降至 68kg,3 次治脊后,全身肿胀完全消失,颈背痛未再复发,治愈出院。

例 2:患者,男性,37 岁,患右侧面部和右上肢水肿多年,时轻时重,伴失眠、轻度头晕、左侧

头痛、颈和右肩臂酸痛沉困感,视物疲劳。药物和针灸治疗可改善症状。检查颈轴侧弯呈"S"形,第1~3颈椎左侧弯,4~6颈椎右侧弯,第7颈椎斜形侧摆(左高右低)并右前旋,按多关节多类型椎关节错位治疗,改睡木床,不再睡水床,用保健枕配针灸治疗10次痊愈。

# 第十二节 帕金森综合征

帕金森综合征特指各种原因(脑血管病、脑动脉硬化、感染、中毒、外伤、药物及遗传变性等)造成的以运动迟缓为主的一组临床综合征,主要表现为震颤、肌僵直、运动迟缓和姿势不稳等。包括原发性帕金森病、帕金森叠加综合征、继发性帕金森综合征和遗传变性病性帕金森综合征。

## 一、病因病机

帕金森综合征是中枢神经系统黑质和纹状体变性疾病,至今原因不明,有病毒感染、遗传、动脉硬化、中毒、脑外伤、药物反应等多种学说。国内外研究指出,颈椎病是本症的原因之一。颈椎病合并帕金森病的临床特点:①多为轻型脊髓性颈椎病。如为重型颈椎病则出现肢体肌阵挛。其发作形式与帕金森综合征有相似处,其实质不同,是锥体束受累的体征。但亦有少数患者既有帕金森综合征的表现,又有病理反射阳性等锥体束征。②多数患者病情较轻,进展缓慢。以单肢或半身受累居多。

## 二、临床表现

1. 特征性的表现是静止性震颤、肌肉僵直、步态和姿势障碍及运动迟缓。运动迟缓包括起动缓慢、冻结、小步、慌张步态,自发动作减少,写字过小、坐位起立困难、发音困难、构音障碍和吞咽困难等。

2. 在病程的中晚期,帕金森病的非运动症状如抑郁、便秘、睡眠障碍、认知损害等,一般姿势不稳是晚发的症状。

## 三、帕金森综合征与脊椎解剖的相关性

颈胸椎挫伤、关节错位:第2颈椎~第2胸椎劳损退变或挫伤后,造成脊髓型颈椎病者颈交感神经和脊髓供血的损害,使脊髓缺血、缺氧而渐次发展成变性反应,若损害支配双上肢的颈脊髓前角细胞,或损害颈髓内支配四肢的锥体束纤维,可导致肌束震颤。

## 四、诊断要点

1. 有颈背痛及震颤病史。

2. 第6、7颈椎横突不对称,关节突隆起,第6颈椎至第2胸椎棘突偏歪,横突前后侧压痛。急性者棘上韧带肿胀或剥离,压痛较明显;慢性者棘上韧带由于变性而成僵硬条索状小纤维索,可左右拨动,压痛较轻或无明显压痛。

3. 冈上肌、大小圆肌、后斜角肌压痛,三角肌、后斜角肌有硬结,肩胛内侧缘的大、小菱形肌可触及摩擦音。

4. X线检查:颈椎45°斜位片显示第5~6、第6~7颈椎间孔变形缩小,或颈7、胸1椎间

孔变形缩小。可有颈 5~7 椎体后缘增生,钩椎关节或后关节移位。正位颈胸片显示颈胸椎交界处有侧弯,或椎体棘突偏歪,或上下相邻的椎体棘突向相反方向左右移位。

5. 注意与豆状核变性、小脑疾病、甲状旁腺功能减退症鉴别诊断。

## 五、治疗

1. 震颤麻痹基本方案

(1) 主治法:正骨推拿法纠正颈椎错位,改善颈椎退变的椎间隙变窄和椎管变形变窄,调理关节排列紊乱。

(2) 辅治法:①腰背部和患肢推拿和功能训练;②针灸:头皮针、体针;③后颈部微波电疗或全脊柱热疗法;④受累肢体伸、屈肌张力增强部位或枕颈部用强磁疗法;⑤改用保健枕、纠正不良睡姿,练保健功。

2. 颈性震颤基本方案

(1) 先放松颈胸交界部软组织。

(2) 选用俯卧冲压法、低头摇正法、侧头摇正法、仰卧垫压复位法、牵引下正骨法复位,每日 1 次。

(3) 药物注射治疗椎旁软组织劳损,隔日 1 次。

3. 心理疏导  应配合家属密切注意患者思想动向,与其交流,分散注意力,并针对不同年龄、职业文化水平和心理需求,因人施教,激励患者战胜疾病的信心,提高患者的生活质量。

4. 其他  颈、肩、臂、背、腰、臀、腿软组织损害银质针松解术。

## 六、典型病例

例 1:李某,男性,66 岁。临床确诊震颤麻痹 5 年,药物治疗未能控制病情发展,坐轮椅来诊时,四肢震颤频率高,右手如搓丸样,口角流涎,问答词语不清,面无表情,颈部过伸姿势,2 人扶其走路呈慌张步态,步幅 10~15cm,卧床时,不能自行翻身和调节四肢姿势,丧失自理能力。经查第 1 颈椎为混合式错位,第 2 颈椎~第 2 胸椎呈"S"形侧弯,4、5 颈椎为向前滑脱式错位(导致颈轴过伸状态)。在药物治疗同时,增加治脊疗法。治脊初期,因肌强直难以正骨复位,每次先坐位做头皮针和颈枕部旋磁共 30min,再俯卧位做背肌强擦法(活络油)并指压华佗夹脊穴。在肌张力缓减时,用床边反吊姿势做颈椎和第 1、2 胸椎错位的正骨手法和牵引法,仰卧位做四肢按摩(5 年来每日由护士执行)加指压点穴;足底拍打(轻拍即激发肌肉抽搐),3 分/次,每日治疗 2 次。治脊 10d 后,四肢震颤频率转慢,头颈姿势已较正常,流涎基本停止,眼睛开始有闭合动作。颈肌强硬改善后,于床上侧卧位进行颈椎正骨推拿法,俯卧位如上述治疗。治脊 30d 时,功能训练时踏步、步行改善,步幅 15~20cm,慌张步态基本消除,面容呆板改善,吃饭吞咽改善,颈部活动已较自如,说话较前清楚。治脊改为每日 1 次,共治脊 3 个月,震颤明显减少,步幅 30~40cm,面部时有笑容,改用保健枕后睡眠改善。

例 2:张某,男性,72 岁,运动员。15 年前头部撞击伤后,经常头晕、头痛、颈肩背痛,药物和理疗均可缓解,近半年来,出现双手震颤,且慢慢加重,神经科排除(脑)震颤性麻痹。经三步定位诊断,MRI 和 X 线片证实第 4、5 颈椎、第 6、7 颈椎椎间盘突出并发 1、2 颈椎,第 4、5 颈椎,第 7 颈椎,第 1 胸椎多关节错位,第 5 颈椎椎管狭窄。两年来频繁发作,造成脊髓损害而出现震颤。按颈椎外伤造成的椎间盘突出并发滑脱式错位为主的多关节损害做治脊疗法,辅治法选微波治疗和磁疗敷贴穴位:天柱、肩井、大椎等穴,每日1次,3次后以药物注射于第4、5颈椎椎间,20次后复查X线片,第4、5颈椎间椎管矢状径由10mm增宽至13.6mm。建议在家中设牵引椅,每周自行做颈椎牵引1~2次,用保健枕和注意预防运动创伤。患者病情渐愈,随访3年无复发。

# 第十三节 多 汗 症

多汗症是指局部或全身皮肤出汗量异常增多的现象。

## 一、病因病机

血管的大部分、汗腺、竖毛肌只受交感神经支配。当颈椎或胸椎失稳而错位后,刺激或压迫颈交感神经节(包括颈上、颈中、颈下交感神经节)、胸交感神经节、腰交感神经节、骶交感神经节及尾交感神经节,使其支配的小血管、皮肤竖毛肌和汗腺的节后纤维传导失常,导致排汗异常。

全身性多汗多因颈胸交界区($C_6 \sim T_2$)椎间关节错位,刺激或损害星状神经节,而导致交感神经激惹症状,引发全身出汗,常并发汗斑或毛囊炎。局限性多汗,在相应的交感神经节段可有相关脊椎错位、退变体征。

## 二、临床表现

1. 全身性多汗症　主要是由其他疾病引起的广泛性多汗,如感染性高热、内分泌失调和激素紊乱、中枢神经系统病变、帕金森病、嗜铬细胞瘤、水杨酸中毒、虚脱等。

2. 局部性多汗症　常初发于儿童或青少年,往往有家族史,有成年后自然减轻的倾向。多汗部位主要在掌跖、腋窝、会阴部,其次为鼻尖、前额和胸部,其中以掌跖、腋窝部最为常见,皮肤可浸渍发白。多汗呈短暂或持续性,情绪波动时更明显,无明显季节性。掌跖多汗往往伴有手足潮冷或发绀现象,跖部因汗液分解可产生特殊臭味。腋窝多汗通常无异味,不同于腋臭。鼻尖、前额和胸部的多汗往往与刺激性食物有关,常在进食辛辣食品、热咖啡、热茶、饮烈性酒时发生,又称为味觉性多汗症。

## 三、排汗异常与脊椎解剖的相关性

颈胸椎关节错位:第7颈椎~第1胸椎错位,血管的大部分、汗腺、竖毛肌只受交感神经支配。当第7颈椎至第1胸椎椎体失稳而错位后,刺激或压迫颈交感神经节(包括颈上、颈中、颈下交感神经节)、胸交感神经节、腰交感神经节、骶交感神经节及尾交感神经节,使其支配的小血管、皮肤竖毛肌和汗腺的节后纤维传导失常,导致排汗异常。

## 四、诊断要点

1. 有以上临床表现。
2. 触诊检查:$C_{1\sim 7}$横突不对称,颈、胸、腰椎棘突偏歪、压痛,双侧髂后上棘不对称,双侧下肢不等长。
3. X线检查:开口位片中寰椎位于口腔中央,寰齿侧间隙及寰枢关节间隙左右不对称,寰、枢椎外侧缘或其关节面的内侧缘左右不对称,齿突轴线至枢椎双外侧缘之距不相等,并与寰椎的中轴线不重叠,二轴线互成夹角或分离。侧位片见环椎呈仰、倾式或旋转式错位。胸、腰椎棘突单个或多个偏歪。病程较长或慢性者,腰椎前缘可出现骨质增生等X线征。属椎体后移(假性滑脱)者,椎体后缘连线中断,患椎后移。反之,患椎前移为前滑脱。腰椎斜位片可辨别崩裂滑脱或退变滑脱。骨盆X线片显示:患侧骶髂关节密度增高或降低,两侧关节间隙宽窄不等。两侧髂后上棘不在同一水平上,患侧髂后上棘偏上为前错位,反之为后错位。耻骨向足方向45°投照可显示:耻骨支两侧高低不一。

## 五、治疗

1. 根据椎体错位部位先松弛附近软组织。

2. 颈椎错位:按错位类型选用仰头摇正法、低头摇正法、侧头摇正法、侧向搬正法、坐位旋转复位法、坐位旋提复位法、高垫胸俯卧位复位法。

3. 胸椎错位:按错位类型选用单向冲压法、俯卧双向分压法、旋转分压法、仰卧垫压复位法、坐位扳肩膝顶复位法。

4. 腰椎骨盆错位:按错位类型选用摇腿揉腰法、斜搬法(单人、双人)、双手间接分压法、俯卧搬腿按腰法、牵抖冲压法、抱膝滚动法、坐位旋转复位法纠正腰椎错位。骨盆错位可按错位类型选用俯卧搬腿压臀法、屈膝屈髋按压法、按骶搬髂法、牵抖冲压法、侧卧推臀法来纠正。

5. 心理疏导:对于该类患者的心理护理是在尊重患者的基础上,耐心中肯地解答患者提出的问题。安慰、指导患者治疗前应注意的事项及如何调整心态,消除其紧张、恐惧心理,使患者正确认识治疗,对治疗的获益和风险有客观认识,消除顾虑,主动配合治疗。建议多汗症患者饮食清淡,富于营养;自汗气虚者适宜食用补气健脾食物;忌食辛辣动火食物。

## 六、典型病例

吴某,男性,52岁,全身多汗6年。因工作经常出差,常于出差后出汗加重,有时伴发头晕、失眠、头胀、胸闷等症状,曾在神经科和心血管科就诊,未发现异常,按亚健康问题用药物治疗无效。X线片与3年前的对比观察,发现其主要有第7颈椎至第2胸椎椎关节错位,因旅途和工作过度疲劳及落枕影响,诱发颈椎第7颈椎椎关节错位而出现头晕、失眠、头痛等症状。给予正骨推拿治疗1次,头晕、头痛即刻消除,第7颈椎第1胸椎错位与其既往受伤史有关,故每次复位后,3d之内又再错位,加用30%胎盘组织液2ml配10%葡萄糖注射液10ml混合后分注于第7颈椎至第2胸椎两旁(夹脊穴),每周2次。10次治脊后,6年来的全身多汗症和胸闷等症状完全消失。

# 第十四节 神经性呕吐

神经性呕吐又称心因性呕吐。是一种以自发或故意诱发反复呕吐为特征的精神障碍,呕吐物一般为刚进食的食物,不伴有其他的明显症状。

## 一、病因病机

1. 神经性呕吐不影响下次进食的食欲,常与心情不愉快、心理紧张、内心冲突有关,无器质性病变,可有害怕发胖和减轻体重的想法,但由于总的进食量不减少,所以体重无明显减轻。

2. 部分患者具有癔症性人格,表现为自我中心、好表演、易受暗示等。

3. 呕吐中枢是延髓外侧网状结构的背部,当椎动脉受损害而致椎-基底动脉缺血时,可造成延脑缺血而引起头晕、恶心。若同时发生 $C_3 \sim C_5$ 椎小关节错位时,易引起胃痉挛而发生厌食、上腹痛或呕吐。

## 二、临床表现

1. 表现为进食后呕吐,一段时间内反复发作。
2. 无法找到解释该症状的躯体疾病。

## 三、神经性呕吐与脊椎解剖的相关性

呕吐中枢是延髓外侧网状结构的背部,当椎动脉受损害而致椎基底动脉缺血时,可造成延髓脑缺血而引起头晕、恶心、呕吐。

颈椎错位:第3~5颈椎椎小关节错位,损害膈神经时,头晕、恶心、呕吐,同时伴发上腹部疼痛不适。

胸椎错位:第5~8胸椎椎小关节错位时,易引起胃痉挛而发生厌食、上腹部痛或呕吐。

## 四、诊断要点

1. 这种呕吐几乎每天发生,并至少已持续1个月。
2. 无导致呕吐的神经和躯体疾病。

## 五、治疗

1. 通过治脊疗法纠正错位关节。
2. 药物注射治疗劳损点。
3. 心理疏导:针对病因采取相应的心理疏导措施,消除患者对自身疾病的紧张、焦虑心理,激发患者的积极情绪,帮助患者树立起战胜疾病的坚定信念。

## 六、典型病例

李某,女性,32岁,护士。恶心、呕吐8个月,缘于工作过度疲劳,出现头晕、全身乏力、恶心、呕吐,以后每于吃饭即作呕,有时干呕,有时呕吐,伴胃脘区疼痛不适,近3个月来加重,每餐吃不下,有时饭后即呕,全身软弱。经药物治疗2个月,呕吐频度稍好转,但仍上腹隐痛,有时胸闷气短。触诊发现其枕寰关节明显右偏,颈轴右侧弯,上胸椎系列左侧弯,第5、6胸椎棘突向右偏歪明显,椎旁有压痛及软组织摩擦音,经颈胸椎X线平片检查符合椎小关节功能紊乱表现,未发现骨质增生及其他病变。按多关节错位进行治脊疗法,每日1次,用仰头摇正法纠正枕寰关节错位为主。3次治疗后,呕吐停止发作;10次治疗后,全身情况改善,精神及食欲明显好转,开始练颈保健功。先后治疗2个疗程,共42次,临床治愈。停止治脊疗法,继以中药调理,半年后康复,工作如常。随访8年未再复发。

# 第11章

# 五官疾病

## 第一节 眼部疾病

首先明确几个基本概念。

视力:是指眼睛分辨细小的或遥远的物体及细微部分的能力。

视物模糊:是指视力低于1.0时,裸眼分辨不清细小的或遥远的物体及细微部分。

视力下降:是指因用眼过度或各种疾病导致裸眼视力低于正常标准。我国正常远视力的设置标准:3岁0.5,4岁0.7,5岁0.8,≥6岁1.0。

眼花:即老花眼,是一种生理性改变,年过40岁的人,由于晶状体的硬化,调节功能逐渐减弱,小部分是睫状肌衰退,产生近视物模糊。

眼干:指各种原因导致泪液分泌过少,引起眼睛干涩、有异物感、眼红、瘙痒等症。

眼痛:由于眼内或眼眶疾病引起眼内或眼后的深部钝痛。

### 一、病因病机

1. $C_1 \sim C_3$ 和 $C_6 \sim C_7$ 关节错位时,对颈上交感节和星状神经节刺激而引起视物模糊、下降、复视等症状。

2. 茎突畸形、过长且伸向第1颈椎横突的人,因枕寰关节错位,使局部软组织扭曲紧张,影响血循环,易出现眼胀、近视或青光眼(眼压高)等病症。

3. 椎动脉供血不足也是损害视神经中枢的原因。

### 二、临床表现

1. 转头加力试验和颈神经根紧张试验为阳性。
2. $C_1 \sim C_4$ 横突有压痛。
3. 颈椎横突触诊有偏歪和压痛,颈椎横突前方斜角肌多较紧张。
4. X线片可有颈轴变直、中断、成角、反张、过伸,椎间孔变形,椎间隙变窄,骨质增生等。

### 三、眼部病症与脊椎解剖的相关性

颈椎错位:第1~3颈椎错位,颈上交感神经节发出的节后纤维分布于眼部和颈动脉丛,调节眼循环和瞳孔大肌、眼睑肌。颈上交感神经节位于第1～3颈椎横突的前方,当上位颈椎错位后,横突亦随之偏移,即可牵扯、刺激颈上交感神经节,故能引起眼部或五官部的症状。三叉神经脊髓束在颈椎中,亦可因枕寰关节错位而受到刺激,引起眼周神经痛或前额痛。椎动脉供血不足不全是视中枢或脑神经损害的主要原因。颈动脉丛的损害可导致眼循环障碍而造成视网膜病损。

### 四、诊断要点

1. 有以上眼部症状。
2. 有颈椎病表现。
3. 触诊检查:$C_{1\sim6}$横突不对称,$C_{2\sim7}$棘突偏歪、压痛。颈部活动受限。
4. X线检查:主要观察开口位及侧位片。寰椎、枢椎的X线开口位片中寰椎位于口腔中央,寰椎双侧的侧块不对称,寰齿侧间隙及寰关节间隙左右不对称,齿突轴线至枢椎双外侧缘之距不相等,并与寰椎的中轴线不重叠,二轴线互成夹角。侧位片见寰椎呈仰、倾或旋转式移位。$C_{3\sim7}$棘突可有偏歪,或椎体后缘连线中断、反张、成角、双边征或双突征,椎间隙变窄,椎体前后缘骨增生,项韧带钙化。斜位片显示椎间孔变形缩小,椎间孔前壁见钩突增生呈唇样或轻微前后移位。

### 五、治疗

1. 根据椎体错位部位先松弛附近软组织。
2. 按错位类型选用仰头摇正法、低头摇正法、侧头摇正法、侧向搬正法、牵引下正骨法、坐位旋转复位法、坐位旋提复位法、高垫胸俯卧位复位法。
3. 针刺治疗。

### 六、典型病例

张某,女性,18岁,远视力下降3年。中学期间视力尚正常,高中毕业后练小提琴不到6个月开始出现视力下降,左眼0.2,右眼0.4,配镜后视力仍继续下降。按颈椎损害检查,触诊第2～3颈椎横突偏左,6～7颈椎横突偏右。椎旁压痛,软组织有摩擦音。治脊疗法用正骨推拿纠正错位颈椎,改用颈保健枕,恢复期加水针治疗劳损点。

患者住处较远,每星期治疗1次,共20次。4次后视力开始改善,头胀、颈酸软感消失(开始练颈保健功,每日2次);10次治疗后视力恢复至左0.6,右0.9。20次疗程结束,双眼视力恢复至1.5。随访8年,视力正常,未再戴眼镜。

## 第二节 学生近视初发

眼球在调节静止的状态下,来自5m以外的平等光线经过眼的屈光后,焦点恰好落在视网膜上,能形成清晰的像,具有这种屈光状态的眼称为正视眼。

近视是指眼睛看近处清楚而看远处不清楚的一种病理状态。有近视的人在看远处时,平行于视轴的平行光线通过眼球屈光系统的折射,汇聚在视网膜前,不能在视网膜上形成清晰的成像,因此无法看清,属于一种屈光不正;而在看近处的物体时,像会后移到视网膜上,从而可以看清。

由于学生学习紧张,用眼过度,又处于身体发育期,如果不注意休息、营养,又或者玩电脑游戏等,极易造成近视,称学生近视初发。

## 一、病因病机

1. 长期处于看近的状态,调节肌痉挛,使晶状体长期处于高屈光度的状态。
2. 眼球变长,视网膜后移,平行光聚焦在视网膜前。
3. 一些先天或外伤的原因,造成角膜或晶状体的异常。
4. 过度的阅读及其他近距离活动给眼睛带来过度的调节负担,是近视形成的主要原因。

## 二、临床表现

1. 视觉过敏症状　指眼部感觉神经发生疲劳性视觉过敏,可伴有眼睛干涩、灼热、发痒及眼部胀痛。胀痛可扩散到眼眶的深部,甚至引起偏头痛,乃至颈项、肩背等部位酸痛。
2. 眼的疲劳症状　表现为看书时,感觉字迹重影、浮动不稳的现象。

## 三、学生近视初发与脊椎解剖的相关性

颈椎错位:由于颈椎旁有交感神经节,当椎间关节错位伤及交感神经时,会直接影响眼的调节功能;此外脑部的视神经中枢是由椎动脉供血的,椎关节错位会导致椎动脉扭曲,导致脑部缺血缺氧,引起头晕、头痛,还会损害视神经中枢的功能。

当第1~3颈椎和6~7颈椎关节错位时,因炎症刺激或压迫颈上交感神经节和星状神经节,使其神经纤维兴奋性增高,视神经中央动脉痉挛而视力下降;瞳孔对光调节不灵而视力下降、视物模糊、复视。茎突畸形,过长且伸向第1颈椎横突的人,因寰枕关节错位,使附近软组织扭曲影响血循环,出现眼胀、近视和青光眼(眼压病)。寰枕关节错位还可刺激三叉神经脊髓束,引起眼周神经痛或前额痛。椎动脉供血不足可引起视中枢和脑神经损害,导致眼循环障碍而造成视网膜病损。

## 四、诊断要点

1. 视力障碍、视物模糊、眼胀、眼前有闪光点、复视等。
2. 颈部酸胀痛、僵硬不适、活动受限,颈肌紧张或痉挛,颈椎棘突有 $C_{1~2}$、$C_{2~4}$ 个呈不同程度的偏歪,压痛以上段颈椎明显。
3. 颈椎上段以 $C_{1~2}$、$C_{2~3}$、$C_{3~4}$ 小关节错位多见,横突可触及软组织结节。
4. 除有眼部病症外多数病人可伴有颈椎病的某些症状。上肢麻木、肿胀、无力、恶心呕吐、下肢无力、头晕、眩晕、头痛等。

## 五、治疗

1. 根据颈椎病的类型及定位诊断作依据,按分期综合治疗,包括正骨松解(或加牵引)以治疗颈椎错位,其他理疗以治疗软组织无菌性炎症;急性期过后,加用水针治疗肌肉劳损,用颈椎保健枕以改善或恢复脊柱的稳定性,后期锻炼颈保健功,并应持之以恒,增强颈肌肌力,以预防复发。

2. 正骨推拿的手法选择是取得疗效的关键。应根据触诊及 X 线片确定错位的关节、错位方向和形式的不同,分别用摇正、扳正或推正法。对椎体滑脱、椎间盘突出或椎间盘变性合并钩椎关节错位者,多采用牵引下摇正法。头、肩部及背部推拿能疏通经络,舒筋活血,促进器官功能恢复。采用正骨手法与局部推拿相结合,可提高疗效。

3. 软组织劳损是颈椎病的发病基础,采用水针疗法,部位不选在痛点和穴位,而是选在劳损点上,即在颈椎病变有关的肌肉附着点上有摩擦音之处。药物的应用,选择以增强组织营养之药物,如10%葡萄糖液加复方维生素 B 液(或 30%胎盘组织液),每点每次注射混合液 6ml,隔日 1 次,一般每点 2~3 次即可。

4. 综合疗法的作用,主要是正骨推拿纠正颈椎关节错位,解除神经、血管受压或刺激而取得疗效。但是如只注意复位,而忽视软组织变性是颈椎失稳的病理基础,则疗效难以巩固。笔者体会,水针治疗软组织劳损是一种使颈椎复位后得以巩固的有效措施。关节错位必然会损害其周围软组织,引起炎症反应,适当选用理疗或药物治疗有助于消肿止痛,加速症状消除,亦有助于关节功能的恢复。对眼部有先天性缺陷者(闭角型青光眼),治脊疗法有效,但不能控制复发。

## 六、典型病例

李某,11 岁 3 个月。遗传高度近视,目前眼镜 1700 度,这个眼镜度数从入学后就没变过。验光两眼均 0.6,散瞳检查眼底等均正常。查第 2 颈椎、第 3 颈椎颈椎旁关节错位,因炎症刺激致视神经纤维兴奋性增高,给予相关颈椎肌纤维松解手法,1 周后视疲劳减轻,之后持续坚持治疗 3 个疗程,近视度数未有增加。

# 第三节 吞咽困难

吞咽困难是指食物从口腔至胃贲门运送过程中受阻而产生咽部、胸骨后或食管部位的梗阻停滞感觉。

## 一、病因病机

1. 口咽部疾病　口咽炎、口咽损伤、咽白喉、咽结核、咽肿瘤、咽后壁脓肿等。
2. 食管疾病　食管炎、食管良性肿瘤、食管癌、食管异物、食管肌功能失调(贲门失弛缓症、弥漫性食管痉挛等)、甲状腺极度肿大等。其中食管癌是重要病因。
3. 神经肌肉疾病　延髓麻痹、重症肌无力、有机磷杀虫药中毒、多发性肌炎、皮肌炎、环咽肌失弛缓症等。
4. 全身性疾病　狂犬病、破伤风、肉毒杆菌中毒等。
5. 其他　颈椎关节错位、椎间盘突出、椎间隙变窄、椎体前缘增生刺激神经,气管、食管吞咽困难及异物感。

## 二、临床表现

1. 吞咽困难伴声嘶,呛咳,伴呃逆,哮喘和呼吸困难,
2. 吞咽疼痛,见于口咽炎或溃疡。则常为弥漫性食管痉挛。有物体阻塞感,

### 三、吞咽困难与脊椎解剖的相关性

中老年人颈椎、胸椎的退行性病变,青少年的脊椎外伤,若引起第 3~4、4~5 颈椎关节错位,或椎体前方骨质增生形成较大骨刺,均可直接压迫食管,或刺激咽和食管的交感神经,使寰咽肌、食管或贲门痉挛,咽喉的会厌、贲门功能失调,发生食物反流或呕吐等症状,严重者可出现吞咽时胸痛。

环咽肌失弛缓症是由于中段颈椎关节错位,引起寰咽侧边神经功能障碍;食管、贲门失弛缓症,是下段颈椎和上段胸椎错位引起,椎关节错位,损害了交感神经节前纤维和椎旁节,导致相关的括约肌痉挛,失去了正常的弛缓功能。关节错位,椎间孔变窄,使神经根同时受损害时,会出现咽痛和胸痛。

### 四、诊断要点

1. 临床上除有吞咽困难外,还伴有其他各种类型的颈椎病症状。
2. $C_{1~2}$、$C_{2~3}$ 棘突旁及后关节囊软组织结节,伴压痛。
3. X 线片检查示椎体骨质增生,由于刺激颈旁交感神经节引起。可见椎体前缘唇样、鸟喙样或骨桥形成。

### 五、治疗

1. 用卧位正骨松解法纠正上位颈椎错位,第 3~4、4~5 颈椎关节复位,同时颈部牵引(简易颈椎牵引器)下正骨法为主治法,隔日 1 次。
2. 颈部热疗,热磁、场效应治疗机、超短波电疗机等。
3. 改用保健枕和纠正不良姿势,是预防复发和加速痊愈的重要措施,此后应注意防止外伤和慢性劳损。

### 六、典型病例

赵某,男性,47 岁,企业职员。吞咽困难、咽部有异物感半年多,同时自诉颈部疼痛、僵硬不适 2 年。查体:颈部肌肉僵硬活动受限,臂丛神经牵拉试验(—),椎间孔挤压试验(—),棘突触诊发现第 3 颈椎棘突向左偏歪。X 线片提示:颈椎曲度变直,第 3 颈椎棘突向左偏歪。给予牵引手法松解颈部软组织后,行脊椎矫正第 3~4 颈椎偏歪棘突。连续治疗 4 次,直到症状消失。随访 6 个月未复发。

# 第四节 耳 鸣

耳鸣是累及听觉系统的许多疾病不同病理变化的结果,病因复杂,机制不清,主要表现为无相应的外界声源或电刺激,而主观上在耳内或颅内有声音感觉。

### 一、病因病机

1. 听觉系统疾病
(1) 外耳:外耳道耵聍栓塞、肿物或异物。

(2) 中耳：各种中耳炎、耳硬化症。
(3) 内耳：梅尼埃病、突发性耳聋、噪声性耳聋、老年性耳聋等。
(4) $C_{1\sim2}$、$C_{2\sim3}$ 颈椎关节错位，压迫刺激耳大神经及血管。

2. 全身性疾病

(1) 心脑血管疾病：高血压、高血脂、动脉硬化、低血压等。
(2) 自主神经功能紊乱：精神紧张、抑郁等。
(3) 内分泌疾病：甲状腺功能异常、糖尿病等。

## 二、临床表现

可单侧或双侧，也可为头鸣，可持续性也可间歇性出现，声音各种各样，音调高低不等。

1. 有些耳鸣患者伴有听力下降，听力有些可正常。
2. 长期耳鸣会引起患者产生烦躁、焦虑、紧张、害怕等不良的情绪状态可加重耳鸣。

## 三、耳鸣与脊椎解剖的相关性

颈椎错位：第1~3颈椎颈椎的解剖位移，刺激或压迫颈部交感神经或椎动脉，交感神经的鼓室丛受到刺激后可产生耳鸣、耳聋；发生椎-基底动脉系统供血不足或迷路动脉血管反射性痉挛，从而导致内耳血循环急、慢性障碍，也可引起耳鸣和耳聋。

耳鸣因年龄不同，其病因也有所不同。青壮年患者因无严重的颈椎骨关节病损，其内耳血循环障碍多为血管痉挛所致；而老年患者，颈椎骨关节病损较严重，且多有不同程度的脑动脉硬化症，其内耳血循环障碍多呈慢性过程。临床上多表现为渐进性、双侧性、感音性耳鸣，不易与其他原因所致的耳鸣相区别，只有在头颈部外伤或"落枕"后，耳鸣症状加重时，方能引起注意。

## 四、诊断要点

1. 耳鸣是颈椎常见症状之一，但较少单独存在。
2. 伴有眩晕、血管神经性头痛、视力改变等脑血管神经症状。
3. 颈椎触诊可见 $C_3$ 以上棘突、横突偏歪，小关节有压痛、结节，颞乳突前下方软组织结节伴压痛。
4. X线正位片可见 $C_{2\sim3}$ 棘突偏歪，侧位片可见 $C_{2\sim3}$ 双边影、成角、生理曲度变直。

## 五、治疗

### (一) 药物治疗

改善耳蜗血供：血液供应不良，如血管痉挛、血管栓塞等是影响耳蜗功能的常见原因。应用血管扩张剂可改善内耳血液循环，以达到治疗内耳疾病，消除或减轻耳鸣的目的。自主神经功能平衡失调可影响耳蜗的血流量，正常耳蜗生理功能有赖于交感神经纤维调节耳蜗的血供来维持。交感神经系统由 α 和 β 两种受体组成。α 受体具有兴奋作用，引起血管收缩；β 受体具有抑制作用，引起血管扩张。临床上应用 β 受体兴奋剂可引起血管扩张，如苄丙酚胺，剂量为 6mg，2 次/日，6 周为 1 个疗程。其不良反应有心悸、四肢震颤和神经过敏，必要时可限制剂量，严重者应终止给药，此外，可应用拮抗肾上腺素的药物，如桂利嗪（脑益嗪），剂量为 25mg，

2/d。其不良反应偶有肠胃功能障碍、发疹和嗜睡外,无其他严重不良反应,一般停药后即消失。

副交感纤维对迷路动脉的支配尚未证实,但临床上应用类阿托品作用的药物,能促使副交感神经紧张的松弛,以保持自主神经系统功能平衡,改善内耳血液循环。

抗组胺药有抗胆碱作用,也可通过自主神经系统起作用,Shulman 认为抗组胺药可修复受损的血管壁,改善内耳血供,达到治疗耳鸣的目的。

### (二)脊椎相关治疗

主要由第 1~3 颈椎错位失稳,椎间盘退变,邻近结构及颈部软组织损害,导致压迫或刺激神经,临床出现头痛、头晕、耳鸣、视物模糊等症状。治疗耳鸣,主要以药物与手法整复松解颈部肌肉,恢复颈肩肌力学平衡,改善颈椎不稳定的状况,消除相关交感神经压迫,以治愈耳鸣。

## 六、典型病例

杨某,女性,58 岁,半年前突发耳鸣,时重时轻,就诊于某医院耳鼻喉科,经相关检查,诊断为神经性突发耳鸣。给营养神经,口服苄丙酚胺,剂量为 6mg,2 次/日,治疗 2 个月,同时口服六味地黄丸,未见明显好转。前来笔者所在医院就诊。脊椎触诊:第 2~4 颈椎棘突偏歪。MRI、X 线:颈椎生理曲度变直,第 2~5 颈椎椎间隙狭窄,低头位片示第 3~4 颈椎成角。诊断为突发耳鸣、颈源性耳鸣。

治疗方法:①给予药物治疗,首选血管扩张药以改善供血。静脉滴注氯化钠 250ml、金纳多注射液(4 支/70mg),10~12d。②口服:金纳多片,2 片/次,2 次/日,神经妥乐平片,2 片/次,2 次/日,20d。③牵引治疗:输液 3d 后可牵引治疗,牵引力为 15~16kg,隔日 1 次,每次 15min。以缓解颈部肌肉痉挛,减轻对椎间盘的压力,改善对神经根、椎动脉及交感神经的压迫刺激。④手法治疗:与牵引治疗交替进行。手法松解治疗可松解颈背部软组织痉挛与挛缩,整复、松动寰枢关节半脱位,恢复颈椎的正常序列,减轻或消除对颈交感神经与椎交感丛的刺激,从而改善椎-基底动脉的正常血供。该患者经整脊疗法纠正第 3~4 颈椎关节错位,配合牵引治疗一次后,当天感觉耳鸣次数减少减轻。继续治疗 5 次,耳鸣消失。随访 2 年未见复发。

## 第五节 耳 聋

听力障碍是指听觉系统中的传音、感音,以及对声音的综合分析的各级神经中枢发生器质性或功能性异常,导致听力出现不同程度的减退,习惯称为耳聋。

## 一、病因病机

1. 按发生部位分类

(1)传导性耳聋:凡病变局限于外耳和中耳,并影响导音功能者,均为传导性耳聋。如外耳和中耳的发育畸形、外耳道阻塞性疾病、中耳炎性或非炎性疾病、耳硬化等。

(2)感音性耳聋:凡直接影响到末梢感受器、听神经传导途径和听觉中枢的各种病变,都可以造成感音性耳聋。感音性耳聋又可分为以下三种:①耳蜗性聋:病变局限于耳蜗,并影响其感音功能。②神经性聋:由于螺旋器毛细胞、听神经、听觉传导径路或各级神经元受损害导致的声音感受与神经冲动传递障碍造成的听力减退。③中枢性聋:病变位于脑干与大脑,累及蜗神经核及其中枢传导通路、听觉皮质中枢时导致中枢性耳聋。

(3) 混合性耳聋：中、内耳病变同时存在，影响声波传导与感受所造成的听力障碍称为混合性耳聋。导致混合性耳聋的原因可以是一种病变同时损伤了耳的传音和感音系统，也可以是不同的疾病分别导致中耳和内耳或听传导通路的功能障碍所引起。

2. 按患病时间分类

(1) 先天性耳聋：包括外耳道先天性闭锁、中耳或内耳畸形、妊娠期及围生期所致的各种耳聋。

(2) 后天性耳聋：包括外耳和中耳各种传导性聋，如外耳道后天性闭锁、化脓性中耳炎、外耳及中耳肿瘤、各种外伤及耳硬化症等；在感音神经性聋中，包括各种传染病所致的各种感音聋、药物中毒性聋、迷路炎、听神经瘤、老年性聋，以及精神因素所致的功能性聋等。

## 二、临床表现

一般认为平均听阈在 26dB 以上即有听力障碍，听力损失在 70dB 以内者称重听，在 70dB 以上者为聋，临床上习惯统称为聋。

## 三、耳聋与脊椎解剖的相关性

主要集中于第 1~2、2~3、3~4 颈椎，颈椎错位，横突偏移、棘突旁压痛。枕颈部枕外隆凸的肌附着处；枕骨上项线和项平面的肌附着处；颞骨乳突的肌附着处（头夹肌、颈夹肌、头半棘肌和头最长肌）；此组肌肉与颈椎稳定性密切关联，头后大小直肌、头上下斜肌、头侧直肌、头后大直肌的肌附着处，此六块肌肉是保护枕寰关节、寰枢关节的。如颈性眩晕，突然头晕、耳聋、耳鸣、头痛，上述周围软组织损害与临床密切联系。

## 四、诊断要点

突发性聋诊断依据有 5 项：①突然发生的非波动性感音神经性听力损失，常为中度或重度。②病因不明。③可伴耳鸣。④可伴眩晕、恶心、呕吐，但不反复发作。⑤除第Ⅷ对脑神经外，无其他脑神经受损症状。

因此，依据病史、临床表现和检查结果，结合前述依据，诊断突发性聋多无困难，但需通过三步定位诊断，检查脊柱相关受损部位。

1. 颈椎触诊　颈椎上棘突、横突偏歪，小关节有压痛、结节，颞乳突前下方软组织结节伴压痛。

2. X 线、MRI 检查　是否有脊髓压迫、棘突偏歪，侧位片可见增生、双边影、成角、生理曲度变直。

## 五、治疗

1. 扩张血管和改善微循环的药物　现代研究显示，耳蜗微循环在听觉生理中起十分重要的作用。耳鸣、耳聋与内耳微循环障碍有关，常应用扩张血管、改善内耳微循环的制剂给予治疗。主要通过扩张血管，解除微血管痉挛，增强纤溶系统活性，溶解血栓，抑制血小板活化因子导致的血小板聚集，降低血液黏稠度，增强血液流动性，从而改善内耳微循环。代表药物有倍他司汀、利多卡因、前列腺素 $E_1$、银杏叶提取制剂、高压氧加复方丹参注射液联合治疗等。

2. 神经营养药物　营养和修复神经在耳鸣、耳聋的治疗中占重要地位。这类药物可以改善神经细胞代谢,保护神经元,稳定其功能,减轻缺血再灌注等所导致的耳蜗毛细胞损害,对受损的听神经起到营养、保护和修复的作用。临床常用的神经营养药物有维生素 A、维生素 $B_1$、维生素 $B_{12}$、谷维素、注射用神经生长因子,以及能量合剂(腺苷三磷酸、辅酶 A、细胞色素 C)和脑活素等。

3. 局部麻醉药　属于离子通道阻滞药,通过抑制钠离子通道,影响感觉细胞、血管纹细胞及内毛细胞传入神经突触的离子转运,稳定细胞膜,对急性缺血、缺氧的神经组织具有保护作用,代表性药物有普鲁卡因、利多卡因等。此外,利多卡因还可以抑制血小板聚集,减少血浆血栓素 A 的含量,扩张微动脉,从而改善组织微循环。

4. 激素类药物　研究发现,糖皮质激素治疗耳鸣、耳聋的作用机制可能与减轻内耳细胞水肿及抗炎作用有关。

5. 抗抑郁药和抗焦虑药　耳鸣、耳聋患者,特别是严重影响生活工作者,多伴有抑郁、焦虑等不良心理反应,推荐予以抗抑郁药治疗。选择性 5-HT 再摄取抑制药是一种新型的抗抑郁药,代表药物如帕罗西汀、氟西汀等,现已作为一线用药。三环类抗抑郁药(如丙米嗪、阿米替林)均有有效的临床疗效,且对伴有睡眠障碍的患者疗效更佳。

6. 抗惊厥药物　卡马西平作为钠通道阻滞药,可以降低神经元的过度兴奋,并且通过影响突触传导抑制动作电位,故在临床上常用来治疗耳鸣。但以往的随机对照研究尚未证明卡马西平有确切疗效。另一种为苯二氮䓬类药物,属于镇静催眠抗惊厥药,可以起到镇静解痉的作用,有利于改善耳鸣、耳聋患者失眠、焦虑等不良情绪,代表药物如氯硝西泮、地西泮、劳拉西泮等,但国外有研究证实,该类药物对耳鸣的疗效并不确切。

7. 脊椎相关治疗　针对颈椎错位失稳,椎间盘的退变,邻近结构及颈部软组织损害,压迫刺激 $C_{1\sim2}$、$C_{2\sim3}$、$C_{3\sim4}$ 神经根,出现耳聋、耳鸣、头晕、头痛等临床症状。手法整复错位关节,松解颈部肌肉,恢复颈肩力学平衡,改善颈椎不稳状况,消除相关神经压迫刺激,达到治愈耳聋的目的。

8. 中药治疗　补中益气汤加减、六味地黄汤加减、通气散加味、骨参舒耳片、四逆汤加味、小柴胡汤合补阳还五汤、通窍汤、丹参注射液等。

## 六、典型病例

郝某,女性,76 岁,2 年前突发性耳聋,时重时轻,就诊于市医院耳鼻喉科做相关检查:诊断神经性突发耳聋。给营养神经改善血供未见好转,前来笔者所在院就诊。脊椎触诊:第 2~4 颈椎棘突偏歪。MRI、X 线片提示颈椎生理曲度变直,第 2~5 颈椎椎间隙狭窄,低头位片示第 3~4 颈椎成角。诊断:①神经性突发耳聋;②颈源性突发性耳聋。

1. 药物治疗　以营养神经改善血液循环的药物治疗为首选,结合止痛给药为辅,缓解患者病痛。①静脉滴注氯化钠 100ml,神经妥乐平注射液(3 支,9ml),静脉推注 10~12d。②氯化钠 250ml,金纳多注射液(4 支,70mg),10~12d。③口服:金纳多片,2 片/次,2 次/日,神经妥乐平片 2 片/次,2 次/日,30d。

2. 牵引治疗　待神经功能症状有所缓解后,进行牵引治疗,有助于患者缓解颈部肌肉痉挛,减轻对椎间盘的压力;扩大椎间隙和椎间孔,缓解脊髓所受的刺激和压迫;缓冲椎间盘组织对周围的压力,并有利于向外突出的髓核组织回纳。具体方法:牵引力为 15~16kg,隔日 1

次,一次15min,7d为1个疗程,共治疗2个疗程。

3. 手法治疗　牵引治疗同时结合手法松解交替治疗。手法松解,松解颈背部软组织痉挛与挛缩。枕颈部枕外隆凸的肌附着处、枕骨上项线和项平面的肌附着处、颞骨乳突的肌附着处(上述3处附着的是斜方肌、胸锁乳突肌、头夹肌、颈夹肌、头半棘肌和头最长肌),此几组肌肉与颈椎稳定性密切关联;头后大小直肌、头上下斜肌、头侧直肌、头后大直肌的肌附着处,此六块肌肉保护枕寰关节、寰枢关节。治疗应整复、松动错位的颈椎小关节,恢复颈椎的正常序列。手法操作时,要注意动作宜轻柔和缓,力度适中,整脊疗法纠正第1～2颈椎、第2～4颈椎关节错位,配合牵引治疗3次后,该患者感觉耳鸣次数减少减轻。继续治疗10次,耳聋消失。随访5年未见复发。

# 第六节　变应性鼻炎

变应性鼻炎即过敏性鼻炎,是指特应性个体接触变应原后主要由IgE介导的介质(主要是组胺)释放,并有多种免疫活性细胞和细胞因子等参与的鼻黏膜非感染性炎性疾病。

## 一、病因病机

本病是一种由基因与环境互相作用而诱发的多因素疾病。
1. 遗传因素:患者具有特应性体质,通常显示出家族聚集性。
2. 变应原暴露:变应原是诱导特异性IgE抗体并与之发生反应的抗原。变应原主要分为吸入性变应原和食物性变应原。吸入性变应原是主要原因。
3. 当上位颈椎($C_1$～$C_4$)由于急性损伤或慢性劳损发生横突前错位或侧摆式错位,引起交感神经纤维或副交感神经纤维的刺激,使所支配的器官功能发生障碍。

## 二、临床表现

典型症状主要是阵发性喷嚏、清水样鼻涕、鼻塞和鼻痒。部分伴有嗅觉减退。
1. 鼻痒、喷嚏、鼻塞　间歇或持续,单侧或双侧,轻重程度不一。
2. 检查　鼻黏膜苍白、双下鼻甲水肿,总鼻道及鼻底可见清涕或黏涕。

## 三、变应性鼻炎与脊椎解剖的相关性

鼻部血管舒缩功能由自主神经支配。副交感神经来自面神经分支岩浅大神经;交感神经来自颈内动脉上的交感神经丛之岩深神经,两者合成翼管神经至蝶腭神经节,节后分为鼻后上神经,分布于中鼻甲以上鼻腔外侧后部、后筛窦、蝶窦;鼻顶及鼻中隔;腭神经穿翼腭管分布于中鼻道、下鼻甲及下鼻道。颈上交感神经节是颈部最大的交感神经节,上极连颅底,由深筋膜附着于第1～4颈椎横突前方,与横突间仅隔有颈长肌及筋膜。颈内动脉丛起于颈上节的上端,是颈上节的最大分支,随动脉走行而同时分布于各器官。迷走神经头部分支与颈上交感节有交通支,位于颈上节与颈静脉神经节之间。另一交通支与$C_1$、$C_2$神经发生一小支至结节状神经节,经血管的神经包括传入神经和传出神经。传出神经有血管收缩和舒张纤维,收缩纤维属交感神经,舒张纤维包括交感神经和副交感神经。传入纤维是脑、脊神经或自主神经的分支,随之到达血管。

颈椎错位：第1～4颈椎，当上位颈椎由于急性损伤或慢性劳损发生横突前错位或侧摆式错位时，极易推、拉牵张或因深筋膜的紧张而压迫伤及颈上交感节或颅底（茎乳孔）的软组织，引起交感神经纤维或副交感神经纤维的刺激或压迫而出现物理刺激性的神经兴奋或抑制，使所支配的器官功能发生障碍。若这种物理性刺激未能及时消除，关节错位的创伤将引起创伤性炎症而成为无菌性炎症水肿，此时神经受继发性炎症影响将持续较长时间的功能失调。不少上位颈椎失稳患者也发生过敏性病症，尤以变态性鼻炎多见。当其颈椎失稳治愈后，变态性鼻炎亦随之而愈。此类患者常于低头或仰头工作时出现流涕、打喷嚏症状而诱发，由于体位改变使神经受刺激或解除刺激，故症状可突然发生，亦能突然中止。如果神经纤维受颈椎错位压迫时间较久，其支配的器官成为去神经敏感性而过敏反应加重，只要解除神经受骨性压迫的颈椎错位，神经功能将可逐渐恢复正常而使过敏现象自愈。

## 四、诊断要点

1. 触诊 颈肌紧张，$C_{1～4}$横突不对称、$C_{2～4}$棘突偏歪，后关节隆起、压痛，前、中斜角肌有硬结压痛，头颈部活动受限。

2. X线检查

(1) 开口位片示寰椎双侧的侧块不对称，寰齿侧间隙及寰枢关节间隙左右不对称，枢椎棘突偏歪。侧位片见寰椎呈仰、倾式或旋转式错位。

(2) $C_{3、4}$棘突偏歪，椎体后缘连线中断或反张、成角、双边征、双突征，斜位片显示椎间孔变形缩小。

## 五、治疗

1. 先放松颈背部软组织。根据错位类型选用仰头摇正法、低头摇正法、侧头摇正法、侧向扳正法、侧卧推正法、牵引下正骨法复位，每日1次。

2. 药物注射治疗椎旁组织劳损点，隔日1次。

3. 针刺治疗。

4. 心理指导：心理的安慰与鼓励都能让过敏性鼻炎患者积极面对疾病、参与治疗。

## 六、典型病例

冯某，男性，46岁。20年前开始经常出现突然喷嚏频频、大量流涕或鼻塞，近6年加重，出现右侧头痛、右耳鸣、听力减退，偶有吞咽困难、咽喉刺痛且右眼视物模糊等症状，经耳鼻喉科检查，排除器质性疾病而确诊为过敏性鼻炎。按脊椎病因检查，触诊寰椎左偏，第2～4颈椎向右侧摆侧弯，第3颈椎横突右前移位，局部肿胀压痛明显，患者有俯卧习惯，颈椎X线片提片示，上位颈椎符合小关节错位改变；张口位，寰齿间距左宽右窄，侧位示颈轴上段变直，第3、4颈椎后缘连线中断，第3颈椎前移位，第2、3颈椎双突征，第5、6颈椎后缘轻度骨质增生。按颈椎病做正骨推拿纠正错位，红光照射压痛的椎小关节，5次后加药物注射治疗劳损点，强调其必须纠正不良睡姿及用颈保健枕。经10次治疗，头痛、耳鸣、视物模糊消失，过敏性鼻炎发作明显减少，成为偶发（以往每天发作15次甚至长期鼻塞）。继续加强颈保健功的锻炼，第3颈椎前移位得到纠正，第3、4颈椎右侧肿胀消除，压痛消失。共治疗20次，头、颈痛与吞咽困难及鼻炎均痊愈，耳鸣消失后听力恢复正常。随访1年未再复发。

# 第七节 嗅觉异常

嗅觉能力是鼻黏膜中嗅细胞的特性,鼻黏膜、嗅球、嗅丝或中枢神经系统连接部损伤,可能影响嗅觉,造成嗅觉异常。临床表现为嗅觉减退、嗅觉丧失、嗅觉缺失、嗅觉倒错、幻嗅和嗅觉刺激敏感性增加。

## 一、病因病机

鼻黏膜、嗅球、嗅丝神经病变引起嗅觉功能下降或丧失;而中枢神经系统连接部损伤,通常不伴随任何可发觉的嗅觉丧失。

## 二、临床表现

1. 嗅觉减退　表现为对嗅气味刺激敏锐性的减退。
2. 嗅觉丧失　后天严重的嗅觉损害,表现为对嗅气味刺激的反应丧失。
3. 嗅觉缺失　先天的嗅觉缺失,表现为对嗅气味刺激的无反应。
4. 嗅觉倒错　表现为对嗅气味刺激的错位反应,但不伴有嗅觉敏锐性损伤。
5. 幻嗅　不存在客观的嗅气味刺激,患者却嗅到了难以描述的通常使人不愉快的气味。
6. 嗅觉过敏　对嗅气味刺激敏感性增加。

## 三、嗅觉异常与脊椎解剖的相关性

颈椎病在其发生和发展过程中,椎动脉受挤压,使血管痉挛,致椎动脉的终末支——大脑后动脉皮质支供血不足,使海马旁回等部位缺血而致嗅觉异常;同时直接影响椎动脉壁上的交感神经丛,或间接通过后纵韧带,椎间关节的关节囊进入鼻腔的脊膜返回支,反射性刺激椎旁颈交感干,影响上颌神经形成的蝶腭神经节,使鼻黏膜的血管收缩,腺体分泌减少,嗅觉功能下降。

由于头颈部外伤或久之出现颈椎退变造成颈椎的异常改变,小关节失稳刺激、牵拉、压迫交感神经或椎动脉,导致大脑后动脉供应海马回等处血循环障碍,产生相应的临床症状。

## 四、诊断要点

由于颈椎病是很常见的疾病,对于有颈椎病的症状和体征者,又有嗅觉障碍,按一般规律易想到颈源性嗅觉异常的可能,但必须强调在遇到嗅觉异常,尤其是幻嗅的患者,必须详细询问病情及查体,因有些颅内器质病变的早期,患者往往出现嗅觉异常,因此,遇有嗅觉异常患者,不要轻易下颈源性嗅觉异常的诊断,一定要通过详细的临床检查,必要时可进行颅脑 CT 及磁共振检查以排除颅内占位性病变。排除复杂部分发作及沟回处脑膜等其他器质性病变后,方可考虑颈源性嗅觉异常的诊断。

## 五、治疗

依据颈椎 X 线片摄片显示的异常,进行相应的治疗手法。并要针对病因病理情况进行相应的手法,恢复脊柱内外平衡,解除血管神经的压迫,生理曲度消失运用颈枕,齿突与下颈椎顺列不良或椎间隙变窄,需进行牵引治疗;药物治疗可选用血管扩张剂、类肝素制剂及调节自主神经功能的药物。

### 六、典型病例

患者,女性,54岁,公司职员,突发性双侧鼻道嗅觉障碍3个月余。患者无明显诱因发病,突然感觉双侧鼻道嗅觉消失。经医院检查,未能发现器质性病变。五官科诊断为突发性神经性双侧鼻道嗅觉障碍。给予对症治疗效果不佳。患者有眩晕、头痛并颈肩背疼痛、上肢手指麻木症状多年。无鼻炎、鼻窦炎病史。此次患病前也无上呼吸道感染史。曾拍颈椎X线平片示颈椎骨质增生,颈曲变直,曲线中断,第4～6颈椎前后移位呈角弓反张畸形。查体:颈椎功能活动稍受限,颈肌紧张,局部压痛,并可触及条索状物,呈钝厚感。第5～6颈椎右侧棘突旁压痛明显,第5颈椎棘突右偏。右侧臂丛神经牵拉试验(+),椎动脉旋转挤压试验(+)。临床诊断:①颈椎病(混合型)。②颈椎病伴嗅觉障碍。手法松解颈背部软组织痉挛与挛缩,整复、松动、错位的第4～6颈椎、第3～5胸椎颈胸椎关节,恢复脊椎的正常序列,减轻或消除对颈神经与交感、副交感神经丛的刺激,重建颈肩背肌力学平衡,减轻对椎间盘的牵拉力,缓解或消除对交感神经的刺激压迫,从而改善结构平衡,并恢复颈肩肌力学平衡。施行脊椎矫正,纠正颈胸椎关节错位,患者自觉症状减轻,基本治愈。随访2年未复发。

## 第八节　眩　　晕

眩晕是因机体对空间定位障碍而产生的一种动性或位置性错觉,眩晕可分为真性眩晕和假性眩晕。真性眩晕是由眼、本体觉或前庭系统疾病引起的,有明显的外物或自身旋转感。假性眩晕多由全身系统性疾病引起,几乎都有轻重不等的头晕症状,患者感觉"飘飘荡荡",没有明确转动感。

### 一、病因病机

1. 前庭功能尚属可逆损害性,这一类眩晕预后较好,如良性阵发性位置性眩晕、浆液性迷路炎等。
2. 前庭功能一次性损害,不可逆转的眩晕征,如化脓性迷路炎、突聋等。
3. 病因难治的前庭功能波动性损害或不可逆性损害,如动脉硬化或高血压、颈椎病等导致的眩晕。

### 二、临床表现

其表现为旋转感、倾斜感、摇动感、失稳感等;发作时间多为数秒或数分钟后缓解,缓解期仍有症状存在;严重的眩晕,当颈椎体位改变时出现猝倒症;局部疼痛,可有突然晕倒,但意识清楚,视力正常,数秒或数分钟后可完全恢复。

### 三、眩晕与脊椎解剖的相关性

椎动脉左右各一支来自锁骨下动脉,大多数进入第6颈椎横突孔向上,通过相应的横突孔上行,至寰枢椎时曲度较大,有四个近90°的弯曲,头转动时可牵张而狭窄,而影响通过其中的血液容量,自枕骨大孔上方绕至延髓的前方偏内侧上行,约在脑桥下缘,椎动脉汇合形成椎-基底动脉,分支至小脑、脑桥基底部、延髓、大脑枕叶及内耳。

椎动脉进入第 6 颈椎横突孔以后,其前方有颈内静脉和椎静脉,后方有颈交感神经节和颈下(交感)神经节。此神经节发生神经纤维,与椎动脉伴行,形成椎动脉神经丛,椎动脉神经丛伴随椎动脉,进入颅腔分布于基底动脉,此丛的神经纤维也进入颈神经和脊膜神经。

引起眩晕的原因多种多样,如外伤、劳损、头颈体位不正等致病因素,导致颈椎轻度移位,周围的组织痉挛或炎性改变直接引起椎动脉的痉挛压迫,使椎-基底动脉缺血,造成颅内微循环障碍而致病。

## 四、诊断要点

1. 眩晕为首发症状,眩晕与颈部体位转动有关。一般有颈部不适感,颈部活动功能障碍。

2. 颈部检查:可有颈部活动功能受限,局部压痛或触及肌痉挛,软组织异常改变,棘突或横突偏歪等。

3. X 线检查:X 线片可有颈椎病的表现,病变部位多发于寰枢椎和椎 $C_5$ 等,寰枕间隙狭窄<6mm,或寰枕间隙吻合。张口位可见寰枢间隙左右不等、寰椎侧块不等、枢椎棘突偏歪等。

## 五、治疗

1. 药物治疗  首选扩张血管改善供血。①静脉滴注氯化钠 250ml,金纳多注射液(4 支/70mg),10～12d。或氯化钠 250ml、丹红注射液(3～4 支/30～40ml),10～12d。②口服:金纳多片,甲钴胺片。若患者同时伴有血脂异常,给予相应药物调整患者血脂水平。

2. 手法治疗  与牵引治疗交替进行手法松解治疗可松解颈背部软组织痉挛与挛缩,整复、松动寰枢关节半脱位,恢复颈椎的正常序列,减轻或消除对颈交感神经与椎交感丛的刺激,从而改善或提高供椎-基底动脉的正常血供。

3. 牵引治疗  药物治疗期间,可牵引治疗,以缓解颈部肌肉痉挛,减轻对椎间盘的压力,使皱折与横突孔间的椎动脉得以复原,改善骨质增生及椎间盘突出压迫钩突位于椎体上缘、骨赘增生将压迫椎动脉造成椎动脉扭曲、狭窄等症状,改善对神经根、椎动脉及交感神经压迫刺激。牵引方法:输液 3d 后可牵引,男性 16～18kg,女性 15～17kg,隔日 1 次,每次 15min。

4. 银质针治疗  牵引、治疗 1 个疗程(5～7d)后,给予银质针松解治疗,进一步松解、改善颈肩背肌肉挛缩、粘连症状,促进局部血液循环,消除无菌性炎症,重建颈肌力学平衡,减轻对椎间盘的压力,缓解或消除对颈交感神经与椎交感丛的刺激,从而改善或提高供椎-基底动脉的正常血供。

## 六、典型病例

宋某,女性,45 岁,公司职员。该患者 1 个月前突发眩晕,发作时伴有恶心、呕吐、间断性发作,每遇加班或工作劳累后病情加重,经多家医院中西药口服治疗治疗未见明显效果,脑部 MRI 未见明显异常。后来笔者所在医院寻求脊医求治。来院后行颈椎 X 线检查,张口位片示:齿状突偏歪,寰枢关节左右不等,寰枕间隙狭窄,触诊寰椎、第 2～3 颈椎横突压痛明显,经排除其他病变,确认为颈源性眩晕。施行脊椎矫正纠正寰枢关节错位,患者当即感觉眩晕症状消失。给予血管扩张药静脉输液10d,基本治愈。随访1年未复发。

# 第九节 慢性咽炎

慢性单纯性咽炎又称慢性咽炎,病变主要在黏膜层,表现为咽部黏膜慢性充血,其血管周围有较多淋巴细胞浸润,也可见白细胞及浆细胞浸润。黏膜及黏膜下结缔组织增生。黏液腺可肥大,分泌功能亢进,黏液分泌增多。

## 一、病因病机

多因急性反复发作或治疗不彻底,以及邻近器官病灶刺激如鼻窦炎、扁桃体炎、鼻咽炎、气管炎等引起。烟酒过度、粉尘及有害气体刺激为常见病因。

## 二、临床表现

全身症状均不明显,而以局部症状为主。如咽部不适感、异物感、痒感、灼热感、干燥感或刺激感,还可有微痛等。可有咳嗽、伴恶心。

## 三、慢性咽炎与脊椎解剖的相关性

其机制主要包括:①交感神经的颈上神经节分出咽支,由颈上节发出后进入咽壁,与迷走神经和舌咽神经的咽支合成咽丛。当颈部外伤、劳损及退变造成颈椎失稳、小关节错位时,可直接或间接刺激、压迫交感神经,使其功能发生异常。②椎体前缘骨质增生,直接或间接刺激咽部而引起慢性咽炎。

## 四、诊断要点

慢性咽炎是一种常见病,其病因复杂,可由多种疾病引起,在做出颈性慢性咽炎的诊断时,还应排除其他原因,如慢性鼻炎、鼻窦炎、口腔疾患、烟酒过度,以及全身性慢性疾病,或职业因素。在排除患有以上疾病之后,才可诊断为颈性慢性咽炎。另外,对诱因慢性咽炎,可检查颈部,若患有颈椎病,可做诊断性治疗,若在颈椎病症状缓解或消失后,慢性咽炎也随之缓解消失,可诊断为颈性慢性咽炎。

检查棘突歪再偏,棘上韧带剥离、压痛、棘旁压痛及条索形成。

## 五、治疗

主要针对引起慢性咽炎的颈椎病病因,如有棘突偏,应行手法复位偏的棘突,迫使恢复正常的解剖位置,恢复脊柱内外平衡,解除错位之小关节对神经的刺激和压迫,使神经功能恢复正常。同时配合颈部穴位按摩,改善局部循环,解除颈部肌肉痉挛。

可在喉结两旁、下颌及天突穴用一指推法配合,上下数次。然后在风池、风府、天突、风池、合谷穴用一指推法、拿法、按法治疗。也可配合应用咽部物理治疗,促进炎症吸收、消散。颈椎牵引疗法对增加椎间隙、减轻神经受压有一定作用。

### 六、典型病例

王某,男性,54岁。患慢性咽炎20年。咽部表面有一层疱疹,虽长期治疗,但时好时坏,反复发作,讲话困难。检查发现患者第3～4、4～5颈椎错位。经手法松解颈肩部损害的软组织,整复错位第3～4、4～5颈椎关节,经过2周治疗,共治疗5次,患者症状基本消失,讲话声音洪亮。X线及手法检查均恢复正常。观察2年,未见复发。

## 第十节 舌下神经麻痹

各区域的病变引起舌下神经及其支配的组织功能丧失,称为舌下神经麻痹。

### 一、病因病机

可发生于高颈位的深部外伤、脊髓结核、延髓空洞症、舌根底部恶性肿瘤的早期,以及少见的舌下神经神经纤维瘤。

### 二、临床表现

1. 一侧舌下神经麻痹时,伸舌偏向病侧,患侧舌肌萎缩并常伴肌纤维颤动,吞咽及发音一般多无困难。

2. 两侧舌下神经麻痹时,产生完全性舌肌麻痹,舌在口腔底不能运动,致饮食及吞咽均有困难,发音障碍。

### 三、舌下神经麻痹与脊椎解剖的相关性

颈椎错位:第1～3颈椎错位,舌下神经受颈上神经节和第1、2颈神经节交通支纤维的支配,颈部软组织的损伤可造成肌肉收缩和痉挛,既可使舌下神经受挤压而损伤,又可刺激舌下神经交感缩血管纤维,使血管收缩而影响舌部的代谢和功能。肌肉持续的收缩痉挛也可导致颈椎错位而诱发颈椎病,使伸舌障碍进一步加重。

### 四、诊断要点

舌下神经麻痹,舌肌萎缩、瘫痪,伸舌时舌尖伸向患侧,伴迷走神经及舌神经损伤的症状,出现吞咽困难、构音障碍等后脑组神经损害的表现。

不同程度的肢体麻木、舌力及感觉障碍,有时可有大小便功能障碍。

颈部疼痛、活动受限及自主神经功能紊乱的表现。

检查颈部肌肉僵硬、棘突偏歪、压痛、椎旁肌肉压痛及条索样。

### 五、治疗

手法可纠正偏歪棘突,解除错位对椎动脉、颈髓、交感神经纤维等组织的刺激和压迫,使椎动脉恢复其正常的血流,改善延髓供血不足引起的一系列症状。

### 六、典型病例

谢某,男性,58岁,职工。患者半年前由于一次脑卒中发现伸舌时舌尖伸向患侧,同时自觉舌体麻木,味觉功能减退,吞咽食物困难,经三甲医院诊断为①脑卒中;②舌下神经麻痹。服用药物及针灸治疗,效果不明显,于2周后来笔者所在医院治疗。检查:触诊患者颈部肌肉僵硬,颈2、3横突侧偏。X线显示:颈椎生理曲度变直,颈椎第2、3椎间隙狭窄,关节失稳。给予手法整复偏歪的颈2、3关节,配合口服营养神经药物治疗。此后患者明显感觉舌体麻木有所好转,继续治疗3次,患者味觉功能恢复,舌体正常。

## 第十一节 牙 痛

牙痛是指牙齿因各种原因引起的疼痛,可见于龋齿、牙髓炎、根尖周炎、牙外伤、牙本质过敏、楔状缺损等。

### 一、病因病机

牙痛大多由牙龈炎和牙周炎、龋齿(蛀牙)或折裂牙而导致牙髓(牙神经)感染所引起。

### 二、临床表现

牙痛是多种牙齿疾病和牙周疾病常见症状之一,其特点表现为以牙痛为主,牙龈肿胀,咀嚼困难,口渴、口臭,或时痛时止,遇冷热刺激痛、面颊部肿胀等。

### 三、牙痛与脊椎解剖的相关性

颈椎错位:第1~4颈椎错位,颈丛的分支枕小神经、耳大神经与支配咀嚼肌的下颌神经及支配面部的三叉神经有交通支的联系,一旦由于颈椎的退变使颈丛受到激惹,除了其支配部位出现相应的枕部疼痛、耳鸣、耳堵塞感外,还可影响下颌神经及三叉神经,引起其所支配的颞下颌关节及牙齿周围疼痛而出现牙痛症状。

### 四、诊断要点

以牙痛为主,受冷、热、酸刺激时疼痛加剧。检查:患侧颞下颌关节周围压痛,开口受限,可在患侧颈椎横突和关节处触及肌紧张、压痛。X线正位片可见两侧钩椎关节间隙不对称,关节致密、增生,椎间隙狭窄。侧位片可见颈生理曲度变直或反张,椎间隙变窄,或椎间孔改变以及韧带钙化。

### 五、鉴别诊断

1. 颞下颌关节的开、闭口位X线检查,可排除颞下颌关节的化脓性关节炎、类风湿关节炎和骨关节炎。

2. 口腔五官科检查,需与急性化脓性上颌炎、急性化脓性颌骨髓炎、髓炎、周炎、急性化脓性中耳炎等鉴别。

## 六、治疗

1. 手法治疗　缓解颈椎周围肌紧张,调整外平衡;整复关节错位,调整内平衡。
2. 辅助治疗　药物及热敷治疗;颈椎牵引治疗。

## 七、典型病例

李某,男性,48岁。患者左7、8上下牙同时疼痛,伴患侧的下颌角及咬肌疼痛,咀嚼时加重,振动时牙痛尤甚,进食冷、热时不受影响。查体:患侧第2、3颈椎横突钝厚、压痛,第2、3颈椎棘突按之酸痛,按压第2、3颈椎局部时酸麻,牙痛则减轻或缓解,患侧耳大神经点按痛,按之牙痛也能缓解或减轻。颈椎X线片示枢椎关节半脱位。口腔科排除了牙周或牙齿本身的病变。经颈部分筋、理筋、捏拿松解肌紧张,颈椎"定点"双向旋转扳提法,整复紊乱的颈椎小关节,松解肌紧张,按压患侧$C_{2,3}$耳大神经加穴位按压,治疗4次后,症状消失。

# 第十二节　咽部异物感

咽部异物感是咽部的异常感觉。

## 一、病因病机

故咽部异物感产生的机制较为复杂,致病因素繁多。中医称之为"梅核气",中医学认为本病因情志所伤,导致肝气郁结,肝郁气滞或气滞血瘀而形成。

## 二、临床表现

表现为各原发疾病的相应症状和体征。

## 三、咽部异物感与脊椎解剖的相关性

由舌咽神经和迷走神经的咽支及交感神经分支等,在咽侧壁和咽中缩肌内组成咽神经丛。另有三叉神经小支,也分布于咽壁。本病是由于喉部的慢性软组织损伤、颈椎移位等因素,刺激或累及支配咽喉部的神经、血管,致使咽喉部腺体分泌异常、血运障碍,而出现咽喉部的相关综合征。

## 四、诊断要点

1. 颈椎触诊,$C_{2\sim3}$、$C_{3\sim4}$横突旋转或偏歪,后关节囊处软组织压痛明显。
2. X线片可见$C_{2\sim3}$、$C_{3\sim4}$小关节错位,关节不稳。

## 五、治疗

1. 松解颈、肩、臂、背的损害软组织,缓解肌肉牵力,恢复颈椎的平衡力学。
2. 整复错位第2~3颈椎、第3~4颈椎小关节,恢复关节的稳定,防止刺激舌咽神经和迷走神经的咽支及交感神经分支。

### 六、典型病例

卢某,女性,42岁。3年前自觉咽部不适、有异物感,严重时伴干咳、干呕,每遇劳累后加重,曾口服中西药治疗未见明显好转,后到笔者所在医院治疗颈椎。经影像学检查:第2～3颈椎、第3～4颈椎小关节双边征,并伴有棘突偏歪。经牵引、手法整复偏歪关节,5次治疗后,患者自述咽部不适感、异物感消失,颈椎疼痛消失。6个月后随访无复发。

# 第十三节 环咽肌失弛缓症

吞咽运动是下咽部、食管上括约肌、食管体部和食管下括约肌松弛和收缩协同动作的结果。如果在吞咽过程中出现吞咽与其松弛不协调时,食团就难以从咽部进入食管,造成吞咽困难,即为环咽肌失弛缓症,又称食管口痉挛。

### 一、病因病机

1. 若某种因素引起吞咽活动不协调时,或咽肌收缩无效,食管上括约肌不完全松弛或松弛提前,均可出现吞咽障碍。

2. 病因

(1)神经肌肉性疾病:脑血管意外、肌萎缩性脊髓侧索硬化症、帕金森病、进行性全身性硬化症等。

(2)肌源性疾病:延髓型重症肌无力、肌性营养不良等。

(3)结构性改变:特发性环咽肌功能障碍、胃-食管反流等。

3. 环咽肌失弛缓症是中段颈椎关节错位引起环咽肌功能障碍;食管、贲门失弛缓症是下段颈椎和上段胸椎($C_6$～$T_5$)错位引起。部分患者可有颈椎椎前巨大骨刺。脊椎病损害交感神经节前纤维或椎旁节,导致相关的括约肌痉挛,而致失弛缓的功能障碍,关节错位,椎间孔变窄,使脊神经根同时受损害时,就会出现咽部或胸部的疼痛;重症患者的其他症状,是发生梗阻后继发的。

### 二、临床表现

表现为吞咽障碍。进食时有吞咽痛、阻塞感、异物感,吞咽困难,进餐时间延长;饮用液体易引起呛咳。食物下咽时颈部有气过水声感。

### 三、环咽肌失弛缓症与脊椎解剖的相关性

颈胸椎错位:第6颈椎至第5胸椎错位,环咽肌失弛缓症是中段颈椎关节错位引起环咽肌功能障碍,食管、贲门失弛缓症是下段颈椎和上段胸椎错位(第6颈椎至第5胸椎)引起。部分患者可有颈椎椎前巨大骨刺(与颈椎压缩性骨折、椎间盘突出相关)。脊椎病损害交感神经节前纤维或椎旁节,导致相关括约肌痉挛,而致失弛缓功能障碍,关节错位,椎间孔变窄,使脊神经根同时受损害时,就会出现咽部或胸部的疼痛,重症患者的其他症状是发生梗阻后继发性的。

### 四、诊断要点

1. 病史  中老年女性多见,患有脑血管疾病或有中央神经系统疾病和肌肉退行性病变,或有赖利-戴综合征的家族史。

2. 辅助检查  钡剂造影示食管舒张,吞咽不畅,咽部钡剂排不尽等。咽部动态造影显示距排空时间大大延长。运动功能检测食管上括约肌静息压异常、不协调和松弛障碍。

### 五、治疗

1. 三步定位诊断法:明确发病的颈椎或胸椎范围,关节错位的类型(错位方向),脊椎退变的程度,分析退行性变与发病的关系(椎间盘膨出、骨质增生的严重程度),引发脊椎错位的诱因,以决定治脊疗法的方案。

2. 首选牵引疗法或是正骨松解疗法:如果是老年患者,多属退变性基础上,并发椎关节错位者,颈椎应选用牵引下正骨松解法,或床边悬吊冲压法,中上段胸椎应选用牵抖分压法、摇腿揉背法和定向捶正法,较易彻底复位,尽快消除交感神经受损害的病因。

3. 病变程度较重和有较重外伤史者,应配合微波治疗颈、胸椎患部,改善深部血循环,消除椎间孔部的无菌性炎症,加速缓解括约肌痉挛。对咽部、胸骨部有剧痛,是错位部神经根的无菌性炎症所致者,必要时,可用脱水疗法1～3d。对复位后因失稳而疗效不能巩固者,加用药物注射疗法或计算机中频电疗,亦可选用针灸、拔火罐等疗法。

4. 改用保健枕和纠正不良姿势,是预防复发和加速痊愈的重要措施,此后应注意防止外伤和慢性劳损。

5. 心理指导:从语言和行为上给予支持和鼓励,增强患者的信心,使其处于接受治疗的最佳心理状态,在轻松、愉快的气氛中积极配合治疗。

### 六、典型病例

例1:黄某,女性,43岁。吞咽困难,胸骨后疼痛,逐步加重半年,来消化科住院,经内镜检查,排除食管癌及其他器质性病变。按三步定位诊断,确诊为第7颈椎～第3胸椎多类型关节错位,用治脊疗法治疗3次,症状消失,改用保健枕,教其练保健功,5次治疗,治愈,随访2年无复发。

例2:张某,男性,68岁。因间歇性吞咽困难反复发作2年入院诊治,患者2年来反复出现咽部不适、阻塞感、吞咽困难,时有呛咳,食物从鼻腔溢出,先后3次住院,曾诊断为慢性咽喉炎、会厌功能失调,本次入住五官科,经食管镜检查,除外器质性病变。颈椎X线照片显示颈轴变直,第3、4颈椎椎体后缘连线中断,5、6颈椎间隙变窄,第4、5、6颈椎椎体后缘骨质增生。食管吞钡检查照片:钡剂于第4、5颈椎相应部位食管通过受阻,最后确诊为环咽肌失弛缓症。中西药物治疗效果不满意,改用治脊疗法治疗。查体:第2颈椎右旋,第3、4颈椎左旋,第6颈椎后突,第2～4颈椎椎旁压痛。治脊方案:用卧位正骨松解法纠正上位颈椎错位,3次后改用牵引下正骨法为主治法,配以红光照射后颈部,每日1次。4次治疗后,上述症状明显改善;8次后,椎旁压痛明显减轻,自觉症状基本消除;17次治疗,症状完全消失。钡剂复查,钡剂通过食道已无障碍。随访1年半未复发。

# 第 12 章

# 内分泌系统疾病

## 第一节 2型糖尿病

2型糖尿病是指由于胰岛素抵抗和(或)胰岛素分泌缺陷引起的以慢性血糖升高为主要表现的内分泌疾病。糖尿病是中老年人的常见病,国内外学者对糖尿病的病因病理已有比较深入的研究,发病机制也比较明确,但仍有患者经过规范的降糖治疗血糖控制不够理想,甚至发展成危害生命的疾病。近年随着脊柱相关疾病研究的发展,人们逐步认识到部分2型糖尿病与第6~10胸椎不同程度的异常引发相应部位的自主神经功能紊乱有关。成为糖尿病发病的一个原因,对糖尿病的防治具有重要意义。

### 一、病因病机

1. 遗传因素:与1型糖尿病一样,2型糖尿病有较为明显的家族史。
2. 导致2型糖尿病的主要诱因包括肥胖、体力活动过少和应激。应激包括紧张、劳累、精神刺激、外伤、手术、分娩、其他重大疾病,以及使用升高血糖的激素等。由于上述诱因,患者的胰岛素分泌能力及身体对胰岛素的敏感性逐渐降低,血糖升高,导致糖尿病。
3. 从脊椎力学平衡的角度来看,支配胰、肝、胆的交感神经节前纤维发自第4~10胸髓侧角,支配胰的交感神经主要由第7~8胸神经支配。当胸中段之胸椎解剖位置发生微细的解剖位置改变(错位)时,即可刺激或压迫椎旁交感神经节,使胰腺分泌减少,导致胰岛素分泌不足而诱发糖尿病。

### 二、临床表现

1. "三多一少"症状:即多尿、多饮、多食,体重减少,全身乏力、消瘦、易感染。重症者可并发多系统脏器的损害。
2. 晚期可发生酮症酸中毒昏迷或非酮症酸中毒。
3. 颈椎及胸背部可表现为颈项僵硬,颈部疼痛,头晕、头痛、心慌、上肢麻木、无力、出虚汗、胸背部疼痛等,有的可出现肋间神经痛。
4. 颈椎X线片可显示颈曲变直、反张、成角、椎体增生、失稳、钩椎关节增生或其关节间隙不对称、韧带钙化等。

## 三、糖尿病与脊椎解剖的相关性

胸椎错位：2型糖尿病患者，脊椎损害均以第6胸椎～第10胸椎为主，多系统有并发症者，则脊椎损害范围亦大。胰腺的交感神经发自第6胸椎～第10胸椎脊髓侧角，经腹腔丛，在脾旁分为胃-十二指肠支和胰-十二指肠支，支配胰腺血管收缩及抑制分泌；副交感神经来自迷走神经背核，经腹腔丛分为脾及胃-十二指肠分支，在内脏附近为终末节，支配分泌增加和血管舒张。交感神经在脊椎损害处因椎关节错位，尤以滑脱式错位时骨性压迫而损及脊髓、周围神经的同时，可致交感节前纤维发生脱髓鞘的炎症病变，引起自主神经功能失调而致胰岛血循环障碍及分泌紊乱。交感神经受刺激而兴奋，除直接引起血管收缩外，亦增强交感-肾上腺功能，肾上腺素与去甲肾上腺素分泌增多，使副交感神经功能相对抑制，而致胰岛分泌下降，又使肝糖原分解而血糖升高。血糖的持续升高，是各系统继发性损害的主要原因。

脊椎病因并非唯一病因，其他病因亦在发病因素中占重要地位，但是如果能重视脊椎病因的骨性刺激、压迫对交感神经低级中枢和节前纤维的伤害，对糖尿病的防治是有重要意义的。

## 四、诊断要点

1. 糖化血红蛋白 HbAlc≥6.5%。
2. 空腹血糖 FPG>7.0mmol/L。空腹定义为至少8h内无热量摄入。
3. 糖耐量试验时2h血糖≥11.1mmol/L。
4. 在伴有典型的高血糖或高血糖危象症状的患者，随机血糖≥11.1mmol/L。

在无明确高血糖时，应通过重复检测来证实标准1～3。

## 五、治疗

2型糖尿病的基本治疗方案：根据三步定位诊断，明确发病胸椎节段（第6～10胸椎为多见）。对全脊椎多节段伤害者，应先以第6～10胸椎为主，待糖尿病控制后，再治疗其他节段，亦可全脊治疗同时进行，以第6～10胸椎为重点，但要按患者病情的轻重缓急进行抉择。治疗疗法第一疗程，应保持原用降糖药物治疗不改变，此为安全方案。尿糖多在治脊4～10次开始好转、转阴（治脊初期，少数患者血糖略增高，后渐降低），此时暂不更改用药，待血糖恢复正常后，才开始逐渐减药而至停用药物。重症患者在第1个疗程病情常有波动，多在第2个疗程才逐渐平稳，应有计划地做2～3个疗程。饮食疗法在第1个疗程仍按内科原要求，在血糖正常后可逐步放松，但仍应注意适当减少每餐食量，坚持少食多餐调养。

治脊方案1：以整脊松解为主治法，以四步手法纠正椎间关节错位和治疗软组织损害（松解深筋膜和韧带粘连、肌痉挛等病变，促使脊柱生物力学失衡康复），重症加腹部点穴和捏脊疗法。老年性退变或有脊柱侧弯者，加治床或牵引床治疗；辅治法选短波（或超短波）治疗上腹部对置法，3次后加药物注射疗法治疗椎旁软组织损变，以促失稳康复。

预防复发：床上脊柱保健功和单/双杠悬吊的自身牵引为主，选1～2项健身运动如慢跑、快步走、爬山、划船、游泳，忌举重、跳高、跳远、足球、网球等易致胸椎扭挫伤的运动。

治脊方案2：以治脊床做主治法，每日1次，每次20min，20次为1个疗程。

(1) 全脊（全程）或局部（上2/3程）的正骨推拿。

(2) 隔次加用牵引1次（按体重选择牵引力，1/2～2/3体重牵引力），用双下肢左、右交替牵引程序,10 分/次,与推拿同时进行。

(3)全脊热疗,3～5 次。

(4)若错位较重处仍未能复位完善,可补充人工正骨手法复位 1～3 次。

(5)复位成功时,加水针治疗劳损点,不用葡萄糖液,改用 6ml 胎盘注射液或复合维生素 B 注射液,在患椎椎旁双侧劳损点各注射 2～3ml,倾、仰式错位者选变窄的棘突间注射(牵引后使用,半环形注射法),隔日 1 次,每疗程 6～8 次。

(6)预防复发:每日患者进行 1～2 次单杠悬吊法,在悬吊中做蹬腿或左右摆动;仰卧挺胸法是康复期锻炼的主要功法,每日练功 1 次,每练 30～100 下,亦可选用慢步行走、太极拳、健身操、背向步行等,但不宜跑跳及球类运动。危重患者不适用治脊疗法。

### 六、典型病例

例 1:卢某,男性,52 岁。因肩周炎住疼痛科。住院中 2 型糖尿病复发,出现三多症状,伴腰背痛,空腹血糖 16.9mmol/L,尿糖＋＋＋＋。以往多次发病经药物治疗亦需 1 周或数月始能控制,此次发病仍按以往用药不变,效果不佳。检查发现第 6～9 胸椎及第 1～2 腰椎有错位征,椎旁压痛明显,加用治脊疗法,1 次治脊疗法后三多症状迅速好转,4 次治疗后复查空腹血糖 10.5mmol/L,尿糖阴性。停治 2 个月后复查空腹血糖 6.8mmol/L,尿糖阴性,患者体会疗效甚佳。

例 2:赵某,女性,53 岁,确诊为 2 型糖尿病 6 年,长期服用多种降糖药物[格列本脲(优降糖)2.5mg,2～3 次/日,苯乙双胍(降糖灵)25mg,2～3 次/日及中药,曾用过一次胰岛素治疗],尿糖仍在＋～＋＋＋＋间波动,空腹血糖均在 10.1～17.8mmol/L,得知治脊疗法有效,要求来门诊治疗。查体:第 6～10 胸椎有明显变形及椎旁软组织劳损体征,颈椎先天性畸形,用治脊床,3 次后加水针治疗。每日 1 次,第 4 日尿糖转阴,第 1 疗程 20 次完成后,复查尿糖阴性,空腹血糖为 6.3mmol/L,疗效明显。

# 第二节　慢性肾上腺皮质功能减退症

慢性肾上腺皮质功能减退分为原发性及继发性两类,原发性者又称艾迪生病,是由于自身免疫与结核、真菌等感染,或肿瘤、白血病等原因,破坏双侧肾上腺的绝大部分引起的肾上腺皮质激素分泌不足。继发性者为下丘脑分泌促肾上腺皮质激素释放激素或垂体分泌促肾上腺皮质激素不足所致。

### 一、病因病机

$T_6$～$T_{12}$ 胸髓侧角发出交感神经节前纤维,穿过相关胸椎间孔和交感干神经节后,组成内脏大、小神经,达腹腔神经节和肠系膜上神经节交换神经元,节后纤维随血管分布到各内脏。本症患者多为 $T_9$～$T_{11}$ 胸椎间发生椎关节错位,用治脊疗法治疗,取得满意疗效。

### 二、临床表现

1. 色素沉着　原发性患者皮肤和黏膜色素沉着。部分伴有白癜风患者可有片状色素脱失区。

2. 乏力　乏力程度与病情轻重程度相平行,轻者仅劳动耐量差,重者卧床不起。有时有腹泻或便秘。

3. 肾上腺危象　患者抵抗力低下,如感染、外伤、手术、麻醉等均可诱发急性肾上腺皮质功能减退性危象。

### 三、慢性肾上腺皮质功能减退症与脊椎解剖的相关性

肾上腺的皮质和髓质中均有丰富的血窦,交感神经节细胞夹于髓质细胞索间。肾上腺皮质分两层,表层球状带产生的激素(如醛固酮),调节电解质和水的平衡;中层束状带产生的激素(如可的松)调节糖、蛋白质、脂肪代谢,并能抑制炎症及过敏反应;深层为网状带,与髓质相接,分泌性激素,调节性功能。肾上腺髓质主要是嗜铬细胞,交感神经末梢终止于此,分泌肾上腺素和去甲肾上腺素。肾上腺素使心率增强、血管收缩、血压上升,支气管平滑肌松弛,促进糖原分解和新陈代谢等,与交感神经作用相同。去甲肾上腺素有很强的升压作用。$T_6 \sim T_{12}$ 胸髓侧角发出的交感神经节前纤维穿过相关胸椎椎间孔和交感干神经节后,组成内脏大、小神经,达腹腔神经节和肠系膜上神经节交换神经元,节后纤维随血管分布到各内脏。第 6~12 胸椎错位及周围软组织受损,均可导致胸部神经节交感神经和副交感神经刺激压迫,产生类似肾上腺皮质功能减退的临床症状。

### 四、诊断要点

1. 临床症状　具有上述综合征及因 ACTH 分泌增多所致的皮肤黏膜色素沉着等。
2. 实验室检查　低血钠、高血钾,血氢化可的松及其代谢产物低于正常,ACTH 水平明显增高。
3. ACTH 刺激试验　有助于确诊及鉴别诊断。

### 五、治疗

治脊疗法方案,以胸椎整脊松解纠正错位胸椎和牵引疗法改善脊椎退变为主治法,配以超短波治疗胸椎患部,温热量,20 分/次,捏脊和针灸有助改善全身性症状;康复期由床上保健功开始练习,随着全身乏力、心功能及低血压的改善,加练气功的慢步行功或简化太极拳。一般每日 1 次,20 次为 1 个疗程,需要 2~3 个疗程达到康复疗效。

### 六、典型病例

李某,男性,28 岁。全身乏力,易疲劳,日间睡意频频而夜间睡不宁,食欲缺乏、胃胀不适,恶心呕吐、时有腹痛腹泻、血压偏低、头晕、头痛等症状。3 年内多次住院,各专科检查排除心血管科、神经内科和消化科的器质性疾病,1 年前由内分泌科确诊为原发性慢性肾上腺皮质功能减退症,曾用激素替代治疗,病情初期改善,激素减量又反复。脊椎病因检查,明确第 9~11 胸椎椎关节错位,第 10 胸椎呈仰位式错位。请其回忆既往外伤史,6 年前在技校期间,因从车上卸大米挫伤背部,经敷跌打药,软组织损伤治愈。自此以后,凡遇搬抬重物后,有腰背痛发生,此次发病初期,有腰背痛,经理疗后消除,但全身乏力等症状逐渐加重,1 年后已不能正常上班,每次住院均可改善,但很快又加重。经治脊疗法治疗 20 次后,胃肠症状迅速改善;第二疗程加治颈椎多关节错位后,头晕、头痛、失眠好转,精神体力逐渐改善,教会其练床上保健功

和单杠式悬吊法；第三疗程，全身情况明显改善，复查肾上腺皮质功能恢复正常，随访5年无复发。

# 第三节 甲状腺功能亢进症

甲状腺功能亢进症简称甲亢，是由于甲状腺合成释放过多的甲状腺激素，造成机体代谢亢进和交感神经兴奋，引起心悸、出汗、进食和便次增多和体重减少的病症。多数患者还常同时有突眼、眼睑水肿、视力减退等症状。

## 一、病因病机

甲亢病因包括弥漫性毒性甲状腺肿(也称Graves病)、炎性甲亢(亚急性甲状腺炎、无痛性甲状腺炎、产后甲状腺炎和桥本甲亢)、药物致甲亢(左甲状腺素钠和碘致甲亢)、人绒毛膜促性腺激素相关性甲亢(妊娠呕吐性暂时性甲亢)和垂体促甲状腺激素瘤甲亢、脊源性损害。

## 二、临床表现

1. 进食增加，便次增多，体重减少。
2. 怕热出汗，个别患者出现低热。
3. 心悸、心动过速、失眠，对周围事物敏感，情绪波动，甚至焦虑。

## 三、甲状腺功能亢进与脊椎解剖的相关性

甲状腺主要支配的神经来自交感神经和副交感神经。交感神经纤维来自颈上神经节，为颈部交感干最大的神经节，呈梭形，位于第1～3颈椎横突的前方，和颈中交感神经节纤维在甲状腺上、下动脉周围形成神经网；颈中神经节发出分支为至第4～6颈脊神经的灰交通支、颈动脉丛、甲状腺丛和心中神经；颈下神经节发出分支为至第6～8颈脊神经的灰交通支、椎动脉丛、锁骨下丛和心下神经。随血管进入腺体。这些神经主要是调节血管收缩的。

副交感神经纤维来自迷走神经，随喉返神经及喉上神经进入甲状腺。腺体内神经反复分支在滤泡周围形成网状结构。喉上神经及喉返神经是支配声带运动的重要神经，与甲状腺的关系密切。喉上神经的外支到达所支配的肌肉前，走行于甲状腺上动脉后支的稍高部位。两侧喉返神经通常均位于食管气管之间的沟中，有时可发生变异，位于沟的外侧。喉返神经至甲状腺侧叶后方时与甲状腺下动脉交叉，神经由动脉的浅面、深面或两分支之间经过。

临床上颈椎椎间盘退变突出、椎间隙狭窄、小关节错位、棘突偏歪、韧带钙化、钩突关节两侧不对称、颈肩臂软组织损害及肌肉僵硬、痉挛等，均可刺激压迫颈部神经节交感神经和副交感神经，产生甲状腺功能亢进及相关临床症状。

## 四、诊断要点

1. 第2、3、4颈椎棘突旁有压痛。
2. 颈椎X线检查，颈曲有不同程度的改变，颈椎棘突有不同程度的偏歪，以第2、3、4颈椎为主。

## 五、治疗

1. 手法治疗　采用颈椎旋转复位法复正偏歪的颈椎,局部用手法解除痉挛,减轻神经血管的压迫,恢复颈椎内外的平衡。
2. 中药治疗　甲状腺功能亢进症的病因多由气滞、痰凝、血瘀所引起。因此其治疗应以理气化痰、消瘿散结为基本治则。
3. 西药治疗　对病情较轻、甲状腺肿大较小的患者可用硫类中的甲基硫氧嘧啶及丙硫氧嘧啶、咪唑类中的甲巯咪唑和卡比马唑治疗。
4. 牵引疗法　用枕颌布托牵引,3~5kg,每日1次,每次15min,对情绪激动烦躁者应注意牵引质量和时间,以防意外。
5. 治脊整复位　第2~5颈椎关节错位的关节,选用侧卧"定点"摇正法或坐位"定点"轻力旋转复位法,听到颈椎关节弹响声,解除改善对神经血管的压迫刺激,恢复脊椎平衡力学。

## 六、典型病例

胡某,女性,48岁,职工。患者颈肩部酸胀痛3年,1年前出现甲状腺肿大,多食消瘦,性情急躁,多汗,眼球突出,确诊为甲状腺功能亢进,经药物治疗效果不明显,后来笔者所在医院就诊。患者呈烦躁激动貌,眼球突出,甲状腺肿大,颈部活动度差,颈肌紧张,3、4颈椎棘突旁压痛,X线片显示:第3、4颈椎棘突偏移。诊断为颈源性甲亢。采用颈椎旋转复位法和局部松解法2个疗程,共14次,颈肩部银质针松解2次,配合中药物外治15次,每日1次;心理辅导解除其精神负担3次,1周1次。经治疗后患者症状改善,10次治疗后病情基本稳定,$T_3$、$T_4$水平正常,X线检查:第2~4颈椎棘突位置恢复正常。

# 第四节　单纯性甲状腺肿

单纯性甲状腺肿是甲状腺功能正常的甲状腺肿,是以缺碘、致甲状腺肿物质或相关酶缺陷等原因所致的代偿性甲状腺肿大,不伴有明显的甲状腺功能亢进或减退,故又称非毒性甲状腺肿。

## 一、病因病机

大多数单纯性甲状腺肿患者没有明显的病因。

颈椎退行性改变　椎间盘突出、椎间隙狭窄、小关节错位、棘突偏歪、韧带钙化、钩突关节两侧不对称,颈肩臂软组织损害等,均可导致甲状腺肿大。

## 二、临床表现

1. 病程早期为弥漫性甲状腺肿大,查体可见肿大甲状腺表面光滑,质软,随吞咽上下活动,无震颤及血管杂音。
2. 压迫症状。压迫症状在病程的晚期出现,但胸骨后甲状腺肿早期即可出现压迫症状。

### 三、单纯性甲状腺肿与脊椎解剖的相关性

支配甲状腺的神经来自交感神经和副交感神经。交感神经纤维来自颈上和颈中交感神经节,纤维在甲状腺上、下动脉周围形成神经网,随血管进入腺体。这些神经主要是调节血管收缩的。副交感神经纤维来自迷走神经,随喉返神经及喉上神经进入甲状腺。腺体内神经反复分支在滤泡周围形成网状结构。

喉上神经及喉返神经是支配声带运动的重要神经,与甲状腺的关系密切。喉上神经的外支到达所支配的肌肉前,走行于甲状腺上动脉后支的稍高部位。两侧喉返神经通常均位于食管、气管之间的沟中,有时可发生变异,位于沟的外侧。喉返神经至甲状腺侧叶后方时与甲状腺下动脉交叉,神经由动脉的浅面、深面或两分支之间经过。颈椎间盘突出、椎间隙狭窄、小关节错位、棘突偏歪,韧带钙化、钩突关节两侧不对称,颈肩臂软组织损害,肌肉僵硬、痉挛等,均可导致甲状腺肿大及出现临床症状。

### 四、诊断要点

1. 检查可见棘突偏歪,韧带剥离,局限压痛。
2. X线检查可见相应病变的部位有异常改变。

### 五、治疗

1. 手法治疗　在痛点处采用按法、揉法、分筋、理筋等手法治疗。数次后,当颈肩背部肌肉放松的情况下,颈椎可采用坐位定点旋转手法复位或卧位侧扳手法复位,胸椎采用俯卧位双手按压手法复位纠正颈、胸椎偏歪之棘突和位移之小关节,待棘突偏歪及位移小关节纠正后。再局部软组织进行分筋、理筋手法治疗。在天鼎、合谷、足三里、两侧胸骨柄上窝或锁骨上窝处用一指禅推法及揉法配合点穴按揉治疗。

2. 饮食治疗　平素多食含碘丰富食品,如海带、海蜇皮等。

### 六、典型病例

李某,26岁。于8个月前工作紧张,感觉颈部酸胀痛,偶有怕热、多汗、心慌、焦虑、心烦,无伴有食欲亢进,大便次数增加,体重明显减轻。既往身体健康,无遗传病史。诊断甲状腺肿,经当地医院诊治,未见好转,后来笔者所在医院就诊。临床检查特点:经三步定位诊断,MRI和X线片证实,第3～4颈椎、第4～5颈椎关节错位,第6、7颈椎椎间盘突出,第5颈椎椎管狭窄。甲状腺彩超:甲状腺弥漫性增大,血流丰富,流速增高。临床诊断:单纯性甲状腺肿病,脊源性甲状腺肿。综合治疗,主要是松解损害的颈肩部软组织,整复纠正2～3,4～5颈椎关节错位,解除对神经血管的压迫或刺激,2次后取得明显疗效。治疗10次后临床症状消失,6个月复查无异常,2年随访未见复发。

# 第13章

# 脊椎病因与精神疾病

## 第一节 抑 郁 症

抑郁症,也叫作抑郁性障碍,是由各种原因引起的以抑郁为主要症状的一组心境障碍或情感性障碍。

### 一、病因病机

抑郁症的病因并不清楚,但可以肯定的是生物,心理与社会环境诸多方面因素参与了抑郁症的发病过程。

### 二、临床表现

抑郁症可以表现为单次或反复多次的抑郁发作,以下是抑郁发作的主要表现。

1. 心境低落　主要表现为显著而持久的情感低落,抑郁悲观。
2. 思维迟缓　患者思维联想速度缓慢,反应迟钝,思路闭塞。严重者交流无法顺利进行。
3. 意志活动减退　患者意志活动呈显著持久的抑制。临床表现行为缓慢,生活被动、疏懒。严重的患者常伴有消极自杀的观念或行为。
4. 躯体症状　主要有睡眠障碍、乏力、食欲减退、体重下降、便秘、身体任何部位的疼痛、性欲减退、阳痿、闭经等。自主神经功能失调的症状也较常见。

### 三、抑郁症与脊椎解剖的相关性

1. 颈椎错位　第1～3颈椎错位,损害颈上交感神经节,常出现日间头晕、脑胀、精神疲惫,面色苍白、易瞌睡,但卧床又难入睡,头脑清醒无睡意。5～6颈椎关节错位,压迫刺激上、中、下心神经,可引起类似冠心病的症状,可表现为烦躁易怒、气促、胸闷、心动过速、心动过缓等。
2. 第5颈椎至第2胸椎错位　损害星状神经节,常见多汗、胸闷气短、上肢无力、手部怕冷、时有心悸、多梦易醒等症状,错位纠正后这些症状随之消失。
3. 胸椎错位　第5～8胸椎小关节错位者,多表现为睡眠不安,夜间常突然醒来,多梦,胃肠不适,恶心,嗳气,饱胀感,常出现肝脾区刺痛或隐痛,内科检查消化系统无器质性病变。9～

12胸椎关节错位者,常出现全身倦怠无力,伴腰背胀痛或全身不定位疼痛,或时有胃肠痉挛发生,腹胀或消化不良,若损伤及肾上腺皮质,则出现其功能衰弱症状。

以上错位所致症状日久,影响到患者的精神状态,久之即演变为抑郁症。

## 四、诊断要点

以心境低落为主要特征且持续至少2周。

## 五、治疗

抑郁发作的治疗原则是早期发现,早期治疗,消除症状,恢复患者功能和防止复发。

1. **药物治疗** 药物选择应考虑有效性、安全性、耐受性、现实社会能力和经济价值。根据国外抑郁障碍的治疗原则,急性期推荐使用新型抗抑郁药物,如SSRIs、SNRIS、NASSAs等类药物。我国目前临床用药调查,TCAs如阿米替林、氯米帕明、马普替林等在不少地区作为治疗抑郁症的药物,所以也可以作为首选药物。总之,因人而异,合理用药。

2. **心理治疗** 有助于抑郁症的改善,通常在疾病初期、病情程度比较轻的抑郁或恢复期进行。近年发展的认知治疗效果较好。

3. **电抽搐治疗** 电抽搐治疗对于严重抑郁症及难治性抑郁症是最佳选择之一。对于重度抑郁症,电抽搐治疗有效率可达90%。而且起效较快,尤其适用于存在严重自杀危险的患者。目前临床上多采用无抽搐的治疗方法,安全性更高。

4. **脊椎相关治疗** 脊椎解剖的关联性,经三步定位诊断,MRI和X线片证实,检查脊椎关节错位、椎间盘突出、椎管狭窄、棘突偏移、关节紊乱。例如,第1~3颈椎错位损害颈上交感神经节,常出现日间头晕、睡眠障碍、脑胀、精神疲惫,面色苍白、多梦、易瞌睡,卧床又难入睡,头脑清醒无睡意,此多因刺激压迫颈上交感神经节而兴奋所致,5~7颈椎、6~7颈椎关节组成颈上心神经、颈中心神经和颈下心神经,它们下行进入心丛,分布到心肌和心血管。5~7颈椎关节错位,压迫刺激颈上、中、下心神经,可引起心前区刺痛、心律失常、胸闷等酷似冠心病的症状,如烦躁易怒、气促、胸闷、心动过速、心动过缓等。

颈胸交界处第5颈椎至第2胸椎关节错位:第5颈椎至第2胸椎关节错位损害星状神经节,常见多汗、胸闷气短、上肢无力、手部怕冷,时有心悸、多梦易醒等症状,当错位纠正后这些症状随之消失。

胸椎错位:第5~8胸椎小关节错位者,胃肠不适、恶心嗳气、饱胀感,常出现肝脾区刺痛或隐痛,疑患肝病,但内科检查消化系统无器质性病变。第9~12胸椎关节错位者,常出现全身倦怠无力,伴腰背胀痛或全身不定位疼痛,或时有胃肠痉挛发生,腹胀或消化不良,若损及肾上腺皮质功能将出现衰弱症状。

治脊疗法治疗抑郁症,借鉴解剖定位,结合临床症状,采用手法松解颈、肩、臂、背、腰损害的软组织,整复、松动错位的脊椎关节。解除神经血管刺激及压迫,松解肌肉紧张及痉挛,恢复脊椎功能活动,改善神经生理和功能,继而缓解和治疗抑郁症。同时辅助银质针松解疗法,松解脊柱的肌肉痉挛、粘连,改善关节错位,缓解椎间盘对椎管内脊髓神经的压迫、刺激,增加供血,有利于脊柱结构恢复平衡及软组织修复,疗效显著,治脊疗法治疗抑郁症具有极大的发展前景,有待进一步的深入研究。

## 六、典型病例

陆某,男性,52岁,公务员。患精神抑郁症2年半,经大医院诊治效果并不明显。心情暴躁,睡眠严重不足,木僵、有自杀倾向。后来笔者所在医院就诊,主要表现可见心境低落与其处境不相称,情绪的消沉,甚至悲观厌世,有自杀企图,木僵,有明显的焦虑;严重时出现幻觉、妄想等精神病性症状,血糖偏高,因工作压力大、要求严谨,严重影响身心健康。诊断为抑郁症,诊断主要应根据病史、临床症状、病程及体格检查和实验室检查。

国际上通用的诊断标准有ICD-10和DSM-IV。国内主要采用ICD-10,是指首次发作的抑郁症和复发的抑郁症,不包括双相抑郁。患者通常具有心境低落、兴趣和愉快感丧失、精力不济或疲劳感等典型症状。其他常见的症状:①集中注意和注意的能力降低;②自我评价降低;③自罪观念和无价值感(即使在轻度发作中也有);④认为前途暗淡悲观;⑤自伤或自杀的观念或行为;⑥睡眠障碍;⑦食欲下降。病程持续至少2周。

结合抑郁症的诊断根据与脊椎解剖的相关联性,经三步定位诊断,MRI和X线片证实第3、4颈椎,第4、5颈椎关节错位,6、7颈椎椎间盘突出椎管狭窄。第3~4胸椎棘突偏移,右第5~8胸椎关节紊乱,第9胸椎至第2腰椎错位。颈椎错位:第1~3颈椎错位损害颈上交感神经节,常出现日间头晕、脑胀,精神疲惫,面色苍白,易瞌睡,但卧床又难入睡,头脑清醒无睡意。此多因第1~3颈椎错位,颈上交感神经节而兴奋所致。5~7颈椎关节组成颈上心神经、颈中心神经和颈下心神经,它们下行进入心丛,分布到心肌和心血管。5~7颈椎关节错位,压迫刺激上、中、下心神经,可引起心前区刺痛、心律失常、胸闷等酷似冠心病的症状,如烦躁易怒、气促、胸闷、心动过速、心动过缓等。颈胸交界处第5颈椎~第2胸椎关节错位:第5颈椎至第12胸椎关节错位损害星状神经节,常见多汗、胸闷气短、上肢无力、手部怕冷,时有心悸、多梦易醒等症状,当错位纠正后这些症状随之消失。胸椎错位:5~8胸椎小关节错位者,多表现为胃肠不适,恶心嗳气,饱胀感,常出现肝脾区刺痛或隐痛,疑患肝病,但内科检查消化系统无器质性病变。第9~12胸椎关节错位者,常出现全身倦怠无力,伴腰背胀痛或全身不定位疼痛,或时有胃肠痉挛发生,腹胀或消化不良,若损及肾上腺皮质功能将出现衰弱症状。

# 第二节 躁狂症

躁狂症,是以情感高涨或低落为基本特征的精神病。病程经过为躁狂或抑郁反复发作(单相),或交替发作(双相)。两次发作之间,有明显的间歇期,此时精神活动完全正常,虽多次发作但并不出现衰退。

## 一、病因病机

1. 生物学因素。
2. 遗传学因素:已患躁狂症者的一级亲属中患躁狂症的发病率,较正常人的一级亲属中发病率高数倍,血缘关系越近,患病率越高。
3. 心理社会因素:不良的生活事件和环境应激事件可以诱发情感障碍的发作,如失业、失恋、家庭关系不好、长时期高度紧张的生活状态等。
4. 与脊椎相关有联系,脊椎退行病变压迫刺激脊髓交感、副交感神经及血管有密切关联。

## 二、临床表现

1. 情感高涨，易激惹，在严重的易激惹情况下可能出现冲动行为。
2. 思维联想加快，言语增多，思维奔逸，夸大妄想。
3. 意志行为增强，随境转移，性欲增强、性行为轻率。
4. 对自身疾病无自知力。
5. 协调性精神运动性兴奋，与周围环境相协调。严重时可表现出不协调症状，言语凌乱、行为紊乱，幻觉、妄想等精神病性症状。

## 三、躁狂症与脊椎解剖的相关性

1. 颈椎错位　第 1～3、5～6 颈椎错位，主要损害颈上颈胸交感神经节，常出现日间头晕、脑胀，精神疲惫，面色苍白，但卧床又难入眠，5～7 颈椎关节错位，压迫刺激上、中、下心神经，可引起类似冠心病的症状，可表现为烦躁易怒、气促、胸闷、心动过速、心动过缓等。
2. 第 5 颈椎至第 2 胸椎错位　损害星状神经节，常见多汗、胸闷气短、时有心悸、多梦易醒等症状。

## 四、诊断要点

躁狂发作以心境高涨为主，与其处境不相称，可以从高兴愉快到欣喜若狂，某些病例仅以易激惹为主。病情轻者，社会功能无损害或仅有轻度损害；严重者可出现幻觉、妄想等精神病性症状。

## 五、治疗

1. 使用安全有效的药物，以心情稳定剂为主。心境稳定剂是指对躁狂或抑郁发作具有治疗和预防作用，而并不会引起躁狂和抑郁转相，或导致发作变频的药物。目前，心境稳定剂包括碳酸锂及抗抽搐药物丙戊酸盐、卡马西平等。
2. 根据病情需要，及时联合用药。药物联用方式有两种：心境稳定剂联用，心境稳定剂加抗精神病或苯二氮䓬类药物。在联合用药时，要了解药物对代谢酶的诱导或抑制所产生的药物相互作用。以达到最好疗效，并尽可能减少不良反应。
3. 定期检测血药浓度，评估疗效及不良反应。由于锂盐的治疗指数低，治疗量和中毒量接近，应对血锂浓度进行动态监测。卡马西平和丙戊酸盐治疗躁狂也应达到抗癫痫的血药浓度水平，取血时间应在末次服药后 12h。
4. 一种药物疗效不好，可换用或加用另一种药物。要判断一种心境稳定剂无效，应排除依从性差和血药浓度过低等因素，且用药时间不应短于 3 周，频繁换药只会增加治疗的难度。
5. 药物的选择：躁狂发作的治疗首选锂盐和丙戊酸盐。锂盐对于躁狂即以情感高涨为主的发作及既往采用锂盐治疗有效的患者可为首选，而对于混合发作、快速循环发作或既往对锂盐治疗缺乏疗效者，则宜选用丙戊酸盐或卡马西平。①碳酸锂一般从小剂量开始，根据病情及服药反应逐日增加剂量，日量不超过 1.5～2g，分 2～3 次服用，不良反应主要有胃肠道反应、疲乏、肌肉无力、口渴及细微震颤等。②丙戊酸盐开始剂量 200～400mg/d，缓增至 800～1200mg/d，分 2～3 次服用，高量不超过 1800mg/d。哺乳期妇女停止哺乳。常见不良反应有恶心、呕吐、厌食、腹泻等,少数出现嗜睡、震颤、共济失调、脱发、异常兴奋与烦躁不安等。③卡马西平治疗剂量600～1200mg/d,分2～3次服用。常见不良反应有复视、视物模糊、眩晕、头痛、共济失调。④其他心境稳定剂:在常规心境稳定剂疗效不好时,可考虑换药,包括拉莫三嗪、托吡酯(妥泰)、加巴喷丁或第二代抗精神药物如氯氮平、奥氮平、维斯通、喹硫平等。

6. 脊椎相关治疗:脊椎解剖的相关联性,经三步定位诊断,MRI和X线片证实,检查脊椎关节错位、棘突偏歪、关节紊乱,借鉴解剖定位,结合临床症状,采用手法松解颈肩臂背软组织损害,整复、松动错位的脊椎关节。解除神经血管刺激及压迫,松解肌肉紧张及痉挛,恢复脊椎功能活动,改善神经生理和功能,继而缓解和治疗躁狂症。第1～3、5～6颈椎错位,常出现失眠、精神疲惫、面色苍白、常见多汗,但卧床又难入眠;第5～7颈椎、第4～6胸椎关节错位,压迫刺激上、中、下心神经,可引起类似冠心病的症状,可表现为烦躁易怒、气促、胸闷、气短、精神紧张、心动过速、心动过缓等;第5颈椎至第2胸椎错位,损害星状神经节,可有胸闷、时有心悸、多梦易醒等症状。治脊疗法治疗躁狂症的同时,辅助银质针松解疗法,松解颈项线、颈、肩、背部及第4～7颈椎横突后缘脊柱的肌肉痉挛、粘连,改善关节错位,缓解椎间盘对椎管内脊髓神经的压迫刺激,增加供血,有利于脊柱结构恢复平衡及软组织修复,疗效显著。治脊疗法治疗躁狂症具有极大的发展前景,有待进一步的深入研究。

## 六、典型病例

杜某,男性,58岁,农民。发病1年半,烦躁易怒、精神紧张、气促、胸闷、心动过速、失眠等症状。在大医院诊断躁狂症,给予拉莫三嗪、氯氮平、奥氮平、维斯通、喹硫平等药治疗。症状有所改善缓解,但临床症状偶复发,经人介绍来笔者所在医院就诊。患者主诉烦躁,发作时精神紧张,气促、胸闷、心动过速、失眠,特别时上汽车或自己一个人在房间时烦躁易怒,自己精神难以控制。必须吃抗精神病类药物方缓解。检查:经X线片及CT,3～4、4～5颈椎关节错位,双侧颈肌紧张,枕三角压痛。5～7颈椎横突不对称,2～5胸椎棘突偏歪,关节错位,肩胛内上角压痛。颈前屈后伸及旋转均受限,经手法牵引纠正颈椎错位,当晚已能改善入眠,共治疗12次,临床症状缓解。后加用银质针松解颈部劳损点、颈项线、肩胛部、颈胸压痛点,4次。治疗后症状消失,随访1年无复发。

# 第三节 精神分裂症

精神分裂症是以基本个性改变,思维、情感、行为的分裂,精神活动与环境的不协调为主要特征的一类常见的精神病。

## 一、病因病机

精神分裂症是由一组症状群所组成的临床综合征,它是多因素的疾病。尽管目前对其病因的认识尚不很明确。

## 二、临床表现

精神分裂症的临床症状复杂多样,可涉及感知觉、思维、情感、意志行为及认知功能等方面,个体之间症状差异很大,即使同一患者,在不同阶段或病期也可能表现出不同症状。

1. 感知觉障碍　精神分裂症可出现多种感知觉障碍,最突出的感知觉障碍是幻觉,幻听最为常见。

2. 思维障碍　思维障碍是精神分裂症的核心症状,主要包括思维形式障碍和思维内容障碍。

3. 情感障碍　情感淡漠及情感反应不协调是精神分裂症患者最常见的情感症状,不协调性兴奋、易激惹、抑郁及焦虑等情感症状也较常见。

4. 意志和行为障碍　多数患者的意志减退甚至缺乏,表现为活动减少、离群独处、行为被动,缺乏应有的积极性和主动性,对工作和学习兴趣减退,不关心前途,对将来没有明确打算,某些患者可能有一些计划和打算,但很少执行。

5. 认知功能障碍　信息处理和选择性注意、工作记忆、短时记忆和学习、执行功能等认知缺陷。

### 三、精神分裂症与脊椎解剖的相关性

关于脊柱源性精神障碍的原因尚不明确,可能是上段颈椎的慢性损伤,尤其是寰枢椎的脱位及半脱位(齿状突与前弓距离,在正常情况下成人≥2mm,小孩≥3mm,若超过此范围,即为前脱位;若达4mm,可确诊前脱位。齿状突两侧间隙宽度差>3mm时,称为寰枢关节侧向脱位),从而引起:①自主神经功能失调,特别是颈上、颈中、颈下交感神经节、交感神经链及其纤维分支受激惹;②脊神经及神经根受刺激或压迫;③椎动脉供血不足等。通过神经系统对大脑皮质的长期不良刺激产生的病理心理反应,使大脑功能紊乱,乃至中枢神经系统的生化和内分泌系统的失调,或其受体的改变,而导致意识、思维、情感、行为等精神异常改变。严重者表现为精神分裂症。

### 四、诊断要点

1. 有临床表现为多种形式的精神活动失调,以思维、情感、行为及与环境相互之间的不协调为主要特点。

2. 有头颈部外伤或颈部劳损史。触诊上颈段肌肉紧张,$C_{1\sim3}$横突不对称及$C_{2、3}$棘突偏歪、压痛,颈部活动受限。

3. X线检查,参见第10章第一节三叉神经痛。

### 五、治疗

1. 先放松颈背部软组织。

2. 根据错位类型,选用仰头摇正法、低头摇正法、侧头摇正法、侧向扳按法、仰头推正法、俯卧冲压法、牵引下正骨法进行复位治疗。

3. 局部按摩

(1)双掌按头:用两手掌心分置头颞部两侧,着力对按1~2min。

(2)指头顶穴:以一手拇、示指甲前后分置头顶部通天、前顶、百会、后顶穴处,先后进行指掐5~10次。

(3)指尖叩顶:用两手四指弯曲呈钩状,置于前额发际处,向上后方沿头顶指叩至后发际止,反复叩击10~15次。

(4) 屈指分额：用两手拇指背屈，以拇指桡侧面对置额前正中处，由内向外沿眉弓上方分推至鬓角发际处止，反复分推20～30次。

(5) 指掐面穴：以两手指分别指揉两侧太阳、睛明、四白、迎香、地仓穴，各5～10次。

(6) 搓掌浴面：先以两手掌搓热，自两侧面颊部由下向上经耳前至前额部，反复搓摩10～15次。

(7) 指摩耳后：以两手拇指分置头部两侧太阳穴处，沿耳后向上后方摩动至翳风穴处止，反复操作30～50次。

4. 脊椎相关性治疗：脊椎解剖的相关联性，经三步定位诊断，MRI和X线片证实，检查脊椎关节错位、棘突偏歪、关节紊乱，颈肌僵硬，颈肌紧张并有明显的压痛点，压痛点多在横突、椎板棘突间隙等软组织附近部位压痛，一般仔细查找枕后区是否压痛、椎间隙是否增宽或变窄、横突尖部是否左右对称，注意有无皮下肌肉结节、条索、酸麻胀痛点。按肌肉走行方向，肌肉、韧带的起止点，沿神经走向用指腹来回滑动，用拇、示指撮捏以探索皮下浅层异常反应。确定有无传导痛，区分是原发痛还是继发痛。在患者主诉的疼痛部位做重点检查，明确其压痛部位是肌肉的起点还是止点。采用手法松解颈、肩、臂、背软组织损害，整复、松动错位的脊椎关节。解除神经血管刺激及压迫，缓解和治疗精神分裂症。例如，颈上、中、下交感神经节、交感神经链及其纤维分支受激惹，脊神经及神经根受刺激或压迫，椎动脉供血不足等，通过神经系统对大脑皮质的长期不良刺激产生的病理心理反应，使大脑功能紊乱，乃至中枢神经系统的生化和内分泌系统的失调或其受体的改变，而导致意识、思维、情感、行为等精神异常改变。经过手法松解软组织，整复脊椎关节错位，缓解对神经、血管的压迫刺激，增加供血，有利于脊柱结构恢复平衡及软组织修复，疗效显著。治脊疗法治疗精神分裂症，具有极大的发展前景，值得临床进一步深入探讨与研究。

## 六、典型病例

张某，女性，18岁。幻听、失眠、思维怪异5个月余。因同学之间玩耍，被误伤颈部后活动受限，几天后晚上失眠、白天头晕脑胀、耳鸣，老师讲课时听不进去，成绩下降，经常幻听到被同学、老师谴责成绩差、拖累全班平均成绩等声音。心烦焦虑，性格内向，有寻短见念头。家人带她去精神科求医，患者认为自己没病。后家长改为心理医生辅导，按精神分裂症连续服药1个多月，症状未减，因颈痛难忍而来笔者所在医院就诊，检查：表情淡漠，思维缺乏连贯性，否认自己有精神病。双侧颈肌紧张，枕三角压痛。经X线片及CT，报告为颈寰枢关节脱位，第3～4、4～5颈椎错位。1～5颈椎横突不对称，2～5颈椎棘突偏歪，3、4颈椎棘上韧带剥离，肩胛内上角有压痛。颈前屈后伸及旋转均受限。诊断为脊源精神分裂症。治疗：经手法松解损害的颈肩背软组织及纠正颈椎错位，当晚已能安然入睡，以后加用药物注射治疗颈痛劳损点。共治疗14次，2个疗程，后症状消失，随访1年无复发。

## 第四节 焦 虑

焦虑是指一种缺乏明显客观原因的内心不安或无根据的恐惧，是人们遇到某些事情如挑战、困难或危险时出现的一种正常的情绪反应。当焦虑的严重程度和客观事件或处境明显不符，或者持续时间过长时，就变成了病理性焦虑，称为焦虑症。

## 一、病因病机

病因未明。

1. 遗传因素　在焦虑症的发生中起重要作用,有人认为焦虑症是环境因素通过易感素质共同作用的结果,易感素质是由遗传决定的。
2. 病前性格特征　自卑、自信心不足,胆小怕事,谨小慎微,对轻微挫折或身体不适容易紧张,焦虑或情绪波动。
3. 精神因素　轻微的挫折和不满等精神因素可为诱发因素。
4. 生物学因素　焦虑反应的生理学基础是交感和副交感神经系统活动的普遍亢进,常有肾上腺素和去甲肾上腺素的过度释放。躯体变化的表现形式决定于患者的交感、副交感神经功能平衡的特征。

## 二、临床表现

病前常有心理或躯体方面的诱因。

1. 急性焦虑症　突然出现强烈恐惧,伴有自主神经功能障碍为主要表现。每次发作持续数小时,一月可数发,间歇期可无明显症状。
2. 慢性焦虑症　是一种自己不能控制的,没有明确对象或内容的恐惧,觉到有某种实际不存在的威胁将至而紧张不安、提心吊胆样的痛苦体验。

## 三、焦虑与脊椎解剖的相关性

1. 颈椎错位　主要损害颈上颈胸交感神经节,如第1～3颈椎C错位,常出现日间头晕、脑胀、精神疲惫,面色苍白,但卧床又难入眠,5～6颈椎关节错位,压迫刺激上、中、下心神经,可引起类似冠心病的症状,可表现为烦躁易怒、气促、胸闷、心动过速、心动过缓等。
2. 第7颈椎至第2胸椎错位　损害星状神经节,常见多汗、颈肩背发凉、2～5胸椎胸闷气短、时有心悸、多梦易醒等症状。

## 四、诊断要点

1. 惊恐障碍：惊恐障碍是以惊恐发作为原发的主要临床表现。可见于多种不同的精神障碍,惊恐障碍应与某些躯体疾病鉴别,如癫痫、心脏病发作、内分泌失调等。排除恐怖性神经症、抑郁症等继发的惊恐发作。
2. 广泛性焦虑：持续的焦虑症状为原发的和主要的临床表现。
3. 排除强迫症、恐怖症、疑病症等。

## 五、治疗

1. 药物治疗　一般首选苯二氮䓬类抗焦虑药,如阿普唑仑、氯硝西泮、罗拉等,另外可视具体情况选用丁螺环酮、三环类药物及选择性5-HT再摄取抑制药。
2. 心理治疗　除一般心理治疗外,可采用焦虑控制训练和认知重建,如通过诱发焦虑后再进行放松训练,减轻紧张和焦虑时的躯体症状;对导致焦虑的认知成分运用认知重建,以矫正患者的歪曲认知。

3. 脊椎相关治疗　脊椎解剖的相关联性,经三步定位诊断,MRI和X线片证实,检查脊椎关节错位、棘突偏歪、关节紊乱,借鉴解剖定位结合临床症状,如枕大神经、枕小神经、耳大神经三条神经,临床上可引起头痛、头胀、头晕、耳鸣、耳胀、耳痛、视物模糊、眼胀、眼痛、眼眶胀痛,上颈段第1～2、2～3、3～4颈椎错位挤压刺激交感神经,引起口干、舌麻、近事遗忘,颈神经节、交感神经丛引起血压不稳、恶心、呕吐,中颈段3～4颈椎、4～5颈椎错位挤压刺激交感神经引起咽燥、咽部异物感、睡眠差,下颈段5～7、6～7颈椎错位挤压刺激交感神经引起上半身汗多、怕冷、怕热、四肢发凉、发木,5～6、6～7颈椎为颈交感丛心上神经支、心下神经支发出,交感神经受挤压刺激可引出胸闷、心前区疼痛、四肢发麻木,颈胸段第7颈椎至第4胸椎颈交感神经心慌、烦躁、心动过缓等。压痛点检查时,必须按顺序特定压痛点进行检查。软组织损害诊断依据,按肌肉走行方向,沿神经走向用指腹来回滑动,探索皮下浅深层异常反应,肌肉、筋膜附着处压痛点。注意有无结节、条索,是压痛点还是压胀点。在患者主诉的疼痛部位做重点检查,排除椎管内病变。采用手法松解颈、肩、臂、背软组织损害,整复、松动错位的脊椎关节。解除交感、副交感神经及血管刺激及压迫,松解肌肉紧张及痉挛,恢复脊椎功能活动,改善神经生理和功能,继而缓解和治疗躁狂症的功效。

## 六、典型病例

王某,女性,50岁,因阵发性右侧头痛、恶心、眩晕、眼球胀痛不适、眼睛干涩、耳鸣、心悸、心前区不适、吞咽不适、呼吸不畅、右上肢发冷、多汗、麻木、刺痛、失眠、记忆不良1年,经某医院诊断为焦虑症,服用地西泮治疗6个月症状无好转,来院就诊。患者既往有习惯性偏颈和颈椎增生史,无高血压病、颈外伤和甲亢病史。查体:T36℃,P80次/分,R20次/分,BP14/7kPa,患者精神紧张,面容焦虑,愁眉紧锁,颈活动正常,第4颈椎以下右侧区压痛,按压时有明显酸胀感,并向右背部、右侧乳腺、右上肢放射;右上肢皮肤色泽基本正常。咽部无异常发现,甲状腺不大;胸部X线透视正常。心电图检查三次有两次正常,有一次呈心动过速改变;胃镜检查诊断浅表性胃炎,颈椎CT提示颈椎右斜,4～7颈椎管内硬膜外注射0.5%普鲁卡因8ml后眩晕、眼球胀感、干涩、右上肢麻木、刺痛症状迅速消失,但1h后症状恢复,8h后重复进行1次,反应同前,考虑交感型颈椎病,给予局部按摩、理疗、围领保护,同时给骨刺片、颈痛平治疗后,上述症状迅速缓解,现已有6个月症状未反复。

# 第五节　睡眠障碍

睡眠障碍是指睡眠量不正常及睡眠中出现异常行为的表现,也是睡眠和觉醒正常节律性交替紊乱的表现。可由多种因素引起,常与躯体疾病有关,包括睡眠失调和异态睡眠。睡眠与人的健康息息相关,成年人出现睡眠障碍或者睡眠相关疾病的比例高达30%。上段颈椎、颈胸椎交界处及胸椎错位均可影响睡眠。

## 一、病因病机

颈部外伤劳损或退行性改变,刺激或压迫椎动脉及颈交感神经丛,使脑部供血不足而产生睡眠障碍。上段颈椎错位,损害颈上交感神经节,当睡眠时人由直立位改为卧位时,颈椎由直立位变成水平状态,或因枕头高度不适,从而牵拉刺激颈上交感神经节出现兴奋而难以入睡,颈胸交界处关节错位,损害星状结节,引起多梦易醒。中段胸椎错位使交感神经受刺激,除多梦突然醒外,还可出现胃部症状。

## 二、临床表现

1. 睡眠量的不正常。
2. 睡眠中的发作性异常:指在睡眠中出现一些异常行为,如梦游症、梦呓(说梦话)。这些发作性异常行为不是出现在整夜睡眠中。

## 三、睡眠障碍与脊椎解剖的相关性

当颈椎小关节错位或增生的骨直接压迫或刺激椎动脉、颈交感神经节,导致椎动脉痉挛,椎-基底动脉供血不足,反射性地使大脑中枢神经的兴奋性增高,或影响到自主神经次高级中枢下丘脑的功能而导致睡眠障碍。此外,亦可由于颈部肌肉痉挛、僵硬,导致颈曲改变,使颈部血管神经等软组织受到牵连或挤压,造成交感神经功能紊乱和血管痉挛,从而影响大脑的供血,使脑内二氧化碳的浓度增高,从而中枢兴奋性增强,导致睡眠障碍。

## 四、诊断要点

1. X线片示颈椎有退行性变,如椎间隙狭窄、钩椎关节不对称、增生、小关节错位、椎间孔狭小以及骨刺等。
2. 必要时行星状神经或颈上交感神经,以及高位硬膜外封闭,有助诊断。
3. 其他检查:肌电图检查或体外诱发电位检查可见异常。

## 五、脊椎相关治疗

脊椎解剖的相关联性,经三步定位诊断,MRI 和 X 线片证实,检查脊椎关节错位、棘突偏歪、关节紊乱,借鉴解剖定位结合临床症状,上颈段1~2、2~3、3~4颈椎错位挤压刺激交感神经,引起口干、近事遗忘,颈神经节、交感神经丛引起血压不稳、恶心、呕吐,中颈段3~4、4~5颈椎错位挤压刺激交感神经引起咽燥、咽部异物感、睡眠差,下颈段5~7、6~7颈椎错位为颈交感丛心上神经支、心下神经支发出,交感神经受挤压刺激可引出胸闷、心前区疼痛、四肢发麻木,颈胸段第7颈椎至第4胸椎颈交感神经心慌、烦躁、心动过缓等。压痛点检查时,必须按顺序特定压痛点进行检查,软组织损害诊断依据,按肌肉走行方向,沿神经走向用指腹来回滑动,探索皮下浅深层异常反应,肌肉、筋膜附着处压痛点。注意有无结节、条索,是压痛点还是压胀点。在患者主诉的疼痛部位做重点检查,排除椎管内病变。采用手法松解颈肩臂背软组织损害,整复、松动错位的脊椎关节。解除交感、副交感神经及血管刺激及压迫,松解肌肉紧张及痉挛,恢复脊椎功能活动,改善神经生理和功能,继而缓解和治疗躁狂症。

## 六、典型病例

王某,女性,40岁,自由职业。自诉睡眠障碍,多梦,记忆力下降,精神不振伴颈部酸痛、上肢麻胀半年,服用数种中西药无明显好转。检查颈部活动受限,左右旋转功能受限明显,棘突侧偏。颈椎侧位片示颈椎生理曲线改变。诊断为交感神经型颈椎病。以"定点"旋转复位法,经3个疗程的治疗后睡眠功能障碍症状明显好转。佐以中药治疗,痊愈。颈椎 X 线片显示基本正常。

## 第六节 抽动秽语综合征

抽动秽语综合征,是指以不自主的突然的多发性抽动,以及在抽动的同时伴有暴发性发声和秽语为主要表现的抽动障碍。

### 一、病因病机

发病机制目前尚不明了,遗传因素可能是其病因,认为与下列因素有关。

1. 纹状体系统中多巴胺(DA)传导过度或 DA 受体(DR)超敏应用 DR 拮抗药能够有效控制抽动症状,反之应用苯丙胺可使抽动症状明显恶化。

2. DA 代谢产物高香草酸(HVA)含量明显降低,且降低的程度与症状的严重度有关。抽动的程度与 5-HT 代谢产物 5-羟吲哚乙酸(5-HIAA)浓度变化有关。

3. 在脑发育早期,由于兴奋性氨基酸和性激素的过度营养作用,引起兴奋性神经元持续去极化,兴奋性氨基酸和性激素可能使得细胞内钙离子超载,基底节和边缘系统某些部位的神经元异常增加及神经元突触的过度派生,而产生一系列临床症状。本病大多数发生在青春期前,男性多于女性,提示主要和雄激素的作用有关。

### 二、临床表现

多在 2~15 岁起病,平均为 7 岁,男多于女。

1. **动作性抽动** 是本病早期的主要临床症状,一般首发于面部,表现为眼、面肌迅速、反复不规则的抽动,如眨眼、鼻子抽动、"扮鬼脸",以后出现其他部位的运动性抽动,如甩头、点头、颈部快速而短促的伸展、耸肩,症状可逐渐向上肢、躯干或下肢发展,出现肢体或躯干短暂的、暴发性的不自主运动,如上肢投掷运动、踢腿、下跪、屈膝、顿足或躯干弯曲、扭转动作等。有的患者甚至无目的地打人(自己或别人),触摸自己或别人的身体,以及怪异地模仿他人的动作。抽动的频率疏密不等,频繁者一日可达十几次甚至几百次。

2. **发声性抽动** 常出现在病程的 1~2 年,可以为单纯性发声性抽动,也可以发出怪异的声音,表现为喉部干咳样声响,如"嘿嘿""啊哼"声,或发出令人难以承受的如犬吠声、咕哝声、"咂舌"等声响。鼻部抽动则出现频繁的喷鼻、气喘、哽咽声等。当不自主发声性抽动呈现为咒骂状时即为秽语症。患者多具有良好的自知力,但难以自我控制。发声性抽动时常在与人交谈中发生,尤其在讲话的停顿处容易出现。患者有时可以短时间内自我抑制抽动,而激动、紧张则使其加重,睡眠中消失。当患者受情感的影响或涉及与人格和性有关的内容时,抽动出现的频率尤其高。1/3 患者为了掩盖其发声性抽动的症状,常以某些特殊方式变换其表达的语言,结果适得其反,使所讲的语言呈现口齿不清、语音强弱不均等特点。某些患者唯恐其语意表达不清而出现语言重复,产生了临床上的重复性语言。

3. **行为紊乱** 轻者表现躁动不安、过分敏感、易激惹或行为退缩;重者则呈现难以摆脱的强迫行为。有些患者表现出心烦意乱、多动、情绪不稳、坐立不安,称之为注意力缺乏多动症(ADHD)。也有些患者存在破坏行为,表现出突然发生不能自制的冲动行为。多数患者存在学习问题,学习能力下降,对阅读、书写、作文等感知困难表现尤为突出,甚至不能完成正常的学业。

## 三、抽动秽语综合征与脊椎解剖的相关性

坠落伤、挥鞭伤、扭伤和产伤等是造成寰枢椎关节半脱位或上颈段其他关节错位的主要原因。伤后1~2年后出现一些不自主的症状。早期抽动是由于颈及头面部不适引起本体感觉异常兴奋传导出现的感觉性抽动。儿童上颈段损伤（多为寰枢椎损伤），由于儿童关节柔韧性好，血管、神经代偿功能强，所以短期内多不出现颈部不适，由于刺激了颈上交感神经节，会出现眼部及五官各部位的不适症状。如长时间的寰枢位置异常，可以导致颈段，甚至整个脊柱的力学紊乱和功能异常，从而出现躯干及四肢的不适。这样过多的本体感觉传入及刺激交感神经，表现为摇头、耸肩、挤眼、努嘴、嗔鼻、发哼声、清嗓音。

## 四、诊断要点

1. 有颈部外伤史，包括坠落伤、挥鞭伤、扭伤和产伤等造成寰枢关节半脱位或上颈段错位的原因（如急慢性咽喉炎等），伤病后1~2年后出现不自主的症状。

2. 患者面部肌肉紧张、表情淡漠、病灶侧眼裂变小。颈椎运动不灵活，颈部肌肉紧张，有明显的条索样改变。颈肩背部软组织广泛压痛，上颈段棘突旁、关节突、横突旁压痛更明显，并向头顶部、颞额部放射。触诊可发现寰枢椎及关节异常，第1~2颈椎横突不对称，压痛，$C_2$后关节突隆起、肿胀、棘突偏歪。颈部活动受限。

3. X线检查：开口位片中寰椎位于口腔中央，寰齿侧间隙及寰枢关节间隙左右不对称，寰枢椎外侧缘或其关节面的内侧缘左右不对称，齿突轴线至枢椎双外侧缘之距不相等，并与寰椎的中轴线不重登，二轴线互成夹角或分离。侧位片显示寰椎呈仰位、俯位、旋转等错位。颈曲变直或反张，椎体后缘连线中断，棘突排列不齐。

## 五、脊椎解剖的相关联性

经三步定位诊断，MRI和X线片证实，检查脊椎关节错位、棘突偏歪、关节紊乱，借鉴解剖定位结合临床症状，采用手法松解颈、肩、臂、背软组织损害，整复、松动错位的脊椎关节。解除神经血管刺激及压迫，松解肌肉紧张及痉挛，恢复脊椎功能活动，改善神经生理和功能，继而缓解和治疗躁狂症。第1~3、5~6颈椎错位，常出现失眠，精神疲惫，面色苍白，常见多汗，但卧床又难入眠，第5~7颈椎、4~6胸椎关节错位，压迫刺激上、中、下心神经，可引起类似冠心病的症状，可表现为烦躁易怒、气促、胸闷、气短、精神紧张、心动过速、心动过缓等。第5颈椎至第2胸椎错位，损害星状神经节，胸闷、时有心悸、多梦易醒等症状。治脊疗法治疗躁狂症的同时，辅助银质针松解疗法，松解颈项线、颈、肩、背部及4~7颈椎横突后缘脊柱的肌肉痉挛、粘连，改善关节错位，缓解椎间盘对椎管内脊髓神经的压迫刺激，增加供血，有利于脊柱结构恢复平衡及软组织修复，疗效显著，治脊疗法治疗躁狂症具有极大的发展前景，有待进一步的深入研究。

## 六、典型病例

赵某，男，8岁。皱眉、眨眼、伸舌、弄舌、手舞，站坐不稳，难入睡，有时说秽语，已2个月。缘自连玩3场碰碰车后"落枕"，颈部不适，渐出现上述动作，曾到多家医院求医，诊断有多动

症、抽动秽语综合征。服药治疗效果不明显。检查:头颈四肢无畸形,眨眼皱眉,伸舌,坐不稳。颈肌紧张,第1~3颈椎横突不对称,压痛,肩胛内上角压痛,颈部屈伸及旋转受限。X线片显示环齿侧间隙左右不对称,第2、3颈椎,3、4颈椎后缘连线中断。治疗:用手法仰头摇正法、侧向搬正法、低头摇正法、仰头牵抖法及做头面局部按摩后,当晚睡眠安静,连续治疗10次,症状消失。以后隔2~3d巩固治疗1次(加用捏脊法增强体质),再连续进行10次治疗后,不适症状消失,随访2年无复发。

# 第14章

# 泌尿生殖系统疾病

## 第一节 慢性肾盂肾炎

慢性肾盂肾炎是细菌感染肾引起的慢性炎症，病变主要侵犯肾间质和肾盂、肾盏组织。由于炎症的持续进行或反复发生导致肾间质、肾盂、肾盏的损害，形成瘢痕，以至肾发生萎缩和出现功能障碍。

### 一、病因病机

由细菌感染肾引起。部分患者有易感因素存在，如尿路梗阻、畸形、肾下垂及膀胱-输尿管反流等。慢性肾盂肾炎虽然主要由感染引起。但若尿道无梗阻、感染经治疗（抗菌药物及尿液冲刷等）是较易彻底治愈的。其反复发作或病情迁延不愈的原因是多样的，而其中尿道有梗阻是使细菌易于潜伏而致复发的重要原因。

极易被忽略的是由于脊椎（第9～12胸椎）椎小关节错位导致交感神经受损害，引起尿路痉挛而致的梗阻病因。

### 二、临床表现

1. 全身中毒症状　畏寒、发热、乏力、食欲不振。
2. 局部症状　腰酸、腰痛及脊肋角叩痛。
3. 膀胱刺激症状　尿频、尿急、尿痛及排尿困难。且泌尿道感染病史超过半年以上，抗菌治疗效果不佳。

### 三、慢性肾盂肾炎与脊椎解剖的相关性

胸椎关节错位：第9～12胸椎错位，导致交感神经受损害，引起尿路痉挛而致梗阻。因此，对慢性肾盂肾炎反复发作的患者除按常规进行肾及尿路的全面检查外，应同时查出其引起尿路梗阻的病因，对无结石、息肉等病变患者，要按脊椎病因做触诊及X线胸椎（或加上腰椎）正位摄片检查，凡符合第9胸椎～第5腰椎小关节错位者，应接受临床药物治疗的同时加治脊疗法，可取得根治的疗效。

## 四、诊断要点

1. 影像学检查
(1)在静脉肾盂造影中见肾盂、肾盏变形、缩窄。
(2)肾外形凹凸不平,两肾大小不等。

2. 实验室检查
(1)尿常规检查:仅在部分病例中可发现菌尿和脓尿,有时可发现蛋白尿,这表明病变已累及肾小球,意味着病情较严重。
(2)尿细菌培养:菌落计数$>10^6$ 个/L 可以肯定为感染,同时可明确致病菌的种类及药敏。
(3)肾功能检查:一般无肾功能障碍,当病情加重时先表现为肾小管功能受损,尿比重降低。晚期则出现血清肌酐和血尿素氮升高。

3. 膀胱镜检查  可见膀胱内有充血、水肿等膀胱炎征象,患侧输尿管开口有炎症变化,有时可显示输尿管瓣膜功能不全或膀胱-输尿管反流。双侧插入输尿管导管收集尿液并培养可确定感染部位。

## 五、治疗方法

1. 手法松弛患部软组织。
2. 治脊疗法按错位类型选择正骨整脊方法,纠正关节错位。
3. 心理疏导:发作期减少活动,注意休息,避免疲劳。适当饮食宜进补肾缩尿、健脾补肾食物,减少过咸过甜食物;忌食生冷。

## 六、典型病例

董某,男性,31 岁,确诊为慢性肾盂肾炎 1 年半。2～4 个月复发 1 次,发病时腰痛、下腹痛,尿频、尿急、尿痛。按脊椎病因检查,发现为第 10～12 胸椎椎小关节侧摆式错位,X 线检查符合小关节功能紊乱,无骨质增生改变,用正骨治脊纠正错位关节,下腹痛即行消失,腰痛减轻,后加银质针治疗椎旁软组织松解术,2 次,中药外治 20d,症状消失,停止治疗,嘱其坚持练腰保健功。1 年后无复发。

# 第二节  前列腺增生

前列腺增生排尿障碍是中老年男性最为常见的一种良性疾病。随着全球人口老龄化,发病日渐增多。城镇发病率高于农村。

## 一、病因病机

病因至今仍未能阐明。目前已知前列腺增生必须具备睾丸存在及年龄增长两个条件。近年来也注意到吸烟、肥胖及酗酒、家族史、人种及地理环境对前列腺增生发生的关系。

## 二、临床表现

前列腺增生的早期由于代偿,症状不典型,随着下尿路梗阻加重,症状逐渐明显。由于病程进展缓慢,难以确定起病时间。

1. 尿频　尿频为早期症状,先为夜尿次数增加,但每次尿量不多。下尿路梗阻时,可有尿急或急迫性尿失禁。膀胱逼尿肌失代偿后,发生慢性尿潴留,膀胱的有效容量因而减少,排尿间隔时间更为缩短。若伴有膀胱结石或感染,则尿频愈加明显,且伴有尿痛。

2. 排尿困难　腺体增大,机械性梗阻加重,发生排尿困难症状,下尿路梗阻的程度与腺体大小不成正比。由于尿道阻力增加,患者排尿起始延缓,排尿时间延长,射程不远,尿线细而无力。

3. 血尿　前列腺黏膜上毛细血管充血及小血管扩张并受到增大腺体的牵拉或与膀胱摩擦,当膀胱收缩时,可以引起镜下或肉眼血尿,是男性老年人血尿常见原因之一。

4. 泌尿系感染　下尿路梗阻引起尿潴留导致泌尿系感染,可出现尿急、尿频、排尿困难等症状,且伴有尿痛。继发上尿路感染时,出现发热、腰痛及全身中毒症状。

### 三、前列腺增生与脊椎解剖的相关性

前列腺受盆丛和骶前神经丛的双重支配,这些神经主要由来自直肠周围的盆腔神经丛、$T_{11} \sim L_2$ 节段的交感神经纤维和 $S_2 \sim S_4$ 节段的副交感神经节前纤维组成。除骶丛神经外,一些支配输精管、阴囊、会阴部的神经也有分支与前列腺相连。因此,前列腺发生病变时,往往会影响与前列腺有关联的神经分布范围,腰骶部和盆腔往往出现疼痛不适等临床症状。

### 四、诊断要点

好发于 50 岁以上男性,起病发展缓慢。

1. 直肠指检　是重要的检查方法,指检时多数人可触及增大的前列腺,表面光滑、质韧、有弹性,边缘清楚,中央沟变浅或消失,即可做出初步诊断。

2. B超　经腹部、直肠或尿道均可进行。在膀胱充盈进行腹壁检查时可清晰显示前列腺体积大小,增生腺体是否突入膀胱,还可测定膀胱残余尿量。

3. 尿流率检查　可以确定前列腺增生患者排尿的梗阻程度。

### 五、治疗

1. 手法松解　对于腰骶部软组织损害,手法松解可缓解腰臀部肌肉痉挛,松解神经根压迫刺激,促进局部炎症消退,整复、松动错位的腰椎关节。具有纠正脊柱内外平衡、降低椎间盘内压力等作用。

根据腰椎错位类型选用摇腿揉腰法、斜扳法(单人、双人)、双手间接分压法、俯卧搬腿按腰法、牵抖冲压法、抱膝滚动法、坐位旋转复位法。骨盆错位可按错位类型选用坐卧旋转复位、俯卧扳腿压臀法、屈膝屈髋按压法、按骶扳髂法、牵抖冲压法、侧卧推臀法来纠正。

2. 牵引治疗　牵引可有效地缓解椎管外肌肉、筋膜等软组织的痉挛,使脊柱恢复软组织支柱所维持的力学平衡和稳定机制,从而减轻或消除椎体节段不稳对脊髓和神经根产生的刺激和压迫。通过牵引松解椎管内硬膜囊、神经根和小关节囊等组织的粘连,使无菌性炎症得以缓解。

牵引方法:首次牵引重量为人体体重(斤)的1/3千克。(如体重120斤则牵引40kg)。隔日 1 次,1 次 20min,7~10 次为 1 个疗程。根据患者性别、年龄、体质强弱、颈部肌肉情况和临

床症状酌情处理。

3. 银质针松解　腰部布针,第 3 腰椎至第 2 骶椎棘突旁椎板处及骶骨背面沿棘突旁 1.0～2.0cm 直线布针 3 行,针距为 1.0～1.5cm,每行 5～6 枚,垂直进针。2～4 腰椎横突处每处布针 2 枚,横向斜刺至横突背面及末端。腰部髂后上棘内侧缘与髂嵴后 1/3 肌附着处沿骨盆髂嵴缘弧形布针 2 行,针距为 1.0～1.5cm,每行行 6～8 枚即可。

4. 心理辅助治疗　排尿异常会给患者及其家人带来严重的心理负担,从而影响其生活质量和健康水平,应给予诚恳、细致、耐心的关怀,及时了解患者的心理变化,在精神上给患者关心与支持,指导患者有规律地进行康复训练等,使患者增强战胜疾病的信心。

## 六、典型病例

张某,男性,50 岁,工人。2013 年 8 月来诊。患者自述觉腰骶部不适半年,时感腰酸,伴有尿频、尿不尽,偶有排尿困难,曾在某医院泌尿科就诊,诊断为前列腺增生,经治疗有所缓解;近 2 个月来自觉上述症状加重,并感下肢无力,不能长时间行走,间歇性跛行,伴有左下肢麻木、放射性痛;查体见患者腰曲变直,直腿抬高试验左 40°阳性、右 70°阳性,CT、MRT 检查显示、腰 4、5 间隙椎管内神经根硬膜囊未见异常受压刺激。诊断为前列腺增生,慢性前列腺炎。手法松解腰背骶部软组织损害;缓解腰臀部肌肉痉挛,松解神经根压迫刺激,促进局部炎症消退,整复、松动错位的腰椎关节。纠正脊柱内外平衡,降低椎间盘内压力。共治疗 14 次,每周 3 次。

银质针松解:胸腰段布针,第 9 胸椎至第 2 腰椎棘突旁椎板处及关节突旁,分 2 行,针距为 1.0～1.5cm,每行 5～6 枚,腰部布针,第 3 腰椎至第 2 骶椎棘突旁椎板处及骶骨背面沿棘突旁 1.0～2.0cm 直线布针 3 行,针距为 1.0～1.5cm,每行 5～6 枚,垂直进针。第 2～4 腰椎横突处每处布针 2 枚,横向斜刺至横突背面及末端。腰部髂后上棘内侧缘与髂嵴后 1/3 肌附着处沿骨盆髂嵴缘弧形布针 2 行,针距为 1.0～1.5cm,每行行 6～8 枚即可。银质针共治疗 4 次,症状明显改善,6 个月后复查症状基本消失。

心理辅助治疗:排尿异常会给患者及其家人带来严重的心理负担,从而影响其生活质量和健康水平,应给予诚恳、细致、耐心的关怀,及时了解患者的心理变化,在精神上给患者关心与支持,指导患者有规律地进行康复训练。禁辛辣刺激食物及凉饮料、冷食,身体保暖等,使患者增强战胜疾病的信心。

# 第三节　慢性膀胱功能障碍

慢性膀胱功能障碍是指神经源性膀胱中的一种病因不明的尿潴留和尿失禁为主的病症。

## 一、病因病机

以往认为属大脑排尿中枢功能失调,或以某些疾病引起尿道括约肌松弛而致病,目前则重视研究腰椎间盘突出症、腰椎骨折、脱位并发的膀胱功能失调。

当 $T_{11}$～$L_5$ 椎间发生急性或慢性损伤而造成脊髓内、外的牵张或压迫,均可引起部分相关神经受损害,导致神经兴奋或抑制功能的改变,从而损害膀胱功能。

## 二、临床表现

1. 尿频、尿急及急迫性尿失禁,部分患者表现为压力性尿失禁或遗尿。
2. 排尿困难,尿潴留,充盈性尿失禁。

## 三、慢性膀胱功能障碍与脊椎解剖的相关性

$T_{11} \sim S_4$ 损伤:交感神经自 $T_{11} \sim L_2$ 的脊髓侧角发出后,随脊神经前根过椎间孔达椎旁交感神经节,沿主动脉丛在第 5 腰椎前形成骶神经丛,或在盆神经丛更换神经元进入膀胱分布三角区、膀胱颈部、内括约肌、后尿道,传导此区的膀胱痛觉,传送充盈膨胀感,抑制尿道张力,连动及松弛逼尿肌,收缩内括约肌和三角区。副交感神经自 $S_{2\sim4}$ 脊髓侧角发出,亦经前根通过椎间孔,在盆神经丛交换神经元或穿该丛达膀胱壁内换神经元后分布于膀胱及尿道的平滑肌,传送尿意和膨胀感,属控制排尿的主要连动神经。身体神经与副交感神经同出自脊髓 $S_2 \sim S_4$ 节段,支配尿道外括约肌和会阴部肌肉,传送尿道的痛、温觉和尿急感,亦为控制排尿的重要连动神经。

$S_{2\sim4}$ 平 $L_{1\sim2}$ 之水平,胸髓$_{11}$~腰髓$_2$ 平 $T_{11} \sim L_1$ 之间,$L_5$ 前与骶神经丛相邻,故当第 11 胸椎至第 5 腰椎椎间发生急性或慢性损伤而造成脊髓内、外的牵张或压迫时,均可引起三组神经中的某部分受损害,导致神经兴奋或抑制功能的改变,从而损害膀胱功能。

## 四、诊断要点

1. 有多尿、尿频、尿急、尿失禁或遗尿表现。排尿时无疼痛感,尿检查无异常。
2. 触诊检查:颈椎 1、2 横突不对称,颈 2 棘突偏歪,颈部活动受限。腰肌紧张,腰椎棘突单个或多个偏歪,棘上韧带肿胀或剥离。压痛点可在棘突嵴,或在患椎棘突旁半横指处(相当于后关节表面投影位置)。压痛点位于棘突偏向侧,压痛不向下放射,触诊棘突后凸是腰椎后关节紊乱的另一类型,主要是椎体后移,后关节稍张开之缘故。触诊棘突间隙压痛,是合并棘间韧带损伤,单纯腰椎后关节紊乱无此压痛。触诊腰椎前凸增加,在棘突间触及"台阶感",是腰椎滑脱的特征(临床上分崩裂滑脱和退变滑脱 2 种)。此外,病者臀部后凸,腰 4 棘突处可出现小凹,腰椎滑脱及前凸明显者,腰骶部可出现皮肤褶皱。滑脱椎体棘突压痛。触诊患侧髂后上棘(或下棘)下缘位置较健侧偏下者,为骶髂关节后错位,反之为前错位。触诊患侧髂前上棘,位置较健侧偏下者(与脐连线延长)为前错位,反之为后错位。触诊腰骶关节隆起为骶椎后错位(仰头),凹陷为前错位(点头)。双下肢不等长,双足呈阴阳脚。
3. X 线检查:开口位片,寰椎双侧的侧块不对称,寰齿侧间隙及寰枢关节间隙左右不对称。侧位片寰椎后结节呈仰、倾式或旋转式错位。病程较长或慢性者,腰椎前缘可出现骨质增生等 X 线征。属椎体后移(假性滑脱)者,椎体后缘连线中断,患椎后移。反之,患椎前移为前滑脱。腰椎斜位片可辨别崩裂滑脱或退变滑脱。骨盆 X 线片显示:患侧骶髂关节密度增高,两侧关节间隙宽窄不等。两侧髂嵴最高点连线与坐骨结节线不相互平行,与经腰 5 中点、骶骨中轴、耻骨联合面的连线不相垂直。腰椎侧弯或棘突偏歪,骶骨"点头"或"仰头"。骨盆矢状位片显示两耻骨支不对称。

## 五、治疗

1. 手法松解：对于腰背部软组织损害，手法整复、松动错位的腰椎关节，能缓解腰臀部肌肉痉挛，松解神经根粘连，促进局部炎症消退，纠正脊柱内外平衡，降低椎间盘内压力等。
2. 根据腰椎错位类型选用摇腿揉腰法、斜扳法（单人、双人）、双手间接分压法、俯卧搬腿按腰法、牵抖冲压法、抱膝滚动法、坐位旋转复位法纠正腰椎错位。骨盆错位可按错位类型选用俯卧扳腿压臀法、屈膝屈髋按压法、按骶扳髂法、牵抖冲压法、侧卧推臀法来纠正。
3. 病程长者用药物注射治疗劳损点。
4. 心理疏导：排尿异常会给患者及其家人带来严重的心理负担，从而影响其生活质量和和健康水平，应给予诚恳、细致、耐心的关怀，及时了解患者的心理变化，在精神上给患者关心与支持，指导患者有规律地进行康复训练等，使患者增强战胜疾病的信心。

## 六、典型病例

黄某，男性，76岁。腰背酸痛，有尿频感，近6个月小便难以控制及夜间有遗尿现象，在当地医院按一般腰痛及膀胱炎处理，未见明显效果。遂来笔者所在医院就医。检查：一般情况良好，弯腰明显受限，第12胸椎、第2腰椎压痛明显，会阴部有鞍形感觉迟钝区。尿常规正常。X线片、CT、MRI显示：第12胸椎、第2腰椎椎间隙稍窄，$T_{12}L_1$的脊髓侧角发出脊神经前根挤压。诊断：①脊源神经源性膀胱功能障碍；②慢性膀胱功能障碍；③腰背部软组织损伤。给予手法松解腰背部软组织损害；整复松动错位的腰椎关节，降低椎间盘内压力等作用。共治疗10次，1周2次。

银质针松解：腰背部、腰骶部、髂后上棘内侧缘与髂嵴后1/3肌附着处沿骨盆髂嵴缘弧形布针，共治疗3次，每周1次；口服、神经妥乐平片、金纳多片，每日服2次，每次各2片，共20d。治疗1个月临床症状明显好转，6个月随访痊愈。

# 第四节　性功能障碍

性功能障碍是性行为和性感觉的障碍，常表现为性心理和生理反应的异常或者缺失，是多种不同症状的总称。男性性功能障碍主要包括性欲障碍、阴茎勃起障碍和射精障碍等，女性性功能障碍以性欲和性高潮障碍最为普遍。

## 一、病因病机

1. 生物因素　性功能障碍可能由遗传、健康状况、激素水平、年龄、疾病（包括慢性病、神经精神系统疾病、内分泌疾病、生殖器官病变）等多种因素所引起。药物、长期大量酗酒或吸毒者，也会出现性功能障碍。
2. 精神心理因素　精神心理因素对性功能的影响比较突出，包括错误的性观念、过去性经历的影响、环境因素、人际关系紧张和各种外界因素所造成的负性情绪等。
3. 文化因素　由于宗教和文化背景的影响，某些人对性生活存在偏见，认为性交会损耗元气，主观上要放弃或减少性活动，容易造成性压抑。

## 二、临床表现

性功能障碍总体上可分为功能性性功能障碍和器质性性功能障碍两大类。男性性功能障碍包括性欲障碍、阴茎勃起障碍、性交障碍和射精障碍。女性性功能障碍包括性欲障碍、性唤起障碍、性高潮障碍、性交疼痛等。

1. 性欲障碍　包括性厌恶、性欲低下、性欲亢进。
2. 阴茎勃起功能障碍　是指阴茎持续不能达到和维持充分的勃起以获得满意的性生活。
3. 性交障碍　性交障碍的临床表现为性交昏厥、性交失语、性交癔症、性交猝死、性交恐惧症等。
4. 射精障碍　包括不射精、延迟射精、逆行射精、射精无力、早泄和痛性射精等。
5. 性唤起障碍　指持续性或反复发生不能获得和维持足够的性兴奋,表现为主观性兴奋、性器官及身体其他部位性反应的缺失。包括阴道的润滑、阴蒂及阴唇的感觉及阴道平滑肌舒张等作用的减退。
6. 性高潮障碍　指经充分的性刺激和性唤起后,仍然发生持续性或反复的达到性高潮困难、延迟或缺如。
7. 性交疼痛障碍　包括性交痛(反复或持续性性交时阴道疼痛)、阴道痉挛(反复或持续性阴道外 1/3 平滑肌不自主痉挛性收缩,干扰阴茎的插入)、非接触式性交痛(由非直接性交活动引发的反复发作或持续性生殖器疼痛)。

上述症状可以单独出现,亦可同时出现,称为混合性性功能障碍。

## 三、性功能障碍与脊椎解剖的相关性

1. 阴茎勃起中枢在 $S_2 \sim S_4$ 节段,为副交感神经中枢,其节前纤维自脊髓侧角发出,与骶神经的前根一起离开脊髓。组成盆神经丛,再发一支到阴茎,可使阴茎的动脉扩张。第 2~4 骶髓节段的运动神经元通过阴部神经及盆丛而至阴茎。阴茎的分支阴茎背神经,分支分布到阴茎头、皮肤、阴茎海绵体、尿道等;另一分支会阴神经支配坐骨海绵体肌和球海绵体肌。会阴神经兴奋时可引起该肌收缩,阻碍阴茎静脉的血液回流。由于动脉扩张使血液更多地流入海绵组织,静脉血流受阻导致阴茎静脉腔充满血液,结果促使海绵体肿胀,阴茎勃起。
2. 抑制阴茎勃起的神经为交感神经,其前纤维发自 $T_{12} \sim L_3$ 的脊髓节段。经腹下交感神经丛(盆丛)发出节后纤维,组成阴茎海绵体大神经及小神经。并形成阴茎海绵体丛。
3. 阴茎勃起受大脑皮质的勃起中枢边缘系统的神经支配。

## 四、诊断要点

1. 大部分患者可询及有腰部或胸部外伤或慢性劳损史。
2. 好发于中年人,排除精神因素及其他器官疾病如慢性肾衰竭、多发性硬化症、甲亢等造成的阳痿。
3. 表现为性欲减退,阴茎不举,举而不坚,伴随腰背部酸痛、头晕、失眠、记忆力减退、心慌、下肢酸累或麻胀不适、怕冷等,或下腹部胀闷不适,腰活动及走路均觉不利;查体可见腰肌紧张度增高,胸椎或腰椎棘突偏歪并伴棘上叩痛或椎旁压痛。两侧髂后上棘不等高,伴一侧髂后上棘叩痛或椎旁压痛,深部按压梨状肌时发现条索样硬结或可伴明显的压痛。

4. 腰椎正侧位片及骨盆平片或可见椎间隙模糊，椎体骨质增生等改变。

5. 手法治疗后症状有所改善。

## 五、治疗

1. **局部放松手法或理疗** 可据发病椎关节无菌性炎症的轻重缓急，选用微波、超声波、磁疗或红外线作局部治疗，每日1次，每次15～20min。

2. **手法治疗** 主要以整复脊椎或骨盆为主。若有胸椎棘突偏歪者可用掌压法整复偏歪棘突，腰椎棘突偏歪者可用旋转复位法或斜扳法整复；若为骶髂关节后错位者，可用单髋过伸复位法；骶髂关节前错位者可用单髋过屈复位整复。梨状肌紧张者，对梨状肌施以深部按压分筋理筋，以理筋为主。可辅助配合穴位点按如点按肾俞、腰阳关、命门等，每次按压1min，重复3～5次。

3. **针灸治疗** 关元、子户、归来、三阴交；命门、肾俞、太溪；关元、气冲等穴位。此外水针治疗亦有显著临床疗效，下颈及腰部软组织劳损点水针注射隔日1次，10～15次为1疗程。水针应在整脊推拿和理疗3～5次后开始，与整脊推拿结合进行。

## 六、典型病例

杜某，男性，38岁。因反复腰骶部胀痛1年、性功能障碍5个月来诊。患者1年前曾不慎滑倒，臀部着地，右侧腰骶部胀痛，并感右侧腰部麻木，症状反复。5个月前出现阴茎举而不强，不能正常行房事。曾自服肾气丸等，无好转。查体：腰曲深，右侧腰肌紧张，右侧髂后上棘较左侧高约1cm，右侧髂后上棘压痛。X线片检查，腰椎及骨盆未见异常。经采用按摩手法放松腰背部肌肉，整复前错位之右骶髂关节，一次治疗后患者即感腰骶部酸胀感明显缓解，并诉此后两日自觉阳举较前坚挺；其后治疗以放松腰臀部肌肉为主，经数次治疗后，腰骶部症状消除并能正常行房事，嘱加强腰肌功能锻炼，随访半年，疗效巩固。

# 第五节 阳 痿

阳痿又称勃起功能障碍，是指在有性欲要求时，阴茎不能勃起或勃起不坚，或者虽然有勃起且有一定程度的硬度，但不能保持性交的足够时间，因而妨碍性交或不能完成性交。

## 一、病因病机

1. **器质性疾病** 包括血管源性、神经源性、内分泌疾病和手术与外伤；腰椎压缩性骨折或骑跨伤，可以引起与阴茎勃起有关的血管和神经损伤，导致阳痿。

2. **脊椎病因** $T_{11}$以下至骨盆各椎间关节错位和脊柱变形，尤以骨盆旋移症，更易造成损害。

3. **泌尿生殖器畸形、阴茎本身疾病** 如阴茎硬结症、阴茎弯曲畸形、严重包茎和包皮龟头炎。

4. **心理性病因** 指紧张、压力、抑郁、焦虑和夫妻感情不和等精神心理因素所造成的阳痿。

## 二、临床表现

1. 阴茎不能完全勃起或勃起不坚,以至于不能圆满进行正常的性生活。
2. 年轻人因与性伙伴情感交流不充分或性行为习惯不统一,出现焦虑和急躁并伴有阳痿。
3. 偶有发生阳痿,在下一次性生活时完全正常,可能是一时紧张或劳累所致,不属病态。
4. 阳痿虽然频繁发生,但于清晨或自慰时阴茎可以勃起并可维持一段时间,多是由心理因素引起。
5. 阳痿持续存在并不断进展,多为器质性病变所引起。

## 三、阳痿与脊椎解剖的相关性

支配盆腔内脏和器官功能的内脏神经,其交感神经来自 $L_1 \sim L_3$ 腰髓侧角的节前纤维,穿出椎间孔后加入腹主动脉,分出的肠系膜丛,再分为上腹下丛和下腹丛,支配乙状结肠、结肠和生殖器功能;其副交感神经除迷走神经外,主要来自 $S_2 \sim S_4$ 节段中间带的副交感神经核,随骶神经前支穿出骶前孔至盆腔,离开前支后参与盆丛的组成,在器官旁节或器官内节交换神经元,节后纤维支配平滑肌和腺体功能。因此,性功能障碍的疾病,其脊椎病因主要检查第11胸椎以下至骨盆各椎间关节错位和脊柱变形,尤以骨盆旋移症,更易成损害。生殖活动功能直接受高级神经中枢的促性腺激素调节,也受低级中枢的支配。

## 四、诊断要点

阴茎勃起障碍,性交时萎软不起或不坚,影响正常性生活,是男性不育的主要原因。

## 五、治疗

1. 松解颈、腰、背、臀部软组织损害。
2. 整复松动颈、胸、腰椎各关节的错位,纠正骶髂关节、骨盆旋转错位。
3. 心理疏导:对于性功能障碍、阳痿者,要了解患者的精神状态和思想情况,认真进行思想工作,消除顾虑,使患者正确对待疾病,坚持身心兼治的原则。

## 六、典型病例

王某,男性,38岁。结婚5年,未避孕而不育,经专科检查,女方正常。确诊为男方不育,检查阴茎能勃起,但不坚硬,夜间勃起次数少,在外院治疗效果不明显,来诊。患者爱好运动,患第5腰椎第1骶椎椎间盘突出症多年,经治疗后已改善。定位诊断:胸腰椎呈"S"形侧弯,$T_{10}$ 后突伴压痛,骨盆旋移;骶椎仰头,骶骨顺时针侧摆。按腰椎间盘突出症并发骨盆旋移综合征治疗。治脊疗法3次,阴茎勃起硬度增加,性交时顺利,夜睡勃起增多,20次完成1个疗程,经2个疗程治疗腰和左下肢疼痛消失,胸、腰、骶错位恢复正常。半年内其妻怀孕,后足月产下一女婴。

# 第六节 男性不育症

男子不育症是指由于男性因素引起的不育。一般把婚后同居2年以上未采取任何避孕措施而女方未怀孕,称为不育症。

## 一、病因病机

本病的发病原因复杂,很多疾病或因素均可导致男性不育。根据精液检查的结果,可分类为无精子症、重度少精子症、少精子症、精子数正常性不育症、多精子症及精子无力症等。

## 二、临床表现

**性功能障碍** 夫妇婚后同居2年以上,未用避孕措施而未能怀孕。

## 三、男性不育症和性功能障碍与脊椎解剖的相关性

阴茎的神经来自$S_2$~$S_4$神经。阴茎的勃起由自主神经支配,主要是副交感神经的作用。生殖活动直接受脑垂体的促性腺激素的调节,也受神经系统的控制。当腰及骨盆错位后,支配生殖系统的自主神经受刺激或压迫而出现功能紊乱时,可导致不育和阳痿。

## 四、诊断要点

1. 触诊检查 腰肌紧张,$L_{2~5}$棘突单个或多个偏歪(侧弯),棘上韧带肿胀或剥离,压痛点位于棘突偏向侧。触诊棘突后凸是腰椎后关节紊乱的另一类型,主要是椎体后移,后关节稍张开之缘故。触诊棘突间隙压痛,是合并棘间韧带损伤。腰椎前凸增加,在棘突间触及"台阶感",是腰椎滑脱的特征。此外,病者或可有臀部后凸,腰椎棘突处可出现小凹,腰椎滑脱及前凸明显者,腰骶部可出现皮肤褶皱,滑脱椎体棘突压痛。触诊患侧髂后上棘(或下棘)下缘位置较健侧偏下者,为骶髂关节后错位,反之为前错位。触诊患侧髂前上棘,位置较健侧偏下者(与脐连线延长)为前错位,反之为后错位。触诊腰骶关节隆起为骶椎后错位(仰头),凹陷为前错位(点头)。双下肢不等长,双脚呈阴阳脚。

2. X线检查 患椎前缘可出现骨质增生、腰椎侧弯、腰椎棘突偏歪等X线征。属椎体后移(假性滑脱)者,椎体后缘连线中断,患椎后移。反之,患椎前移为前滑脱。腰椎斜位片可辨别崩裂滑脱或退变滑脱。骨盆X线片显示:患侧骶髂关节密度增高,两侧关节间隙宽窄不等。两侧髂嵴最高点连线与两坐骨结节连线不相平行,与经$L_5$中心、骶骨中轴、耻骨联合面的连线不相互垂直。骨盆矢状位片显示双侧耻骨支不对称。

## 五、治疗

1. 手法松弛腰骶部软组织。
2. 根据腰椎错位类型选用摇腿揉腰法、斜扳法(单人、双人)、双手间接分压法、俯卧扳腿按腰法、牵抖冲压法、抱膝滚动法、坐位旋转复位法纠正腰椎错位。骨盆错位可按错位类型选用俯卧扳腿压臀法、屈膝屈髋按压法、按骶扳髂法、牵抖冲压法、侧卧推臀法来纠正。
3. 病程长者用水针治疗劳损点。
4. 针刺治疗。
5. 心理疏导:此类疾病的发生与患者的情志变化、心理承受能力、人际关系紧张、工作压力增大、激烈的竞争、环境的变化、地位的变更密切相关。这些都会使人产生紧张和焦虑情绪,这种异常的情绪,可以扰乱正常的生理过程,进而出现生理功能障碍,因此,心理疗法显得尤为

重要。

### 六、典型病例

陈某,男性,39岁。结婚近4年,未避孕而不育,经专科检查,女方正常。男方检查阴茎能勃起,但不坚挺,夜睡勃起次数少,精子量<2000万/ml,活动数50%,确诊为男方不育症,中西医药治疗效果不明显。患者以往爱好足球运动,患第5腰椎第1骶椎椎间盘突出症多年,经治疗后已改善。三步定位诊断:胸腰椎呈"S"形侧弯,骨盆旋移,骶椎仰头。按腰椎间盘突出症并发骨盆旋移综合征诊治。治脊疗法3次,阴茎勃起硬度增加,性交时顺利,夜睡勃起次数增多,加水针治疗20次完成1个疗程,停止治疗1周,再进行第2个疗程,亦完成20次治疗,腰和左下肢麻痛消失。触诊和X线摄片复查,上述错位的胸、腹、骶椎已恢复正常。半年内其妻已怀孕,后足月产下一男婴。

## 第七节 女性不孕症

是指以育龄期女子婚后或末次妊娠后,夫妇同居2年以上,男方生殖功能正常,未避孕而不受孕为主要表现的疾病。婚后2年从未受孕者称为原性不孕;曾有过生育或流产,又连续2年以上不孕者,称为继发性不孕。

### 一、病因病机

1. 外阴阴道因素、宫颈因素、卵巢因素、输卵管因素:排卵障碍、子宫因素都是可以导致不孕的因素。
2. 心理因素:自卑感,精神紧张,社交减少,对生活缺乏兴趣,焦躁多虑,失落感。

### 二、临床表现

1. 月经异常:月经周期改变;月经提早或延迟;经量过多、过少;经期延长;有闭经、痛经、不规则阴道出血。
2. 乳房及分泌异常:非哺乳期乳房自行或挤压后有乳汁溢出,多提示有下丘脑功能不全、垂体肿瘤、泌乳素瘤或原发性甲状腺功能低下、慢性肾衰竭等疾病,也可以由服用避孕药及利血平等降压药引起,溢乳常合并闭经导致不孕。
3. 阴道炎性疾病:致阴道分泌物增多、附件肿物、增厚及压痛。
4. 少数女性月经前后周期性出现经行乳胀、头痛、泄泻、水肿、发热、口糜、面部痤疮、风疹块、抑郁或烦躁等一系列症状,常因内分泌失调而黄体功能不全引起,常可导致不孕。
5. 子宫内膜发育迟缓、子宫发育不良和畸形。

### 三、女性不孕症与脊椎解剖的相关性

妇女生殖器官、子宫、卵巢等是靠骶骨、两髂骨组成的骨盆内壁及韧带来稳定其正常生理位置的。生殖系统功能的神经支配,特别是子宫,主要是来自交感神经系统,也有一部分来自脊髓和副交感神经系统。

1. 外生殖器的神经支配:外阴部神经主要由阴部神经支配,来自骶丛分支;自主神经:由

第Ⅱ、Ⅲ、Ⅳ骶神经分支组成,含感觉和运动神经纤维,在坐骨结节内侧下方分为三支,即会阴神经。阴蒂神经及肛门神经(又称痔下神经),分布于会阴、阴唇、阴蒂、肛门周围。

2. 内生殖器的神经支配:主要由交感神经与副交感神经所支配。交感神经纤维自腹主动脉前神经丛分出,下行盆腔分为两部分。①卵巢神经丛:分布于卵巢和输卵管;②骶前神经丛:大部分在宫颈旁形成骨盆神经丛,分布于宫体、宫颈、膀胱上部等。骨盆神经丛中有来自第Ⅱ、Ⅲ、Ⅳ骶神经的副交感神经纤维,并含有向心传导的感觉神经纤维。但子宫平滑肌有自律活动,完全切除其神经后仍能有节律收缩,还能完成分娩活动。临床上可见下半身截瘫的产妇能顺利自然分娩。

3. 颈神经损伤可刺激颈交感神经功能,也可影响整个交感神经系统,颈交感神经有2～4个神经节,分别由$C_1$～$C_3$和$C_6$、$C_7$组成,特别是颈上神经节($C_1$～$C_3$),其节后纤维与颈脊神经连接并相互吻合。检查颈腰屈伸功能,椎旁压痛。髂后崤线是否高低。骨盆侧弯错位,直腿抬高试验。X线示骨盆对称情况,腰椎侧凸,腰椎间隙变窄,腰椎间盘突出。因此,临床上颈腰椎损伤和骨盆的损伤,刺激生殖神经引起生殖器官功能紊乱,都可诱发妇科疾病。

### 四、诊断要点

通过男女双方全面检查找出原因,这是诊断不孕症的关键。

1. **男方检查** 询问既往有无慢性疾病,如结核、腮腺炎等;了解性生活情况,有无性交困难。除全身检查外,重点应检查外生殖器有无畸形或病变,尤其是精液常规检查。

2. **女方检查**

(1)询问病史:结婚年龄,男方健康状况,是否两地分居,性生活情况,是否采取避孕措施。月经史,既往史(有无结核病、内分泌疾病),家族史(有无精神病、遗传病)。对继发不孕,应了解以往流产或分娩经过,有无感染史等。

(2)体格检查:注意第二性征发育情况,内外生殖器的发育情况,有无畸形、炎症、包块及乳房泌乳等。有无颈项痛或腰痛,活动障碍;或颈痛、腰痛,白带增多。

(3)MRI、X线:有无颈腰椎关节紊乱、错位、椎间盘突出、狭窄。

(4)女性不孕特殊检查

### 五、治疗

1. **手法治疗** 按调椎整曲治疗颈椎的力学改变,参考颈椎病、腰椎病的整脊疗法。

2. **积极治疗内科疾病** 掌握性知识、学会预测排卵日期性交(排卵前2～3d或排卵后24h内),性交次数适度,以增加受孕机会。

3. **心理疏导** 引起不孕的原因虽然很多,但首先要增强体质和增进健康,纠正营养不良和贫血;戒烟、不酗酒。克服自卑感、精神紧张情绪,增加社交活动,培养生活兴趣,克服焦躁多虑,失落感。

### 六、典型病例

赵某,28岁,已婚,职员。结婚6年。婚后流产1次,后想产子,一直未妊娠,在各大医院检查未见异常,患者经常头晕、头痛、腰酸痛,不能久坐。经MRI、X线片显示,颈椎寰枢关节间隙不对称,2～4颈椎关节错位、双边影,4～5腰椎关节错位,骨盆向右侧错位。治疗:手法松解颈腰部软组织,整复寰枢关节、2~4颈椎关节错位、4~5腰椎关节错位,旋转复位骨盆。共治疗7次,配合牵引治疗颈椎腰椎7次,经治疗20d,头晕、头痛、腰酸痛、不能久坐等症状痊愈。治疗6个月后妊娠。

# 第八节 习惯性流产

习惯性流产是指连续自然流产三次及三次以上者。近年常用复发性流产取代习惯性流产,改为2次及2次以上的自然流产。中医称为滑胎。

## 一、病因病机

1. 大多为孕妇黄体功能不全、甲状腺功能低下、先天性子宫畸形、子宫发育异常、宫腔粘连、子宫肌瘤、染色体异常、自身免疫等。
2. 习惯性晚期流产常为子宫颈内口松弛所致。多由于刮宫或扩张宫颈所引起的子宫颈口损伤,少数可能属于先天性发育异常。此类患者在中期妊娠之后,由于羊水增长,胎儿长大,宫腔内压力增高,胎囊可自宫颈内口突出,当宫腔内压力增高至一定程度,就会破膜而流产,故流产前常常没有自觉症状。

## 二、临床表现

与一般流产相同,也是经历先兆流产、难免流产、不全或完全流产几个阶段。早期仅可表现为阴道少许出血,或有轻微下腹隐痛,出血时间可持续数天或数周,血量较少。一旦阴道出血增多,腹痛加重,检查宫颈口已有扩张,甚至可见胎囊堵塞颈口时,流产已不可避免。

根据习惯性流产发生的时间可将流产分为早期习惯性流产及晚期习惯性流产。早期习惯性流产系指流产发生在妊娠12周以前,一般多与遗传因素、母亲内分泌失调及免疫学因素等有关;晚期习惯性流产多指流产发生在妊娠12周以后,多与子宫畸形、宫颈发育不良、血型不合及母患疾病等因素有关。

## 三、习惯性流产与脊椎解剖的相关性

子宫的解剖异常、骨盆及骶髂关节结构异常、骨盆内组织的结构异常,以及脊柱急性创伤和慢性损害等原因,造成子宫的解剖位置改变,以及对子宫的神经血管功能产生的影响,都有可能造成习惯性流产。

## 四、诊断要点

1. 症状 阴道出血、腹痛、腰酸或全身不适。
2. 检查
(1)X线检查:可能发现骨盆及骶髂关节的结构异常。骶骨曲度的变异等改变。
(2)妇科检查:可见子宫畸形、子宫肌瘤、子宫口松弛症,常是妊娠晚期习惯性流产的原因。
(3)实验室检查:黄体功能不足、垂体功能不足、染色体异常多,是早期习惯性流产的原因。
(4)其他检查:B超检查对盆腔质性病变、子宫形态异常、胚胎发育情况、子宫内口宽度等都具有诊断价值。

(5)患者本配偶相关检查正常,有多次怀孕多次流产的病史,各方面检查未见异常;或其他方面未见异常,单凭多次流产史亦可诊断。

### 五、治疗

1. 松解腰、背、臀部损害的软组织。
2. 治脊疗法纠正骨盆旋转错位,整复胸腰椎错位的关节。
3. 中药内外治疗,针灸、理疗。
4. 心理疏导:自身锻炼,身体保暖;禁凉饮料、冷食。

### 六、典型病例

王某,女性,35岁,公司职员。结婚6年,屡孕屡堕,每逢妊娠5个月即流产,近两年四处求医,至今无子。检查MRI、X线片显示第4~5腰椎第5腰椎、第1骶椎关节错位,椎间隙变窄,椎旁有压痛,骨盆及骶髂关节结构错位异常。患者骶骨曲度较小,骨盆较宽,子宫投影狭长,位置较稍右偏移;妇科检查:子宫颈活动度大,子宫柔软。经过治脊疗法,松解腰臀部损害的软组织,纠正骨盆旋转错位,整复胸腰椎错位的关节,共诊治6次,每周2次。后嘱患者妊娠三个月后尽量平卧,不要开车,减少活动,配合中药补中益气、固冲安胎,身体保暖。定期妇科检查。禁用凉饮料、冷食,一年后得一子。

## 第九节 痛 经

痛经是月经期和月经期前后出现的周期性下腹痛,以至影响生活和工作。痛经分为原发性和继发性两种,原发性痛经指生殖器官无明显器质性病变的行经疼痛,又称功能性痛经;继发性痛经指生殖器官有器质性病变,如子宫内膜异位症、盆腔炎或子宫黏膜下肌瘤等引起的痛经。

### 一、病因病机

1. 子宫发育不良、宫颈管狭窄,经期如进行剧烈运动或受风寒湿冷侵袭,引起痛经。
2. 精神、神经因素 部分妇女对疼痛过分敏感。
3. 遗传因素。
4. 内分泌因素:月经期腹痛与黄体期孕酮升高有关。
5. 妇科病:如子宫内膜异位症、盆腔炎、子宫腺肌病、子宫肌瘤等。子宫内放置节育器(俗称节育环)也易引起痛经。
6. 脊椎病因:常可触及腰肌紧张,有胸腰椎和骨盆关节错位体征。

### 二、临床表现

1. 月经来潮即感到小腹坠胀与痉挛性疼痛,严重者伴有恶心与呕吐,疼痛区可放射至后背部与大腿内侧。疼痛时间持续48~72h。痛经病史长久,也可发现子宫活动度欠佳,双侧附件有包块形成或后陷凹处结节,有触痛。
2. 可能患有子宫内膜异位症、卵巢巧克力囊肿,常表现为继发痛经。

### 三、痛经与脊椎解剖的相关性

盆腔内的神经有腰丛、骶丛和自主神经系统腹下丛的交感神经丛。腰丛位于腰大肌深面，在腰椎横突之前，分支有髂腹下神经、髂腹股沟神经、生殖股神经。骶丛位于小骨盆内紧贴梨状肌的前面，由骶丛发出的神经有坐骨神经、阴部神经等。盆丛贴于后外侧壁，在梨状肌与筋膜之间，同时位于骶髂关节和盆面之前，支分布于盆腔内脏。自主神经系统骶部的节前纤维来自骶髓节段灰质前外侧柱细胞，以后经过这些神经的前根和盆丛止于盆腔脏器之壁。

### 四、诊断要点

1. 本病根据病史、症状、体征就能做出明确诊断，患者常有外伤史或慢性劳损史。
2. 不适感，疼痛或酸胀，肌肉紧张，有广泛压痛点。
3. CT、X线检查原发性痛经先要排除盆腔病变的存在，先行妇科检查、超声检查、宫腔镜检查，以排除外生殖器器质性病变，如子宫内膜异位症，盆腔炎、盆腔瘀血症等引起的继发性痛经。

### 五、治疗

1. 松解腰、背、臀部损害的软组织。
2. 治脊疗法，纠正骨盆旋转错位，整复胸腰椎错位的关节。
3. 配合中药内外治疗，针灸、理疗。
4. 禁用凉饮料、冷食，身体保暖。

### 六、典型病例

李某，24岁，未婚。自12岁月经来潮至今，来经均有明显下腹痛。疼痛范围以耻骨上部为主，伴腰痛和脐部痛，曾伴胃痉挛，恶心、呕吐，大汗淋漓，肢冷。多次全面检查，排除器质性病变。经脊椎病因检查，确诊为骨盆旋移症并发脊椎侧凸。询问病史，曾于10岁时从约2m高跌下，臀部着地，此后常感左下肢发凉不适。查体：左下肢肌力减弱，腰肌肌张力右强左弱，双下肢不等长。X线摄片符合骨盆旋移综合征并发脊柱侧凸。治脊疗法：纠正骨盆旋转错位及胸腰椎侧凸侧摆式错位。治疗4次后来月经，改为针灸，痛经明显减轻。经3个疗程，痛经痊愈，经期只有轻度腰酸不适，无痛经发作。3年后结婚生子。

## 第十节 月经不调

月经不调也称月经失调，表现为月经周期或出血量的异常，可伴月经前、经期时的腹痛及全身症状。

### 一、病因病机

1. 这是因为月经是卵巢分泌的激素作用于子宫内膜后形成的，卵巢分泌激素又受垂体和下丘脑释放激素的控制，所以无论是卵巢、垂体，还是下丘脑的功能发生异常，都会影响到月经。

2. 寒冷刺激引起月经过少甚至闭经：妇女经期受寒冷刺激，会使盆腔内的血管过分收缩，可引起月经过少甚至闭经。因此，妇女日常生活应注意经期防寒避湿。

3. 节食引起月经不调：少女的脂肪至少占体重的17％，方可发生月经初潮，体内脂肪至少达到体重的22％才能维持正常的月经周期。过度节食，由于机体能量摄入不足，造成体内大量脂肪和蛋白质被消耗，致使雌激素合成障碍而明显缺乏，影响月经来潮，甚至经量稀少或闭经。

4. 嗜烟酒引起月经失调：香烟中的某些成分和乙醇可以干扰与月经有关的生理过程，引起月经失调。

## 二、临床表现

表现为月经周期或出血量的紊乱。

1. 不规则子宫出血　包括月经过多或持续时间过长或淋漓出血。常见于子宫肌瘤、子宫内膜息肉、子宫内膜异位症等疾病情况或功能失调性子宫出血。

2. 功能失调性子宫出血　指内外生殖器无明显器质性病变，而由内分泌调节系统失调所引起的子宫异常出血。是月经失调中最常见的一种，常见于青春期及更年期。分为排卵性和无排卵性两类。

## 三、月经失调与脊椎解剖的相关性

腰椎关节错位：第3腰椎至第1骶椎，腰椎骨盆内的神经有腰骶丛和自主神经系统的骶部。腰丛由上 $L_3$ 神经前股和 $L_4$ 神经前股之一部合成，$L_4$ 神经之下部下降与 $L_5$ 神经合成腰骶干。骶丛为腰骶干（$L_4$ 神经下部和 $L_5$ 神经）和上 $S_3$ 神经前股与 $S_4$ 神经前股之一半构成。腰丛位于腰大肌深面，在腰椎横突之前，分支有髂腹下神经、腹股沟神经、生殖股神经、股外侧皮神经、股神经和闭孔神经等。骶丛贴于后壁，在梨状肌和其筋膜之间，同时亦位于骶髂关节盆面之前，分支有坐骨神经、阴部神经等。

自主神经系统骶部的节前纤维来自 $S_2 \sim S_4$ 节段灰质前外侧柱的细胞，以后经过这些神经的前根和盆丛止于盆腔脏器之壁，在此交换神经元后，短小的节后纤维布于肛门和直肠的平滑肌。

卵巢功能受丘脑下部腺垂体系统的调节，而卵巢分泌的性激素对丘脑下部腺垂体系统的反馈作用，构成矛盾的两方面。这两方面相互联系，相互制约，调节体内性激素的分泌和生殖，女性的月经周期就是这对矛盾运动的结果。当腰椎或骨盆错位，使自主神经受压迫或刺激，导致上述矛盾的制约功能失调，就出现月经失调及闭经，甚至不孕。

## 四、诊断要点

1. 有月经失调表现。

2. 触诊：腰肌紧张，腰椎棘突单个或多个偏歪，棘上韧带肿胀或剥离。压痛点可在棘突峰，或在患椎棘突旁开一个半横指处（相当于后关节表面投影位置）。压痛点位于棘突偏向侧，压痛不向下放射，触诊棘突后凸是腰椎后关节紊乱的另一类型，主要是椎体后移，后关节稍张开之缘故。触诊棘突间隙压痛，是合并棘间韧带损伤（单纯腰椎后关节紊乱无此压痛）。触诊腰椎前凸增加，在棘突间触及"台阶感"，是腰椎滑脱的特征（临床上分崩裂滑脱和退变滑脱 2

种),此外,病者臀部后凸,腰 4 棘突处可出现小凹,腰椎滑脱及前凸明显者,腰骶部可出现皮肤褶皱。滑脱椎体棘突压痛。触诊患侧髂后上棘(或下棘)下缘位置较健侧偏下者,为骶髂关节后错位,反之为前错位。触诊患侧髂前上棘,位置较健侧偏下者(与脐连线延长)为前错位,反之为后错位。触诊骶椎隆起为骶椎后错位(仰头),凹陷为前错位(点头)。双下肢不等长。骨盆错位时作骨盆挤压与分离试验、"4"字试验、单髋后伸试验阳性。

3. X线检查:腰椎侧弯,腰椎棘突偏歪,椎体后缘连线中断,骶骨"点头"或"仰头"。骨盆X线片显示:患侧骶髂关节密度增高,两侧关节间隙宽窄不等。两侧髂嵴最高点或两侧坐骨结节连线与经腰 5 中点、骶骨中轴、耻骨联合的连线不相垂直。两侧髂骨外侧缘与骶骨中轴线距离不等。骨盆矢状位片显示两侧耻骨支不对称。

主要与早期妊娠鉴别。生育年龄妇女平时月经周期规则,一旦月经过期 7～10d 或以上,应怀疑妊娠可能,有半数以上妇女于妊娠早期(约停经 6 周)出现头晕、乏力、嗜睡,或发现自己胃口有改变,食欲缺乏,喜食酸物或厌恶油腻、肉类,更有甚者出现恶心、呕吐及腹胀、便秘。此外,尿频、乳房胀痛也是早孕的表现。确诊早孕可用妊娠试验、黄体酮试验和 B 超检查。

## 五、治疗

1. 松弛腰骶部软组织。
2. 根据腰椎错位类型选用摇腿揉腰法、斜扳法(单人、双人)、双手间接分压法、俯卧扳腿按腰法、牵抖冲压法、抱膝滚动法、坐位旋转复位法来纠正腰。骨盆错位可按错位类型选用俯卧扳腿压臀法、屈膝屈髋按压法、按骶扳髂法、牵抖冲压法、侧卧推臀法来纠正。
3. 病程长者用药物注射治疗劳损点。
4. 针刺治疗。
5. 心理疏导  是减少月经失调发生的主要手段,故对该类患者要有针对性的护理指导。避免过度劳累,避免久坐,避免腰部受凉;避免生活在潮湿环境;注意身体锻炼,起居要有规律。

## 六、典型病例

吴某,女性,25 岁,未婚。自 14 岁月经初潮至今,每期来经均有明显下腹痛,疼痛范围以耻骨上部为主,常伴腰痛和脐部痛,曾多次伴发痉挛、恶心呕吐,全身大汗,肢端发凉。曾两次因痛经致休克而入院诊治。多次全面检查,排除器质性病变。经按脊椎病因检查,确诊为骨盆旋移症并发脊柱侧弯,追忆其外伤史,12 岁时爬树跌下,臀部着地,此后常诉左下肢发凉不适。查体左大腿和小腿部肌张力减弱,周径比右侧小 1.0cm,腰肌肌张力右强左弱,双下肢不等长,阴阳脚明显,X 线摄片符合骨盆旋移综合征并发脊柱侧弯(第 4、5 腰椎右侧摆式错位,胸椎左侧凸)。治脊疗法:纠正骨盆旋转错位及胸腰椎侧弯侧摆式错位,治脊 6 次时来月经,暂停整脊治疗,改用针灸疗法,痛经明显减轻(以往用针灸疗效不明显)。10 次为 1 个疗程,因骨盆损伤日久,每月治脊 1 个疗程,共治疗 3 个疗程,痛经痊愈。月经期只有轻度腰酸不适,已无痛经发作,嘱其坚持练腰保健功和单杠悬吊。2 年后结婚生子,随访 6 年无复发。

# 第十一节  闭  经

闭经是妇科疾病中常见的症状,可以由各种不同的原因引起。通常将闭经分为原发性和继发性两种。凡年过18岁仍未行经者称为原发性闭经；在月经初潮以后、正常绝经以前的任何时间内(妊娠或哺乳期除外)，月经闭止超过3个月者称为继发性闭经。本节叙述功能失调所致的继发性闭经。

### 一、病因病机

卵巢功能受丘脑下部腺垂体系统的调节，而卵巢分泌的性激素对丘脑下部腺垂体系统反馈作用，这两方面相互联系、相互制约，共同调节体内性激素的分泌和生殖。当腰椎或骨盆错位，使自主神经受压迫或刺激时，导致上述两方面的制约功能失调，就会出现月经失调、闭经甚至不孕。

### 二、临床表现

1. 女性年满18岁，已行经而又中断达3个月以上者为闭经，其表现为胸肋胀满，小腹胀痛，或头晕、肢体酸软、纳差、心悸失眠等。
2. 有腰、骨盆外伤史或腰腿痛病史。

### 三、闭经与脊椎解剖的相关性

腰椎关节错位：第3腰椎至第1骶椎，腰椎骨盆内的神经有腰骶丛和自主神经系统的骶部。腰丛由上 $L_3$ 神经前股和 $L_4$ 神经前股之一部合成，$L_4$ 神经之下部下降与 $L_5$ 神经合成腰骶干。骶丛为腰骶干($L_4$ 神经下部和 $L_5$ 神经)和上 $L_3$ 神经前股与 $L_4$ 神经前股之一半构成。腰丛位于腰大肌深面，在腰椎横突之前，分支有髂腹下神经、腹股沟神经、生殖股神经、股外侧皮神经、股神经和闭孔神经等。骶丛贴于后壁，在梨状肌和其筋膜之间，同时亦位于骶髂关节盆面之前，分支有坐骨神经、阴部神经等。

自主神经系统骶部的节前纤维来自 $S_2 \sim S_4$ 节段灰质前外侧柱的细胞，以后经过这些神经的前根和盆丛止于盆腔脏器之壁，在此交换神经元后，短小的节后纤维布于肛门和直肠的平滑肌。

### 四、诊断要点

闭经只是一种症状，诊断时首先必须寻找引起闭经的原因，即下丘脑-垂体-卵巢轴的调节失常发生在哪一环节，然后再确定是何种疾病所引起。

1. 询问病史　了解其自幼生长发育过程，有无先天性缺陷或其他疾病及家族史。详细询问月经史，包括初潮年龄、第二性征发育情况、月经周期、经期、经量等。已婚妇女则需注意其生育史及产后并发症。还应询问闭经期限及伴随症状、发病前有无任何导致闭经的诱因，如精神因素、环境改变、体重增减、剧烈运动、各种疾病及用药影响等。

2. 体格检查　检查全身发育状况，有无脊柱骨盆畸形；测量体重、身高、四肢与躯干比例，五官生长发育，有无先天缺陷、畸形，腹股沟区有无肿块，第二性征如毛发分布、乳房发育是否正常，乳房有无乳汁分泌等。

3. 辅助诊断方法

(1)药物撤退试验：孕激素试验；雌、孕激素序贯试验。

(2)子宫功能检查：诊断性刮宫。

（3）卵巢功能检查：基础体温测定；B型超声检测；宫颈黏液结晶检查；阴道脱落细胞检查；血甾体激素测定；卵巢兴奋试验。

（4）垂体功能检查：血 PRL、FSH、LH 放射免疫测定；垂体兴奋试验；影像学检查。

## 五、治疗

1. 松弛腰骶部软组织。

2. 治脊疗法：根据腰椎错位类型选用摇腿揉腰法、斜扳法（单人、双人）、双手间接分压法、俯卧扳腿按腰法、牵抖冲压法、抱膝滚动法、坐位旋转复位法来纠正腰椎错位。骨盆错位可按错位类型选用俯卧扳腿压臀法、屈膝屈髋按压法、按骶扳髂法、牵抖冲压法、侧卧推臀法来纠正。

3. 病因治疗：闭经若由器质性病变引起，应针对病因治疗。

4. 激素治疗：通过对闭经患者的检查诊断，即可确定为正常、高或低促性腺激素性闭经，据此请妇科给予不同的激素治疗方案。

5. 心理疏导：闭经的发生与神经内分泌的调控有关，因此，全身体质性治疗和心理学治疗在闭经中占重要地位。若闭经由于潜在的疾病或营养缺乏引起，应积极治疗全身性疾病，提高机体体质，供给足够的营养，保持标准体重。若闭经受应激或精神因素影响，则应耐心地进行心理治疗，消除精神紧张和焦虑。

## 六、典型病例

张某，女性，30岁，已婚。患者半年前月经来潮时与人争执生气，随后5个月月经一直未至，自觉腰痛、乏力，小腹隐痛不适。妇科检查无异常。检查：患者骶髂关节压痛明显，"4"字试验阳性，左侧腿比右侧长。诊断为骶髂关节错位，腰椎侧凸。给予定位牵拉法整复骶髂关节，配合牵引治疗5次。月经已行，随访6个月无复发。

# 第 15 章

# 脊椎病因与肿瘤

目前,大多数肿瘤的病因尚未完全了解,但与一些肿瘤发生有关的因素已经清楚。这些因素分为外因与内因。外因指周围环境中的致癌因素,即环境因素,包括化学、物理、生物等因素。内因指免疫、激素、代谢、遗传等因素。目前多数人认为细胞癌变与癌基因调控及突变有关,对任何一种致癌病因,癌变的发生都在基因水平上。

经过临床研究发现,与肿瘤发生有关的因素除上述内、外因外,还包括脊椎病因。脊椎病因学认为,脊椎遭受损害后,易引起脊髓、神经、血管及内脏神经损害的一系列病症。即在一定诱因条件下,发生脊椎关节错位、椎间盘突出、韧带钙化或骨质增生,直接或间接刺激或压迫脊髓、神经根、椎动(静)脉和(或)迷走神经、交感神经、副交感神经等,导致其功能紊乱,从而引起支配脏器出现功能上的异常改变,最终形成肿瘤。例如,甲状腺,支配甲状腺的交感神经和副交感神经来自 $C_2 \sim C_4$,当颈椎关节退变、错位、软组织损害时,支配甲状腺的神经血管出现营养障碍,导致甲状腺肿大、增生、结节,严重者可发生甲状腺癌;支配胃的交感神经和副交感神经来自 $T_5 \sim T_8$,当胸椎关节错位,周围软组织损害时,可刺激压迫神经根,引起胃功能下降,出现急慢性胃痛、慢性萎缩性胃炎、胃息肉、胃溃疡、肠胃炎等疾病,严重者发生胃癌;支配直肠的交感神经来自 $T_{11} \sim T_{12}$ 神经和 $L_1 \sim L_3$ 神经前根,分布到直肠肌层及黏膜,副交感神经来自 $S_2 \sim S_4$ 前根,分布在直肠各层及内括约肌,当胸椎、腰椎、骶髂关节错位时,直接或间接刺激压迫神经根,抑制直肠蠕动,残留毒素侵入肠系膜,诱发直肠溃疡、息肉、增生,导致直肠癌的发生。

## 第一节 甲状腺癌

甲状腺癌是指来源于甲状腺上皮细胞的恶性肿瘤。占所有恶性肿瘤的 1%。国外报道发病率为 $(0.5 \sim 10)/10$ 万。分化型癌占 97%,其中以乳头状癌在临床上较为多见,占全部甲状腺癌的 75%。

### 一、病因病机

甲状腺癌的病因目前尚不清楚,主要与放射线损伤、缺碘与高碘、内分泌紊乱、遗传因素等关系密切。

### 二、临床表现

本病多见于中年女性和儿童。男女发病比例 1:(2~3)。

约有10%的病例(特别在儿童患者)首发体征是颈部淋巴结肿大。临床表现为单一的甲状腺结节,质地坚硬。

B超检查结节直径>1cm,实体性,可以与外周组织清楚的区分。

核素扫描为冷结节。

在多结节性甲状腺肿基础上发生的甲状腺癌,表现为单个突出的、体积较大的、坚硬的,区分于外周组织的结节。

### 三、与脊椎解剖的相关性

支配甲状腺的神经包括交感神经和副交感神经。交感神经纤维来自颈上和颈中交感神经节,颈椎节段为2～3、3～4、4～5,纤维在甲状腺上、下动脉周围形成神经网,随血管进入腺体,这些神经主要是调节血管收缩的。副交感神经纤维来自迷走神经,随喉返神经及喉上神经进入甲状腺。腺体内神经反复分支在滤泡周围形成网状结构。

喉上神经及喉返神经是支配声带运动的重要神经,与甲状腺的关系密切。喉上神经的外支到达其支配的肌肉前,走行于甲状腺上动脉后支的稍高部位。两侧喉返神经通常均位于食管/气管之间的沟中,有时可发生变异,位于沟的外侧。喉返神经至甲状腺侧叶后方时与甲状腺下动脉交叉,神经由动脉的浅面、深面或两分支之间经过。

### 四、诊断要点

本病术前诊断主要依靠甲状腺细针穿刺和细胞学检查(FANC)确定。同时必须做颈部淋巴结B超,检查有无转移。MRI、PET、CT等检查对于诊断意义不大,对于体积大、生长迅速或侵入性的肿瘤可以估计甲状腺外组织器官被累及的情况。血清甲状腺球蛋白(Tg)主要用于术后肿瘤复发的监测,术前测定意义不大。

### 五、治疗

1. 临床治疗方法

(1)手术治疗的原则:美国甲状腺学会(ATA)2006颁布的《甲状腺癌诊治指南》主张,扩大手术切除范围可以改善高危型患者的存活率,推荐对大多数分化型甲状腺癌采取甲状腺全部切除和近全部切除术式。即使在低危型中,扩大手术范围也可以减少肿瘤复发。对于高危型患者,外科手术切除的彻底性是预后的重要因素,同时也是保证术后 $^{131}$I 治疗效果的基础条件。转移的淋巴结是肿瘤复发的常见位置,所以对于已经存在颈部淋巴结转移者,要手术切除淋巴结;对于甲状腺乳头状癌(PTC)和疑似Hurthle细胞癌应当常规做第Ⅵ组淋巴结切除。

(2)术后 $^{131}$I 扫描检查:目的是检查术后肿瘤残留和转移,以及肿瘤复发的情况。

(3)术后 $^{131}$I 治疗:目的是杀死残留的甲状腺癌细胞灶和转移病灶。

(4)抑制TSH治疗:通过超生理剂量的 $T_4$ 抑制血清TSH水平,可以减少肿瘤复发的危险。所以术后患者要长期接受 L-$T_4$ 替代治疗。

(5)肿瘤复发的监测:5%～20%的分化型甲状腺癌发生局部复发,10%～18%发生远隔转移。复发大多发生在手术后2～3年,包括局部复发和远隔转移。少数病例的转移发生在手术多年以后,所以需要终身随访。血清Tg对于检测分化型甲状腺癌复发具有高度的敏感性和特异性。

2. 脊椎相关病因与甲状腺癌预防及治疗

(1)第一方案:早期预防。

第一步:"手法松解"头枕、颈、肩、背损害的软组织,使脊背部舒适放松,施用轻力的抚摩、掌揉、平擦等舒筋理气和较轻柔的点穴手法。

第二步:"治脊复位",按脊椎病因相关阶段进行诊断定位,甲状腺与颈椎2~5关节错位相关,选用"侧卧定点摇正法"或"坐位定点轻力旋转复位法",听到颈椎关节弹响声,解除改善对神经血管的压迫刺激,恢复脊椎平衡力学。

(2)第二方案:术后治疗甲状腺癌。

第一步:先按甲状腺癌病灶与脊椎病因相关阶段进行定位诊断。

第二步:适用于手术切除早期原发性病灶部位,术后康复期体质较好的患者,2~3个月后按脊椎相关病手法松解常规方案,根据椎间关节错位类型选用"整脊手法"。

第三步:颈椎功能活动测定。从伸屈、侧屈、转体障碍判断关节错位类型,并对障碍范围进行记录。

第四步:触诊定位诊断。错位分型定位法按棘、横突位移情况,结合颈椎活动功能障碍,判断关节错位类型,有以下类型。

1)前后滑脱式错位:伸屈功能受限,相关两脊椎的棘突、两侧横突同时前凹或后突。

2)倾位仰位式错位:伸屈功能受限,棘突、横突变化,三个棘突之间的间隙变异或不等宽;上窄下宽(倾位),上宽下窄(仰位)。癌症普查此式较多见。

3)侧弯侧摆式错位:侧屈功能受限,棘突、横突侧偏/侧弯。

4)左右旋转式错位:转体功能受限,上下两椎间或两段脊椎之间偏歪扭转,触诊其棘突(或横突)形成上左下右,或上右下左的排列错位。

5)混合式错位:同一个椎间,有两种或三种活动功能受限,触诊棘突/横突兼有两种以上偏歪者。同时,触诊患者椎旁有压痛(关节或者神经根炎)。并需检出椎旁肌紧张的部位、程度(观察癌痛的"治脊"疗效,遵守临床的分级评定:1级为痉挛,2级为紧张,3级为正常),以此观察手法调治后的疗效。

(3)第三方案:中西药物治疗。

甲状腺瘤术后目前可采用 $^{131}I$ 治疗,目的是杀死残留的甲状腺癌细胞灶和转移病灶,抑制TSH治疗,可以减少肿瘤复发的危险,术后患者要长期接受 L-$T_4$ 替代治疗,能更大程度地改善临床症状,稳定病情,抑制甲状腺瘤的发展,减少甲状腺瘤复发和转移。针对具体病种、病情、症状,选择科学治疗方案,给予针对性、系统性的个性化治疗,从而减轻症状,延长生命。

中药治疗,本病分型有以下几类。①肝郁痰凝型,治宜理气消瘿、化痰散结,方用瘿瘤散结汤;②痰瘀交阻型,治宜化痰软坚、活血散结,方用海藻玉壶汤;③血瘀石瘿型,治宜活血化瘀、散结消症,方用消瘿汤;④阴虚火郁型,治宜养阴清热、化痰软坚,方用清心软坚方。

## 六、典型病例

袁某,男性,27岁。患者因颈椎病于2009年3月28日来笔者所在医院就诊。检查:颈部活动功能受限,$C_2$~$C_3$、$C_3$~$C_4$椎旁压痛,关节错位,向左偏歪,双侧横突间隙前缘,有结节压痛,MRI未见异常,X线片显示:$C_2$~$C_3$、$C_3$~$C_4$关节错位、成角、双边影,其他未见异常,诊断为颈椎病,后因学习紧张未治疗。5年后在医院查体,超声诊断:甲状腺恶变不除外。查患者甲状腺肿物2个,左侧肿物结节(2.5cm×1.0cm),右侧(1.5cm×0.9cm),CT诊断为甲状腺癌,质地坚硬如石,固定不移,外形不整,有压迫感。活检病理诊断为甲状腺癌,已手术切除,术后$^{131}$I治疗,随访未见复发。

# 第二节 肺 癌

原发性支气管癌(primary bronchogenic carcinoma)简称肺癌(lung cancer),为起源于支气管黏膜或腺体的恶性肿瘤。肺癌发病率为男性肿瘤的首位。

## 一、病因病机

虽然病因和发病机制尚未明确,但通常认为与下列因素有关。

1. **吸烟** 大量研究表明,吸烟是肺癌病死率进行性增加的首要原因。烟雾中的苯并芘、尼古丁、亚硝胺和少量放射性元素钋等均有致癌作用,尤其易致鳞状上皮细胞癌和未分化小细胞癌。与不吸烟者比较,吸烟者发生肺癌的危险性高4~10倍,重度吸烟者可达10~25倍。

被动吸烟或环境吸烟也是肺癌的病因之一。

戒烟后肺癌发病危险性逐年减少,戒烟1~5年可减半。戒烟后2~15年期间肺癌发生的危险性进行性减少,此后的发病率相当于终生不吸烟者。

2. **职业致癌因子** 已被确认的致人类肺癌的职业因素包括石棉、砷、铬、镍、铍、煤焦油、芥子气、三氯甲醚、氯甲甲醚、烟草的加热产物,以及铀、镭等放射性物质衰变时产生的氡和氡子体、电离辐射和微波辐射等。这些因素可使肺癌发生的危险性增加3~30倍。

3. **空气污染** 包括室内小环境和室外大环境污染,室内被动吸烟、燃料燃烧和烹调过程中均可能产生致癌物。室外大环境污染中,存在着3,4-苯并芘、氧化亚砷、放射性物质、镍、铬化合物,以及不燃的脂肪族碳氢化合物等致癌物质。

4. **电离辐射** 大剂量电离辐射可引起肺癌,不同射线产生的效应也不同,一般人群中电离辐射的来源约49.6%来自自然界,44.6%为医疗照射,来自X线诊断的电离辐射可占36.7%。

5. **饮食与营养** 较少食用含β胡萝卜素的蔬菜和水果,肺癌发生的危险性升高。

6. **其他诱发因素** 美国癌症学会将结核列为肺癌的发病因素之一。病毒感染、真菌毒素(黄曲霉)等,对肺癌的发生可能也起一定作用。

7. **遗传和基因改变** 与肺癌关系密切的癌基因主要有 $ras$ 和 $myc$ 基因家族、$c\text{-}erbB\text{-}2$、$Bcl\text{-}2$、$c\text{-}fos$,以及 $c\text{-}jun$ 基因等。相关的肿瘤抑制基因包括 $p53$、$Rb$、$CDKN2$、$FHIT$ 基因等。与肺癌发生、发展相关的分子改变还包括错配修复基因,如 $hMSH2$ 及 $hPMS1$ 的异常、端粒酶的表达。

## 二、临床表现

临床表现与肿瘤大小、类型、发展阶段、所在部位、有无并发症或转移有密切关系。有5%~15%的患者无症状,仅在常规体检、胸部影像学检查时发现。其余的患者可表现出或多或少与肿瘤有关的症状与体征,按部位可分为原发肿瘤、肺外胸内扩展、胸外转移和胸外表现四类。

1. 原发肿瘤引起的症状和体征

(1) 咳嗽:为早期症状,常为无痰或少痰的刺激性干咳,当肿瘤引起支气管狭窄后可加重咳嗽,多为持续性,呈高调金属音性咳嗽或刺激性呛咳。细支气管-肺泡细胞癌可有大量黏液痰。伴有继发感染时,痰量增加,且呈黏液脓性。

(2) 血痰或咯血:多见于中央型肺癌。肿瘤向管腔内生长者可有间歇或持续性痰中带血,如果表面糜烂严重侵蚀大血管,则可引起大咯血。

(3) 气短或喘鸣:肿瘤向支气管内生长,或转移到肺门淋巴结,致使肿大的淋巴结压迫主支气管或隆突,或引起部分气道阻塞时,可有呼吸困难、气短、喘息,偶尔表现为喘鸣,听诊时可发现局限或单侧哮鸣音。

(4) 发热:肿瘤组织坏死可引起发热,多数发热的原因是由于肿瘤引起的阻塞性肺炎所致,抗生素治疗效果不佳。

(5) 体重下降:消瘦为恶性肿瘤的常见症状之一。肿瘤发展到晚期,由于肿瘤毒素和消耗的原因,并有感染、疼痛所致的食欲减退,可表现为消瘦或恶病质。

2. 肺外胸内扩展引起的症状和体征

(1) 胸痛:近半数患者可有模糊或难以描述的胸痛或钝痛,可由于肿瘤细胞侵犯所致,也可由于阻塞性炎症波及部分胸膜或胸壁引起。若肿瘤位于胸膜附近,则产生不规则的钝痛或隐痛,疼痛于呼吸、咳嗽时加重。肋骨、脊柱受侵犯时可有压痛点,而与呼吸、咳嗽无关。肿瘤压迫肋间神经,胸痛可累及其分布区。

(2) 声音嘶哑:癌肿直接压迫或转移致纵隔淋巴结压迫喉返神经(多见于左侧),可发生声音嘶哑。

(3) 咽下困难:癌肿侵犯或压迫食管,可引起咽下困难,尚可引起气管-食管瘘,导致肺部感染。

(4) 胸腔积液:通常提示肿瘤转移累及胸膜或肺淋巴回流受阻。

(5) 上腔静脉阻塞综合征:是由于上腔静脉被附近肿大的转移性淋巴结压迫或右上肺的原发性肺癌侵犯,以及腔静脉内癌栓阻塞静脉回流引起。表现为头面部和上半身淤血水肿,颈部肿胀,颈静脉扩张,患者常主诉领口进行性变紧,可在前胸壁见到扩张的静脉侧支循环。

(6) Horner综合征:肺尖部肺癌又称肺上沟瘤(Pancoast瘤),易压迫颈部交感神经,引起病侧眼睑下垂、瞳孔缩小、眼球内陷,同侧额部与胸壁少汗或无汗。也常有肿瘤压迫臂丛神经,造成以腋下为主、向上肢内侧放射的火灼样疼痛,在夜间尤甚。

3. 胸外转移引起的症状和体征

(1) 转移至中枢神经系统:可引起颅内压增高,如头痛、恶心、呕吐,精神状态异常。少见的症状为癫痫发作、偏瘫、小脑功能障碍、定向力和语言障碍。此外还可有脑病,小脑皮质变性,外周神经病变,肌无力及精神症状。

(2) 转移至骨骼:可引起骨痛和病理性骨折。大多为溶骨性病变,少数为成骨性。肿瘤转移至脊柱后可压迫椎管,引起局部压迫和受阻症状。此外,也常见股骨、肱骨和关节转移,甚至引起关节腔积液。

(3) 转移至腹部:部分小细胞肺癌可转移到胰腺,表现为胰腺炎症状或阻塞性黄疸。其他细胞类型的肺癌也可转移到胃肠道、肾上腺和腹膜后淋巴结,多无临床症状,依靠CT、MRI或PET做出诊断。

(4)转移至淋巴结:锁骨上淋巴结是肺癌转移的常见部位,可毫无症状。典型者多位于前斜角肌区,固定且坚硬,逐渐增大、增多,可以融合,多无痛感。

4. 胸外表现　指肺癌非转移性胸外表现,或称为副癌综合征(paraneoplastic syndrome),主要为以下几方面表现。

(1)肥大性肺性骨关节病(hypertrophic pulmonary osteoarthropathy):常见于肺癌,也见于局限性胸膜间皮瘤和肺转移癌(胸腺、子宫、前列腺转移)。多侵犯上、下肢长骨远端,发生杵状指(趾)和肥大性骨关节病。

(2)异位促性腺激素:合并异位促性腺激素的肺癌不多,大部分是大细胞肺癌,主要为男性轻度乳房发育和增生性骨关节病。

(3)分泌促肾上腺皮质激素样物:小细胞肺癌或支气管类癌是引起库欣综合征的最常见细胞类型,很多患者在瘤组织中甚至血中可测到促肾上腺皮质激素(ACTH)增高。

(4)分泌抗利尿激素:不适当的抗利尿激素分泌可引起厌食、恶心、呕吐等水中毒症状,还可伴有逐渐加重的神经并发症。其特征是低钠和低渗。

(5)神经肌肉综合征:包括小脑皮质变性、脊髓小脑变性、周围神经病变、重症肌无力和肌病等。发生原因不明确。这些症状与肿瘤的部位和有无转移无关。它可以发生于肿瘤出现前数年,也可与肿瘤同时发生;在手术切除后尚可发生,或原有症状无改变。可发生于各型肺癌,但多见于小细胞未分化癌。

(6)高钙血症:可由骨转移或肿瘤分泌过多甲状旁腺素相关蛋白引起,常见于鳞癌。患者表现为嗜睡、厌食、恶心、呕吐和体重减轻及精神变化。切除肿瘤后,血钙水平可恢复正常。

(7)类癌综合征:典型特征是皮肤、心血管、胃肠道和呼吸功能异常。主要表现为面部、上肢躯干的潮红或水肿,胃肠蠕动增强,腹泻,心动过速,喘息,瘙痒和感觉异常。

此外,还可有黑色棘皮症及皮肌炎、掌跖皮肤过度角化症、硬皮症,以及栓塞性静脉炎、非细菌性栓塞性心内膜炎、血小板减少性紫癜、毛细血管病性渗血性贫血等肺外表现。

### 三、与脊椎解剖的相关性

肺的神经来自肺丛。该丛由迷走神经的肺支和来自胸2~5交感神经节发出的神经纤维组成。肺丛的分支随血管和支气管进入肺组织。迷走神经的传出纤维(副交感纤维)支配支气管的平滑肌收缩和腺体分泌。交感神经的传出纤维则使支气管平滑肌舒张,腺体分泌减少。迷走神经的传入纤维分布于支气管的黏膜、肺胸膜和肺的结缔组织,形成呼吸反射弧的传入部分。

### 四、诊断要点

1. 肺癌的早期诊断对治疗意义重大。

(1)普及肺癌的防治知识,患者有任何可疑肺癌症状时能及时就诊,对40岁以上长期重度吸烟者或有危险因素接触史者应该每年体检,进行防癌或排除肺癌的有关检查。

(2)医务人员应对肺癌的早期征象提高警觉,避免漏诊、误诊。应重点排查有高危因素的人群或有下列可疑征象者:无明显诱因的刺激性咳嗽持续2~3周,治疗无效;原有慢性呼吸道疾病,咳嗽性质改变;短期内持续或反复痰中带血或咯血,且无其他原因可解释;反复发作的同一部位肺炎,特别是肺段性肺炎;原因不明的肺脓肿,无中毒症状,无大量脓痰,无异物吸入史,抗炎治疗效果不显著;原因不明的四肢关节疼痛及杵状指(趾);影像学提示局限性肺气肿或段、叶性肺不张;孤立性圆形病灶和单侧性肺门阴影增大,原有肺结核病灶已稳定,而形态或性质发生改变;无中毒症状的胸腔积液,尤其是呈血性、进行性增加者。有上述表现之一,即值得怀疑,需进行必要的辅助检查,包括影像学检查,尤其是低剂量 CT 扫描是目前普查性发现肺癌有价值的方法。

(3)发展新的早期诊断方法,如早期诊断的标志物等。

2. 细胞学和病理学检查仍是确诊肺癌的必要手段。

## 五、治疗

1. 临床治疗方法　治疗方案主要根据肿瘤的组织学特点决定。通常小细胞肺癌(SCLC)发现时已转移,难以通过外科手术根治,主要依赖化疗或放化疗综合治疗。相反,非小细胞肺癌(NSCLC)可为局限性,外科手术或放疗可根治,但对化疗的反应较 SCLC 差。

2. 脊椎相关病因与肺癌的预防及治疗

(1)第一方案:早期预防

第一步"手法松解":松解颈、背部损害软组织,施用轻重适宜的抚摩、掌揉、平擦等手法,具有舒筋理气、活血化瘀、强筋健骨、促进新陈代谢的作用。

第二步"整脊手法":整复错位的胸椎关节,肺的神经来自肺丛。该丛由迷走神经的肺支和来自胸2~胸5交感神经节发出的神经纤维组成。$T_2$~$T_5$错位导致肺功能下降,临床出现咳嗽、气短、胸闷、呼吸困难等病症。整脊手法,采用双手冲压手法、定向捶正法、端提手法等,恢复胸椎平衡,防止交感神经、副感神经压迫刺激,改善肺功能,提高免疫力。

(2)第二方案术后肺癌恢复期的治疗。

适用于手术切除早期原发性癌肿,术后康复期体质较好的患者。治脊治疗时间为术后2~5个月,按脊椎相关神经定位整脊方案治疗,根据椎间关节错位类型选用"治脊手法"。

1)先按癌瘤病部位与脊椎病因相关 $T_2$~$T_3$ 及 $C_4$~$C_7$ 节段进行定位诊断。

2)脊椎功能活动测定:从伸屈、侧屈、转体障碍、判断关节错位类型,并对障碍范围记录。

3)触诊定位诊断:按棘、横突位移情况,结合脊椎活动功能障碍,判断关节错位类型。(参见第一节甲状腺癌)

(3)第三方案:中西药物治疗。

日前,美国食品药品管理局通过了使用改变行业规则的免疫治疗药物来对抗肺癌,并批准了使用突破性药物健痊得(Keytruda)治疗晚期非小细胞肺癌。Keytruda 已经被证明能够延长晚期黑色素瘤患者的生命,它是一种靶蛋白 PD-1 抗体,并且由免疫细胞表达。当它与另一个称为 PD-L1 的蛋白偶联时,PD-1 反应为免疫检查点,能够激活抑制免疫系统的 T 细胞从而攻击癌细胞,有些肿瘤能够通过高表达 PD-L1,避开免疫反应。所以通过阻断 PD-1 和 PD-L1 的相互作用,Keytruda 能通过影响患者的免疫系统从而攻击癌细胞。2016 年,中国临床肿瘤学会上专家共识,在某些国家特定的癌症类型中,肿瘤免疫治疗已经成为和手术、放疗、化疗、靶向治疗并重的一种治疗方式,有望不断提升难治癌症的生存期预期,并改善癌症患者的生活质量。

治疗本病分型有以下几类。①肺阴虚型,治宜滋阴润肺、解毒祛邪,方用青蒿鳖甲汤加减;②脾肺两虚型,治宜益肺健脾、解毒祛邪,方用六君子汤及桔梗汤加减;③肺肾两虚型,治宜益肺滋肾、解毒祛邪，方用麦味地黄丸及二母宁嗽汤加减；④瘀毒型，治宜化瘀解毒，方用桃红四物汤及银花甘草汤加减；⑤气血双亏型，治宜益气养血，方用生脉饮加减。同时每天吃 8~10 支冬虫夏草，以提高人体免疫。

### 六、典型病例

赵某，男性，65岁，退休人员。患者在 2006 年 10 月偶有出现轻微的胸闷、气短、背部不适，因酷爱爬山运动与散步，活动后身体一切正常，患者主诉无吸烟嗜好，爱饮酒，于 2001 年 8 月 5 日出现咳嗽、胸闷、气短。住医院检查，X 线摄片示右肺下叶阴影，MRI 诊断肺癌。在医院手术，化疗 2 个疗程，放疗 3 个疗程。其他治疗，胸腺肽 $a_1$（日达仙）每周 2 次注射，共治疗 1 年，可增强机体免疫功能，有辅助抗病毒和抗肿瘤作用。中药治疗，调理机体功能。患者出院后半年，一切正常无转移，来笔者所在医院就诊，结合治脊疗法，检查胸椎 X 线显示 $T_2$~$T_5$ 错位，胸椎呈"S"形，$T_2$~$T_3$、$T_3$~$T_4$ 椎体间隙变窄，结合治脊疗法，经过手法松解颈、背部损害软组织，整复错位的胸椎关节。2 次后症状明显减轻，共治疗 12 次，每周 2 次，症状完全消失，痊愈，随访 5 年未复发。

## 第三节 乳 腺 癌

乳腺癌是指通常发生在乳腺上皮组织的恶性肿瘤，是女性最常见的恶性肿瘤之一，发病率占全身各种恶性肿瘤的 7%~10%，在妇女仅次于子宫癌，绝经期前后的妇女发病率较高，仅 1%~2% 的乳腺患者是男性。

### 一、病因病机

病因尚不清楚。乳腺是多种内分泌激素的靶器官，其中雌酮及雌二醇与乳腺癌的发病有直接关系。月经初潮年龄早、绝经年龄晚、不孕及初次足月产的年龄与乳腺癌发病均有关。一级亲属中有乳腺癌病史者，发病危险性是普通人群的 2~3 倍。多数认为乳腺小叶有上皮高度增生或不典型增生者可能与乳腺癌发病有关。营养过剩、肥胖、脂肪饮食可加强或延长雌激素对乳腺上皮细胞的刺激，从而增加发病机会。环境因素及生活方式与乳腺癌的发病亦有一定的关系。

### 二、临床表现

早期表现是患侧乳房出现无痛、单发的小肿块。肿块质硬，表面不光滑，与周围组织分界不清楚，在乳房内不易被推动。

肿瘤增大后可引起乳房局部隆起。

若累及 Cooper 韧带，可使其缩短而致肿瘤表面皮肤凹陷，即酒窝征。

邻近乳头或乳晕的肿瘤因侵入乳管使之缩短，可把乳头牵向肿瘤一侧，进而可使乳头扁平、回缩、凹陷。

皮肤淋巴管如被肿瘤细胞堵塞，引起淋巴回流障碍，则出现真皮水肿，皮肤呈橘皮样改变。

晚期侵入胸筋膜、胸肌，至肿瘤固定于胸壁而不易推动。

有些可致皮肤溃破而形成溃疡，常有恶臭，容易出血。

## 三、与脊椎解剖的相关性

乳腺受躯体神经支配。感觉神经包括乳房内侧支、乳房外侧支及锁骨上神经的分支。乳房内侧支和乳房外侧支分别来自第4～6肋间神经的前皮支和外侧皮支。此外还有颈3～4神经支配,有交感神经纤维随胸部外侧动脉及肋间动脉至乳房,分布于血管、乳头及乳晕的平滑肌与乳腺组织。

## 四、诊断要点

乳腺癌的诊断方法很多,常用的是乳腺钼靶片,最准确的是病理诊断。乳腺癌的早期检出,影像检查占重要地位。乳腺针吸细胞病理学不仅对乳腺疾病诊断有重要适用价值,而且对乳腺癌早期诊断及分型诊断有重要价值,特别对鉴别乳腺增生及乳腺纤维腺瘤是否癌变有重要指导意义。综合针吸细胞学检查、癌细胞DNA含量分析、癌胚抗原检测和乳腺钼靶片4项指标联合诊断,可以明显提高乳腺癌的正确诊断率,并有助于早期诊断。

## 五、治疗

1. 临床治疗方法　手术治疗是乳腺癌的主要治疗方法之一,还有辅助化学药物、内分泌、放射、免疫、生物治疗等。

2. 脊椎相关病因与乳腺癌预防及治疗

(1)第一方案:早期预防。

第一步"手法松解":患者自己选择侧卧位、俯卧位、仰卧位,松解颈、肩、背部损害的软组织,特别是前中斜角肌、胸大小肌的起止点等,施用轻重适宜的手法,如抚摩、掌揉、平擦、点穴手法等,具有舒筋理气、活血化瘀、强筋健骨、促进新陈代谢的作用。

第二步"治脊手法":整复错位的颈胸椎关节,选用仰卧定点摇正法,定位旋转牵拉复位法,双手丛压复位法、坐位定点旋转复位法,针对 $C_3$～$C_4$、$C_5$～$C_7$、$T_2$～$T_6$ 的关节松动复位,缓解对神经血管压迫刺激及牵拉,促进机体功能新陈代谢。

(2)第二方案术后乳腺癌恢复的治疗:适用于手术切除早期原发性癌肿,术后康复期体质较好的3个月至半年的患者,按脊椎病正骨推拿常规方案,根据脊椎关节错位类型选用"治脊手法"。

1)按乳腺癌病变部位与脊椎病因相关阶段进行定位诊断。乳腺受躯体神经、乳房外侧支及锁骨上神经的分支、$C_3$～$C_4$ 神经支配,有交感神经纤维随胸部外侧动脉及肋间动脉至乳房,分布于血管、乳头及乳晕的平滑肌与乳腺组织乳房内侧支和乳房外侧支分别来自第4～6肋间神经的前皮支和外侧皮支。

2)脊椎功能活动测定:从伸屈、侧屈、转体障碍、判断关节错位类型,活动现对障碍范围记录。

3)触诊定位诊断:按棘、横突位移情况,结合脊椎活动功能障碍,判断关节错位类型。(参见第一节甲状腺癌)

(3)第三方案:中西医药物治疗

乳腺癌术后局部或者区域发如可能则行手术再切除。如最初未接受放射治疗,则应对胸壁、锁骨上淋巴结、锁骨下淋巴结及相应区域淋巴结进行放射治疗。局部治疗后应继续全身治疗。

骨转移的治疗和预防：骨转移是乳腺癌最常见的远处转移，一般不直接构成生命威胁，但造成的骨相关事件会导致患者极度痛苦，严重影响其生活质量。对骨转移的治疗应在常规化疗、内分泌治疗的方案中加入狄诺塞麦、唑来膦酸或帕米膦酸二钠抗骨质破坏，特别是溶骨性骨转移和（或）承重骨骨转移的患者，服用双膦酸盐类药物期间应同时补充钙和维生素 D，内分泌治疗 ER 和（或）PR 阳性的晚期乳腺癌患者适合内分泌治疗，主要包括非甾体类芳香化酶抑制药（阿那曲唑和来曲唑）、甾体类芳香化酶抑制剂（依西美坦）、选择性雌激素受体调节剂（他莫昔芬、托瑞米芬）、选择性雌激素受体下调剂（氟维司群）。

化疗及靶向治疗：指南建议激素受体阴性、转移灶不局限于骨或软组织并且有明显症状，或激素受体阳性但内分泌治疗无效的乳腺癌晚期患者，可以接受化疗。①单药方案中，艾日布林适用于曾接受过至少两种含有蒽环类和紫杉类化疗方案的乳腺癌转移患者。艾日布林在 OS、PFS 上相比其余单药方案均有较大优势。②对 HER2 阳性的晚期乳腺癌患者的一线方案为帕妥珠单抗＋曲妥珠单抗＋多西他赛（一类推荐）或帕妥珠单抗＋曲妥珠单抗＋紫杉醇。③对于曾接受过曲妥珠治疗的晚期患者，建议使用 T-DM1 治疗。

中药治疗本病分型如下。①气滞痰凝证，治宜疏肝理气、化痰散结，方用海藻玉壶汤加减。②冲任失调证，治宜调理冲任、滋补肝肾，方用逍遥散合左归饮加减。③毒热蕴结证，治宜清热解毒、消肿溃坚，方用仙方活命饮加减。④气血两虚证，治宜益气养血、健脾补肾，方用八珍汤加减。

## 六、典型病例

潘某，女性，46 岁。2010 年 3 月自感右乳内有肿块，胀痛，到医院检查钼靶提示：右乳外上象限有 1.5cm×1.8cm 肿块，质硬，表面不平，推之不移，与周围组织粘连，血运丰富，经穿刺活检确诊为浸润性乳腺导管癌，行根治术，并清扫周边的淋巴结，同时行 4 个疗程的化疗，出院。一般情况良好，定时复查。胸腺肽 $a_1$（日达仙）每周 2 次注射，共治疗 1 年。中药治疗，气功养生。因长期颈部酸痛、背部沉重，右乳房有感觉疼痛，医院复查，一切正常无转移，来笔者所在医院就诊。

结合治脊检查治疗：颈椎 X 线显示，$C_3$～$C_5$ 错位，$C_5$～$C_6$ 椎体间隙变窄，胸椎未见异常，触诊，伸屈功能受限 $C_2$～$C_4$ 横突压痛明显，两侧横突同时前凹或后突，三个棘突之间的间隙变异或不等宽；上窄下宽（倾位），上宽下窄（仰位）。背部肌肉紧张，$T_2$～$T_4$ 压痛明显，经过手法松解松颈、背部损害软组织，整复错位的胸椎关节，1 次后症状明显减轻，共治疗 16 次，每周 3 次，症状完全消失，痊愈，随访 2 年未复发。

# 第四节 食 管 癌

食管癌（carcinoma of the esophagus）是原发于食管的恶性肿瘤，以鳞状上皮癌多见。

## 一、病因病机

食管癌的确切病因目前尚不清楚。食管癌的发生与该地区的生活条件、饮食习惯、存在强致癌物、缺乏一些抗癌因素及有遗传易感性等有关。

1. 亚硝胺类化合物和真菌毒素

(1)亚硝胺:是公认的化学致癌物,其前体包括硝酸盐、亚硝酸盐、二级或三级胺等,在高发区的粮食和饮水中,其含量显著增高,且与当地食管癌和食管上皮重度增生的患病率呈正相关。

(2)真菌毒素:各种霉变食物能产生致癌物质。镰刀菌、白地霉菌、黄曲霉菌和黑曲霉菌等真菌不但能还原硝酸盐为亚硝酸盐,并能增加二级胺的含量,促进亚硝胺的合成。霉菌与亚硝胺协同致癌。

2. 饮食刺激与食管慢性刺激  一般认为食物粗糙、进食过烫、咀嚼槟榔或烟丝等习惯,造成对食管黏膜的慢性理化刺激,可致局限性或弥漫性上皮增生,形成食管癌的癌前病变。慢性食管疾病如腐蚀性食管灼伤和狭窄、胃食管反流病、贲门失弛缓症或食管憩室等患者食管癌发生率增高,可能是由于食管内容物滞留而致慢性刺激所致。

3. 营养因素  饮食缺乏动物蛋白、新鲜蔬菜和水果,摄入的维生素 A、维生素 $B_2$ 和维生素 C 缺乏,是食管癌的危险因素。流行病学调查表明,食物、饮水和土壤内的元素钼、硼、锌、镁和铁含量较低,可能与食管癌的发生间接相关。

4. 遗传因素  食管癌的发病常表现为家族性聚集现象。食管癌高发家族的外周血淋巴细胞染色体畸变率较高,可能是决定高发区食管癌易感性的遗传因素。高发区居民迁至异地后,食管癌发病率与病死率仍保持较高水平。

5. 癌基因  已证实的有 *R6*、*p53* 等肿瘤抑制基因失活,以及环境等多因素使原癌基因 *H-ras*、*C-myc* 和 *hsl-1* 等激活有关。

6. 人乳头状病毒  食管上皮增生与乳头状病毒感染有关,食管上皮增生则与食管癌有一定关系。但两者确切的关系有待进一步研究。

## 二、临床表现

1. 食管癌的早期症状  早期食管癌症状多不典型,易被忽略。主要症状为胸骨后不适、烧灼感、针刺样或牵拉样痛,进食通过缓慢并有滞留的感觉或轻度哽噎感。早期症状时轻时重,症状持续时间长短不一,甚至可无症状。

2. 食管癌的中晚期症状

(1)进行性吞咽困难:是绝大多数患者就诊时的主要症状,但却是本病的较晚期表现。由不能咽下固体食物发展至液体食物亦不能咽下。

(2)食物反流:因食管梗阻的近段有扩张与潴留,可发生食物反流,反流物含黏液,混杂宿食,可呈血性或可见坏死脱落组织块。

(3)咽下疼痛:系由癌糜烂、溃疡、外侵或近段伴有食管炎所致,进食时尤以进热食或酸性食物后更明显,疼痛可涉及颈、肩胛、前胸和后背等处。

(4)其他症状:长期摄食不足导致明显的慢性脱水、营养不良、消瘦与恶病质。有左锁骨上淋巴结肿大,或因癌肿扩散转移引起的其他表现,如压迫喉返神经所致的声嘶、骨转移引起的疼痛、肝转移引起的黄疸等。当肿瘤侵及相邻器官并发生穿孔时,可发生食管支气管瘘、纵隔脓肿、肺炎、肺脓肿及主动脉穿破大出血,导致死亡。

3. 体征  早期体征可缺如。晚期则可出现消瘦、贫血、营养不良、失水或恶病质等体征。当癌转移时,可触及肿大而坚硬的浅表淋巴结,或肿大而有结节的肝等。

4. 实验室和其他检查

(1) 食管黏膜脱落细胞检查：主要用于食管癌高发区现场普查。常能发现一些早期病例。

(2) 内镜检查与活组织检查：是发现与诊断食管癌首选方法。可直接观察病灶的形态，并可在直视下做活组织病理学检查，以确定诊断。

(3) 食管 X 线检查：早期食管癌 X 线钡剂造影的征象如下。①黏膜皱襞增粗，纡曲及中断；②食管边缘毛刺状；③小充盈缺损与小龛影；④局限性管壁僵硬或有钡剂滞留。中晚期病例可见病变处管腔不规则狭窄、充盈缺损、管壁蠕动消失、黏膜紊乱、软组织影，以及腔内型的巨大充盈缺损。

(4) 食管 CT 扫描检查：可清晰显示食管与邻近纵隔器官的关系。但 CT 扫描难以发现早期食管癌。

(5) 超声内镜：能准确判断食管癌的壁内浸润深度、异常肿大的淋巴结，以及明确肿瘤对周围器官的浸润情况。对肿瘤分期、治疗方案的选择及预后判断有重要意义。

### 三、与脊椎解剖的相关性

食管的神经支配来自于交感神经和副交感神经。

食管的副交感神经主要是来自脑干疑核和迷走神经背核的迷走神经，调控食管的运动和促进腺体的分泌。

食管的交感神经主要来自 $C_2 \sim C_5$ 神经节、$T_6 \sim T_{10}$ 水平间的左右两侧交感干神经节、胸腹部内脏神经、腹腔神经丛等，神经末梢止于食管肌间丛，一些分支还会加入到迷走神经干中，这些交感神经不支配食管的运动功能，但能调节血管的收缩、食管括约肌的收缩节律、松弛食管肌壁、增强腺体分泌功能等。

### 四、诊断要点

食管癌的早期发现和早期诊断十分重要。凡年龄在 50 岁以上（高发区在 40 岁以上），出现进食后胸骨后停滞感或咽下困难者，应及时做有关检查，以明确诊断。通过详细的病史询问、症状分析和实验室检查等，确诊一般无困难。

### 五、治疗

1. 临床治疗方法

(1) 手术治疗：我国食管癌外科手术切除率已达 80%～90%，术后 5 年存活率已达 30% 以上，而早期切除常可达到根治效果。

(2) 放射治疗：主要适用于手术难度大的上段食管癌和不能切除的中、下段食管癌。上段食管癌放疗效果不亚于手术，故放疗作为首选。手术前放疗可使癌块缩小，提高切除率和存活率。

(3) 化疗：一般用于食管癌切除术后。单独用化疗效果很差。联合化疗比单药疗效有所提高，但总的化疗现状是不令人满意的。

(4) 综合治疗：通常是放疗加化疗，两者可同时进行也可序贯应用，能提高食管癌的局部控制率，减少远处转移，延长生存期。化疗可加强放疗的作用，但严重不良反应发生率较高。

(5) 内镜介入治疗：对于早期食管癌，高龄或因其他疾病不能行外科手术的患者，内镜治疗是有效的治疗手段。主要包括内镜下黏膜切除术和内镜下消融术。

对于进展期食管癌,可应用单纯扩张、食管内支架置放术或内镜下实施癌肿消融术等。

2. 脊椎相关病因与食管癌预防及治疗

(1)第一方案:预防。

第一步"手法松解":患者选择侧卧位、仰卧位、俯卧位,松解颈、肩、背损害的软组织,施用轻重适宜的手法,抚摩、掌揉、平擦等舒筋理气和较轻柔的点穴手法。针对食管的交感神经主要来自 $C_2\sim C_5$ 神经节、$T_6\sim T_{10}$ 水平间的左右两侧交感干神经节,食管的神经支配来自交感神经和副交感神经。食管的副交感神经主要是来自脑干疑核和迷走神经背核的迷走神经,调控食管的运动和促进腺体的分泌。增强身体免疫力,促进新陈代谢。

第二步"治脊手法",整复颈胸椎关节的错位,棘突的偏歪,患椎位移程度,按关节错位类型,选用"侧卧定点摇正法",或定位旋转牵拉复位法,坐位定点旋转复位法,针对 $C_2\sim C_3$、$C_3\sim C_4$、$T_6\sim T_{10}$ 的关节松动复位,缓解对神经血管的压迫刺激。

(2)第二方案术后早期原发性食管癌治疗。

适用于手术切除早期原发性癌肿,术后康复期体质较好的患者,按脊椎相关病症,治脊疗法的常规方案,根据椎间关节错位类型选用"治脊手法"。

1)先按癌瘤病部位与脊椎病因相关阶段进行定位诊断。

2)脊椎功能活动测定:从伸屈、侧屈、转体障碍、判断关节错位类型,活动现对障碍范围记录。

3)触诊定位诊断:按棘、横突位移情况,结合脊椎活动功能障碍,判断关节错位类型。(参见第一节甲状腺癌)

(3)第三方案:中西药治疗。

有些食管癌入院完善各项检查后,证实不能手术,往往采取肿瘤综合治疗的方式,建议治疗方式:进行常规化疗,并积极对症处理。在临床实践中,有些最初不能手术的食管癌患者历经化疗后,肿瘤的情况有所改善,又可接受手术。一般而言,无法手术的患者,会进行化疗、放疗,在化疗出现耐药后,经济条件允许的情况下,也可以尝试性使用靶向治疗,或者生物治疗。

中药治疗本病分型:①痰气交阻证,治宜开郁理气、化痰散结,方用启膈散;②气滞血瘀证,治宜理气活血、祛瘀散结,方用通幽汤;③津亏热结证,治宜滋阴润燥、清热散结,方用五汁安中饮;④气虚阳微证,治宜健脾益气、温阳散结,方用补气运脾汤。

## 六、典型病例

陈某,男性,50 岁。患者主诉数年来渐觉咽部有异物感,痰气不利,时咳痰稍轻,但不能将咽部物咳出;近 2 个月出现进食后胸骨后停滞感或咽下困难,病情渐重,2000 年 8 月 10 日,到医院就诊。检查:X 线检查钡剂透视为食管上段癌,黏膜皱襞增粗,纡曲及中断;食管边缘毛刺状;小充盈缺损与小龛影;局限性管壁僵硬或有钡剂滞留,内镜检查可观察病灶,取活组织病理学检查,确定诊断早期食管癌。手术切除治疗,同时行 3 个疗程的化疗,出院。一般情况良好,定时复查,一切正常无转移。增加人体免疫治疗,胸腺肽 $a_1$(日达仙)每周 2 次注射,共治疗 6 个月;胸腺 5 肽每周 1 次注射,共治疗 1 年半。

中药治疗,冬虫夏草 6~8 支 3 年,气功养生。结合治脊疗法。检查:颈椎 X 线显示,$C_2\sim C_3$、$C_3\sim C_4$ 关节错位,触诊,伸屈功能受限,$C_2\sim C_4$ 横突压痛明显,两侧横突右前左后,旋转性错位明显，$T_3$～$T_7$ 异常压痛明显，脊椎之间偏歪扭转，触诊其棘突形成上左下右，排列错位，三个棘突之间的间隙变异不等宽；上窄下宽（倾位），上宽下窄（仰位），背部肌肉紧张，经过手法松解颈、背部损害软组织，整复错位的胸椎关节，1 次后症状明显减轻，共治疗 12 次，每周 2 次，症状完全消失，痊愈，随访 5 年未复发。

# 第五节 胃 癌

胃癌是恶性上皮性肿瘤，是生物学和遗传学具有异质性的一组肿瘤。其特点是有较大的形态学多相性，包括结构类型、生长方式、细胞分化和组织发生，是我国最常见的恶性肿瘤之一，其病死率占我国恶性肿瘤病死率的第 3 位。

## 一、病因病机

1. 环境和饮食因素 环境因素在胃癌发生中起重要作用。某些环境因素，如火山岩地带、高泥碳土壤、水土含硝酸盐过多、微量元素比例失调或化学污染可直接或间接经饮食途径参与胃癌的发生。多吃新鲜水果和蔬菜、使用冰箱及正确贮藏食物，可降低胃癌的发生。经常食用霉变食品、咸菜、腌制烟熏食品，以及过多摄入食盐，可增加危险性。长期食用含硝酸盐较高的食物后，硝酸盐在胃内被细菌还原成亚硝酸盐，再与胺结合生成致癌物亚硝胺。此外，慢性胃炎及胃部分切除者胃酸分泌减少，有利于胃内细菌繁殖。老年人因泌酸腺体萎缩，常有胃酸分泌不足，有利于细菌生长，胃内增加的细菌可促进亚硝酸盐类致癌物质产生，长期作用于胃黏膜将导致癌变。

2. 幽门螺杆菌感染 胃癌可能是 Hp 长期感染与其他因素共同作用的结果，其中 Hp 可能起先导作用。Hp 诱发胃癌的可能机制：Hp 导致的慢性炎症有可能成为一种内源性致突变原；Hp 可以还原亚硝酸盐，N-亚硝基化合物是公认的致癌物；Hp 的某些代谢产物促进上皮细胞变异。

3. 遗传因素 胃癌有明显的家族聚集倾向，家族发病率高于普通人群 2～3 倍。

4. 与胃癌发生相关的癌基因 包括 *ras* 基因、*bcl-2*；肿瘤抑制基因包括野生型 *p53*、APC、DCC、MCC 等；生长因子包括表皮生长因子（EGF）、转化生长因子-α（TGF-α）等。

5. 癌前状态 胃癌的癌前状态分为癌前疾病和癌前病变，前者是指与胃癌相关的胃良性疾病，有发生胃癌的危险性；后者是指较易转变为癌组织的病理学变化。

（1）癌前疾病：慢性萎缩性胃炎、胃息肉、胃溃疡、残胃炎。

（2）癌前病变：肠型化生、异型增生。

## 二、临床表现

1. 症状 早期胃癌多无症状，或者仅有一些非特异性消化道症状。

进展期胃癌最早出现的症状是上腹痛，常同时伴有纳差、厌食、体重减轻。腹痛可急可缓，开始仅为上腹饱胀不适，餐后更甚，继之有隐痛不适，偶呈节律性溃疡样疼痛，但这种疼痛不能被进食或服用制酸剂缓解。患者常有早饱感及软弱无力。早饱感是指患者虽感饥饿，但稍一进食即感饱胀不适。早饱感或呕吐是胃壁受累的表现，皮革胃或部分梗阻时这种症状尤为突出。

胃癌发生并发症或转移时可出现一些特殊症状。贲门癌累及食管下段时可出现吞咽困难。并发幽门梗阻时可有恶心呕吐。溃疡型胃癌出血时可引起呕血或黑粪，继之出现贫血。胃癌转移至肝脏可引起右上腹痛、黄疸和（或）发热；转移至肺可引起咳嗽、呃逆、咯血，累及胸膜可产生胸腔积液而发生呼吸困难；肿瘤侵及胰腺时，可出现背部放射性疼痛。

2. 体征　早期胃癌无明显体征，进展期在上腹部可扪及肿块，有压痛。肿块多位于上腹偏右相当于胃窦处。如肿瘤转移至肝脏可致肝大及出现黄疸，甚至出现腹水。腹膜有转移时也可发生腹水，移动性浊音阳性。侵犯门静脉或脾静脉时有脾大。有远处淋巴结转移时可扪及Virchow淋巴结，质硬不活动。肛门指检在直肠膀胱凹陷处可扪及一板样肿块。

一些胃癌患者可以出现副癌综合征，包括反复发作的表浅性血栓静脉炎（Trousseau征）及过度色素沉着；黑棘皮症，皮肤褶皱处有过度色素沉着，尤其是双腋下；皮肌炎、膜性肾病、累及感觉和运动通路的神经肌肉病变等。

3. 实验室检查　缺铁性贫血较常见，系长期失血所致。肝功能异常提示可能有肝转移。粪便隐血试验常呈持续阳性，有辅助诊断意义。胃液分析对胃癌的诊断意义不大，一般不列入常规检查。肿瘤血清学检查，如血清癌胚抗原（CEA）可能出现异常，对诊断胃癌的意义不大，也不作为常规检查。

4. 内镜检查　内镜检查结合黏膜活检，是目前最可靠的诊断手段。对早期胃癌，内镜检查更是最佳的诊断方法。

超声内镜（endoscopic ultrasonography, EUS）是指将超声探头引入内镜的一种检查。能判断胃内或胃外的肿块，观察肿瘤侵犯胃壁的深度，有助于区分早期和进展期胃癌；还能了解有无局部淋巴结转移，可作为CT检查的重要补充。此外，超声内镜还可以引导对淋巴结的针吸活检，进一步明确肿瘤性质。

5. X线钡剂检查　X线检查对胃癌的诊断仍然有较大的价值。应用气-钡双重对比法、压迫法和低张造影技术，采用高密度钡粉，能更清楚地显示黏膜结构，有利于发现微小病变。

## 三、与脊椎解剖的相关性

胃的运动神经为交感和副交感神经。交感神经来自脊髓第5～8胸节，经内脏大神经至腹腔神经节，由节细胞发出的节后纤维经腹腔丛随血管分布于胃壁（血管壁、平滑肌、腺体）。其作用是使胃蠕动减慢，胃液分泌减少，括约肌紧张，血管舒张，副交感神经纤维来自左、右迷走神经，在$T_4$水平以下，在食管壁形成食管丛，然后又重新组合成前干（以左迷走神经纤维为主）和后干（以右迷走神经纤维为主），经食管裂孔随食管进入腹腔。前干行于食管腹段的右前方，位于浆膜和肌膜间，在贲门附近分为胃前支和肝支。肝支经小网膜右行参加肝丛的构成。胃前支伴胃左动脉沿胃小弯走行，沿途分出5～6个小支与胃左动脉的胃支相伴到胃前壁，在角切迹附近以鸦爪形分支分布于幽门窦和幽门管的前壁。后干行于食管的右后方，在贲门附近分为胃后支和腹腔支。腹腔支沿腹膜后胃左动脉干右行，参与腹腔丛的构成。胃后支在胃前支深面沿胃小弯走行，沿途发出小支至胃后壁，在角切迹附近以鸦爪支分布于幽门窦和幽门管的后壁。副交感神经使胃蠕动加强，胃腺分泌增加，括约肌开放。

## 四、诊断要点

胃癌的诊断主要依据内镜检查加活检及X线钡剂。早期诊断是根治胃癌的前提。对下列情况应及早和定期胃镜检查:①40岁以上,特别是男性,近期出现消化不良、呕血或黑粪者;②慢性萎缩性胃炎伴胃酸缺乏,有肠化或不典型增生者;③良性溃疡但胃酸缺乏者;④胃溃疡经正规治疗2个月无效,X线钡剂提示溃疡增大者;⑤X线发现大于2cm的胃息肉者,应进一步做胃镜检查;⑥胃切除术后10年以上者。

## 五、治疗

1. 临床治疗方法

(1)手术治疗:外科手术切除加区域淋巴结清扫是目前治疗胃癌的手段。手术效果取决于胃癌的分期、浸润的深度和扩散范围。对那些无法通过手术治愈的患者,部分切除仍然是缓解症状最有效的手段,特别是有梗阻的患者,术后有50%左右症状能缓解。

(2)内镜下治疗:早期胃癌可在内镜下行电凝切除或剥离切除术(EMR或EPMR)。由于早期胃癌可能有淋巴结转移,故需对切除的癌变息肉进行病理检查,如癌变累及根部或表浅型癌肿侵袭到黏膜下层,需追加手术治疗。

(3)化学治疗:早期胃癌且不伴有任何转移灶者,手术后一般不需要化疗。胃癌对化疗并不敏感,目前应用的多种药物及多种给药方案的总体疗效评价很不理想,尚无标准方案。

(4)其他治疗:生长抑素类似物及COX-2抑制剂能抑制胃癌生长。其对人类胃癌的治疗尚需进一步的临床研究。

2. 脊椎相关病因与肺癌的预防及治疗

(1)第一方案:预防。

第一步"手法松解":针对背部损害的软组织松解,如颈阔肌、大小菱形肌、胸长肌、背阔肌等肌群,施用轻重适宜的抚摩、掌揉、平擦等舒筋理气和较轻柔的点穴手法。

第二步"治脊手法":支配胃的运动神经为交感和副交感神经。定位$T_5 \sim T_8$关节,选用治脊手法,双手丛压复位法、单手掌根从压等复位手法,针对胸椎关节的错位进行松动复位,缓解对神经血管压迫刺激及牵拉,增加胃功能蠕动,促进新陈代谢。

(2)第二方案:术后早期原发性胃癌治疗。

适用于手术切除早期原发性癌肿,术后康复期体质较好的患者,按脊椎相关病因,治脊常规方案,根据椎间关节错位类型选用"治脊手法"。

1)错位分型定位法:先按癌瘤病部位与脊椎病因相关阶段进行定位诊断。

2)脊椎功能活动测定:从伸屈、侧屈、转体障碍判断关节错位类型,并对障碍范围进行记录。

3)触诊定位诊断:按棘、横突位移情况,结合脊椎活动功能障碍,判断关节错位类型。(参见第一节甲状腺癌)

(3)第三方案:中西药治疗。

中医药在治疗胃癌术后方面已取得了可喜的成绩,尤其是中西医结合治疗已成为目前最有效的治疗手段,不仅可以增强人体免疫力,还可减轻化疗的毒副作用,提高生存质量和远期疗效。文献表明对于胃癌术后辨证不一,但总体可概括为正气已虚、邪气未尽、本虚标实。病位主要在脾、胃,涉及肝、肾。治疗上以健脾益气为主,兼以活血、解毒、化痰等。

中药治疗本病分型:①肝胃不和证,治宜疏肝和胃,方用柴胡疏肝散;②瘀毒内阻证,治宜解毒祛瘀、清热养阴,方用膈下逐瘀汤;③脾虚痰湿证,治宜健脾祛湿,方用香砂六君子汤;④脾胃虚寒证,治宜健脾温中,方用理中汤合吴茱萸汤;⑤胃热伤阴证,治宜益胃养阴,方用益胃汤;⑥气血两虚证,治宜补气养血,方用归脾汤加减。

## 六、典型病例

郭某,男性,66岁,公务员。主诉慢性萎缩性胃炎、胃溃疡5年,上腹痛,常同时伴有纳差、厌食、体重减轻。腹痛可急可缓,服用制酸剂缓解。2008年1月出现一些特殊症状,腹饱胀不适,餐后更甚,继之有隐痛不适,偶呈节律性溃疡样疼痛,但这种疼痛不能被进食缓解。患者常有早饱感及软弱无力。经过医院检查,X线钡剂提示溃疡灶大于2cm,胃镜检查加活检。诊断胃癌,以手术切除早期原发性胃癌。定期胃镜检查:一切正常无转移。出院后增加人体免疫治疗,胸腺肽 $a_1$(日达仙)每周2次注射,共治疗8个月,胸腺5肽,每周1次注射,共治疗1年。

中药治疗:冬虫夏草6~8支,3年;气功养生。

来笔者所在医院结合治脊就诊。检查:胸椎X线显示,$T_5$~$T_9$之间偏歪扭转,排列错位,3个棘突之间的间隙变异不等宽;上窄下宽(倾位),上宽下窄(仰位胸椎关节突压痛明显,触诊其棘突形成上左下右,$T_5$~$T_8$异常压痛明显),背部肌肉紧张,经过手法松解颈、背部损害软组织,整复错位的胸椎关节,1次后症状明显减轻,共治疗12次,每周2次,症状完全消失,痊愈,随访8年未复发。

# 第六节 肝 癌

原发性肝癌(primary carcinoma of the liver)是指肝细胞或肝内胆管上皮细胞发生的恶性肿瘤。原发性肝癌是我国常见恶性肿瘤之一,其病死率在消化系统恶性肿瘤中居第三位,仅次于胃癌和食管癌。发病率有上升趋势。

## 一、病因病机

原发性肝癌的病因和发病机制尚未完全明确,可能与下列因素有关。

1. **病毒性肝炎** 在我国,慢性病毒性肝炎是原发性肝癌诸多致病因素中最主要的病因。

2. **肝硬化** 原发性肝癌合并肝硬化的发生率为50%~90%。在我国原发性肝癌主要在病毒性肝炎后肝硬化基础上发生;在欧美国家,肝癌常在酒精性肝硬化的基础上发生。

3. **黄曲霉毒素** 粮食受到黄曲霉毒素污染严重的地区,人群肝癌发病率高,而黄曲霉素的代谢产物黄曲霉毒素 $B_1$ 有强烈的致癌作用。常接触黄曲霉毒素的人群,血清黄曲霉毒素 $B_1$-白蛋白结合物水平及尿黄曲霉毒素 $B_1$ 水平亦高,提示黄曲霉毒素 $B_1$ 可能是某些地区肝癌高发的因素,它可能通过影响 $ras$、$c\text{-}foc$、$p53$、$Survivin$ 等基因的表达而引起肝癌的发生。

4. **饮用水污染** 饮池塘水的居民肝癌发病率明显高于饮井水的居民。池塘中生长的蓝绿藻产生的藻类毒素可污染水源,可能与肝癌有关。

5. **遗传因素** 不同种族人群肝癌发病率不同。在同一种族中,肝癌的发病率也存在着很大的差别,常有家族聚集现象,但是否与遗传有关,还有待进一步研究。

6. **其他** 一些化学物质如亚硝胺类、偶氮芥类、有机氯农药、乙醇等均是可疑的致肝癌物质。肝小胆管中的华支睾吸虫感染可刺激胆管上皮增生,为导致原发性胆管细胞癌的原因之一。

## 二、临床表现

原发性肝癌起病隐匿,早期缺乏典型症状。临床症状明显者,病情大多已进入中、晚期。本病常在肝硬化的基础上发生,或者以转移病灶症状为首发表现。

1. **肝区疼痛**　是肝癌最常见的症状,半数以上患者有肝区疼痛,多呈持续性胀痛或钝痛。如病变侵犯膈,疼痛可牵涉右肩或右背部;如癌肿生长缓慢,则可完全无痛或仅有轻微钝痛。肝表面的癌结节破裂可突然引起剧烈腹痛,从肝区开始迅速延至全腹,产生急腹症的表现,如出血量大时可导致休克。

2. **肝大**　肝呈进行性增大,质地坚硬,表面凸凹不平,常有大小不等的结节,边缘钝而不整齐,常有不同程度的压痛。肝癌突出于右肋弓下或剑突下时,上腹可呈现局部隆起或饱满;如癌位于膈面,则主要表现为膈肌抬高而肝下缘不下移。

3. **黄疸**　一般出现在肝癌晚期,多为阻塞性黄疸,少数为肝细胞性黄疸。前者常因癌肿压迫或侵犯胆管或肝门,转移性淋巴结肿大而压迫胆管造成阻塞所致;后者可由于癌组织肝内广泛浸润或合并肝硬化、慢性肝炎引起。

4. **肝硬化征象**　在失代偿期肝硬化基础上发病者有基础病的临床表现。原有腹水者可表现为腹水迅速增加且具难治性,腹水一般为漏出液。血性腹水多因肝癌侵犯肝包膜或向腹腔内破溃引起,少数因腹膜转移癌所致。

5. **恶性肿瘤的全身性表现**　有进行性消瘦、发热、食欲缺乏、乏力、营养不良和恶病质等。

6. **转移灶症状**　如转移至肺、骨、脑、淋巴结、胸腔等处,可产生相应的症状。有时患者以转移灶症状首发而就诊。

7. **伴癌综合征**　指原发性肝癌患者由于癌肿本身代谢异常或癌组织对机体影响而引起内分泌或代谢异常的一组综合征。主要表现为自发性低血糖症、红细胞增多症;其他罕见的有高钙血症、高脂血症、类癌综合征等。

8. **实验室和其他辅助检查**

(1)肝癌标记物检测:主要是甲胎蛋白(alpha fetoprotein,AFP),其他如血清岩藻糖苷酶(AFu)、γ-谷氨酰转移酶同工酶Ⅱ($GGT_2$)、异常凝血酶原(APT)、$M_2$型丙酮酸激酶($M_2$-PyK)、同工铁蛋白(AIF)、$α_1$-抗胰蛋白酶(AAT)、醛缩酶同工酶A(ALD-A)、碱性磷酸酶同工酶(ALP-I)等有助于AFP阴性的原发性肝癌的诊断和鉴别诊断,但是不能取代AFP对原发性肝癌的诊断地位。联合多种标记物可提高原发性肝癌的诊断率。

(2)超声显像:实时B型超声显像是目前肝癌筛查的首选检查方法。它具有方便易行、价格低廉、准确及无创伤等优点,能确定肝内有无占位性病变,以及提示病变的可能性质。B型超声检查对肝癌早期定位诊断有较大的价值,并有助于引导肝穿刺活检。彩色多普勒超声更有助于了解占位性病变的血供情况,以判断其性质。

(3)电子计算机X线体层显像(CT):具有更高分辨率,兼具定位与定性的诊断价值,且能显示病变范围、数目、大小及其与邻近器官和重要血管的关系等,因此是肝癌诊断的重要手段。螺旋CT增强扫描可进一步提高肝癌诊断的准确性及早期诊断率。近年发展起来的结合动脉插管注射造影剂的各种CT动态扫描检查技术又进一步提高了CT检查对肝癌诊断的敏感性和特异性。

(4)磁共振成像(MRI):与CT比较,MRI有如下特点,能获得横断面、冠状面和矢状面3

种图像;为非放射性检查,无须增强即能显示门静脉和肝静脉的分支;对肝血管瘤、囊性病灶、结节性增生灶等的鉴别有优点。必要时可采用。

(5)肝血管造影:选择性肝动脉造影是肝癌诊断的重要补充手段,该项检查为有创性,适用于肝内占位性病变非侵入检查未能定性者;疑为肝癌而非侵入检查未能明确定位者;拟行肝动脉栓塞治疗者。

(6)肝穿刺活体组织检查:超声或CT引导下细针穿刺行组织学检查是确诊肝癌的最可靠方法,但属侵入性检查,且偶有出血或针道转移的风险,上述非侵入性检查未能确诊者可视情况考虑应用。

## 三、与脊椎解剖的相关性

肝的神经来自腹腔的交感神经和迷走神经的分支及右膈神经。腹腔神经丛的分支围绕在肝动脉和门静脉的周围形成神经丛,其分支随上述血管经肝门入肝;入肝的神经多为无髓神经的纤维,但有时也夹杂有少数的有髓神经纤维,神经纤维与小叶间血管、小叶间胆管并行,并有分支分布于汇管区的血管和胆管,它们的分支围绕静脉分支吻合成神经丛。神经纤维最后入肝小叶,穿行于Disse间隙内,其末端止于肝细胞和窦状隙的内皮。

一般认为肝胆道系统接受交感与副交感神经双重神经支配,肝血管则仅由交感神经司理其收缩,以调节血流量。

肝的传入(感觉)神经是右膈神经,其纤维一部分分布于肝纤维膜内(Glisson膜),一部分绕过肝前缘,随肝丛分布于肝内及胆囊和肝(胆)管系统。因此,肝与胆囊病变引起右肩部放射性疼痛,一般认为是右膈神经传入的。切割、穿刺、烧灼肝并不因此产生疼痛感觉,而肝大或牵拉肝(纤维囊)或腹膜形成的韧带则可引起肝痛。关于交感神经内传入(感觉)纤维,其作用性质不清楚,可能也与痛觉传导无关。

## 四、诊断要点

有乙型丙型病毒性肝炎病史或酒精性肝病的中年人,尤其是男性患者,有不明原因的肝区疼痛、消瘦、进行性肝大者,应考虑肝癌的可能,做血清AFP测定和有关影像学检查,必要时行肝穿刺活检,可获诊断。

对原发性肝癌的临床诊断及对普查发现的亚临床肝癌的诊断可参考以下标准。

1. 非侵入性诊断标准

(1)影像学标准:两种影像学检查均显示有≥2cm的肝癌特征性占位性病变。

(2)影像学结合AFP标准:一种影像学检查显示有≥2cm的肝癌特征性占位性病变,同时伴有AFP≥400μg/L(排除妊娠、生殖系胚胎源性肿瘤、活动性肝炎及转移性肝癌)。

2. 组织学诊断标准　肝组织学检查证实原发性肝癌。对影像学尚不能确定诊断的≤2cm的肝内结节,应通过肝穿刺活检以证实原发性肝癌的组织学特征。

## 五、治疗

1. 临床治疗方法　早期肝癌尽量手术切除,不能切除者应采取综合治疗的模式。

(1)手术治疗:手术切除仍是目前根治原发性肝癌的最好手段,凡有手术指征者均应积极争取手术切除。

手术适应证：①诊断明确，估计病变局限于一叶或半肝，未侵及第一、第二肝门和下腔静脉者；②肝功能代偿良好，凝血酶原时间不低于正常的50%；③无明显黄疸、腹水或远处转移者；④心、肺、肾功能良好，能耐受手术者；⑤术后复发，病变局限于肝的一侧者；⑥经肝动脉栓塞化疗或肝动脉结扎、插管化疗后，病变明显缩小，估计有可能手术切除者。

(2)局部治疗：包括肝动脉化疗栓塞治疗(TACE)，为原发性肝癌非手术治疗的首选方案。无水乙醇注射疗法(PEI)对小肝癌可使肿瘤明显缩小，甚至可以达到肿瘤根治的程度，对晚期肝癌可以控制肿瘤生长的速度，延长患者的生存期。目前已被推荐为肿瘤直径小于3cm、结节数在3个以内伴有肝硬化而不能手术治疗的主要治疗方法。物理疗法常见的有微波组织凝固技术、射频消融、高功率聚焦超声治疗、激光等。另外冷冻疗法和直流电疗法也可以达到杀伤肝癌细胞的作用。

(3)放射治疗：一些病灶较为局限、肝功能较好的早期病例，如能耐受40Gy(4000rad)以上的放射剂量，疗效可显著提高。目前趋向于用放射治疗联合化疗，如同时结合中药或其他支持疗法，效果更好。

(4)全身化疗：对肝癌较有效的药物以CDDP方案为首选，常用的化疗药物还有多柔比星、5-FU、丝裂霉素等，一般认为单一药物疗效较差。

(5)生物和免疫治疗：目前单克隆抗体(monoclonal antibodies, MAbs)和酪氨酸激酶抑制药(tyrosine kinase inhibitor, TKI)类的各种靶向治疗药物等已被相继应用于临床，基因治疗和肿瘤疫苗技术近年来也在研究之中。

(6)综合治疗：由于患者个体差异和肿瘤生物学特性的不同，治疗过程要根据患者具体情况制订可行的治疗计划，合理地选择一种或多种治疗方法联合应用，尽可能去除肿瘤，修复机体的免疫功能，保护患者重要器官的功能。

2. 脊椎相关病因与肝癌预防学及治疗

(1)第一方案：预防。

第一步"手法松解"：让患者选择侧卧位。俯卧位，使颈、背、腰部舒适放松，针对脊椎两侧损害的软组织，施用轻重适宜的手法松解、抚摩、掌揉、平擦等舒筋理气和较轻柔的点穴手法。

第二步"治脊手法"：按脊椎关节错位类型，按支配肝的迷走神经及交感和副交感神经。定位$T_7 \sim T_{11}$关节，选用治脊手法、双手冲压复位法、单手掌根冲压等复位手法，针对胸椎关节的错位进行松动复位，缓解对交感神经、副交感神经和迷走神经及血管压迫刺激及牵拉，增加肝功能代谢。

(2)第二方案：术后早期原发性肝癌的治疗。

适用于手术切除早期原发性癌肿，术后康复期体质较好的患者，按脊椎病神经定位治脊常规方案，根据脊柱椎间关节错位类型选用"治脊手法"。

1)错位分型定位法：先按癌瘤病部位与脊椎病因相关阶段进行定位诊断。

2)脊椎功能活动测定：从伸屈、侧屈、转体障碍、判断关节错位类型，并对障碍范围进行记录。

3)触诊定位诊断：按棘、横突位移情况，结合脊椎活动功能障碍，判断关节错位类型。(参见第一节甲状腺癌)

(3)第三方案：中西药物治疗。

中医治疗能有效减少放化疗的毒性，改善癌症相关症状和生活质量，可能延长生存期。除辨证论治、服用汤药外,我国药监部门已经批准了若干种现代中药制剂,包括消癌平、康莱特、华蟾素、榄香烯和得力生注射液及其口服剂型等用于治疗肝癌,具有一定的疗效和各自特点。

其他治疗:生物治疗能改善生活质量,有助于提高抗肿瘤疗效,降低术后复发率。适当应用胸腺肽 $a_1$ 可增强机体免疫功能,有辅助抗病毒和抗肿瘤作用。

中药治疗本病分型:①肝气抑郁证,治宜疏肝解郁,方用逍遥散;②气血郁滞证,治宜行气活血,方用血府逐瘀汤;③热毒内蕴证,治宜清热解毒,方用黄连解毒汤;④肝胆湿热证,治宜清热利湿,方用茵陈蒿汤;⑤气阴两虚证,治宜益气养阴,方用生脉散。

### 六、典型病例

汪某,男性,78 岁,企业家。主诉无吸烟嗜好,爱饮酒,每次饮酒 250ml 以上,2000 年 2 月查体,发现肝中叶病灶,肝区>2cm 特征性占位性病变,通过肝穿刺活检以证实原发性肝癌,诊断肝癌,行手术切除根治原发性肝癌病灶,局限于肝中小叶,术后恢复良好。术后化疗方案,3 个疗程,其他治疗改善生活质量,有助于提高抗肿瘤疗效,降低术后复发率。胸腺肽 $a_1$,每周 2 次注射。

中药治疗:东北野山参制作的胶囊,每日 1 次每次 2 粒,冬虫夏草 8~10 根煲汤或制作的胶囊,增强机体免疫功能。

结合治脊疗法,因肝的神经来自腹腔的交感神经和迷走神经的分支及右膈神经。一般认为肝胆道系统接受交感与副交感神经双重神经支配,肝血管则仅由交感神经司理其收缩,以调节血流量。针对 $C_2$~$C_4$、$C_5$~$C_6$ 横突前缘的交感神经节进行松解,整复松动 $C_2$~$C_4$、$C_5$~$C_7$、$T_{11}$~$T_{12}$ 的脊椎错位关节。缓解对迷走神经、交感神经、副交感神经压迫刺激及牵拉,选用治脊手法,手法松解颈、背、腰部损害软组织,整复错位的颈、胸、腰椎关节。颈椎定位旋转复位法、胸椎双手冲压复位法、单手掌根冲压等复位手法,腰椎定位牵拉松动法,1 次后感觉全轻松,共治疗 20 次,每周 2 次,现身体健壮,随访 16 年未复发。

# 第七节 直 肠 癌

直肠癌是指位于齿状线至乙状结肠、直肠交界处之间的癌,是直肠的恶性上皮性肿瘤。这个部位只有当肿瘤穿透黏膜肌层至黏膜下层时才考虑为恶性。超过 90% 的直肠癌为腺癌。

### 一、病因病机

病因和发病机制与环境和遗传两种因素有关。

1. 饮食因素

(1)高脂饮食:直肠癌高发地区的人群饮食中脂肪所占比例明显高于低发地区,尤其是饱和脂肪和动物蛋白,与其对肠道菌群的影响有关,并最终将影响肠腔内的化学组成。

(2)低纤维饮食:纤维含量减少致肠蠕动功能降低,肠内容物在肠道中转运的时间延长,粪便形成量少,质地较硬,精制糖类的摄入又可使肠道菌群丛含量增加,从而使粪便中所含的致癌物质浓度增加,并与肠道黏膜的接触时间延长,有利于癌的发生。

(3)总热量摄入过高:可增加直肠癌发生的危险性,动物实验证明,总热量的限制可降低直肠癌的诱发率。

(4) 维生素与钙的摄入不足：维生素 C 和维生素 E 为抗氧化药，可抑制亚硝基化合物的合成，因而有抗肿瘤形成的作用。维生素 D 及钙的摄入量与直肠癌的发病率呈负相关。

(5) 乙醇与啤酒：大量摄入与直肠癌的增加相关。

2. 体力活动　与体力劳动者比较，久坐办公室的人群与直肠癌的发病关系更为密切。

3. 遗传因素　最明显的是直肠癌非常好发于家庭性息肉病患者和那些具有遗传性非息肉病结直肠癌综合征或 Lynch 综合征的患者。

## 二、临床表现

早期可无任何临床症状。

常表现为出血或里急后重。便血及贫血是肿瘤出血的常见症状。其他症状包括发热、倦怠、消瘦及腹痛。

直肠指检对于直肠癌的发现意义重大。

对 40 岁以上的男性和女性定期行直肠乙状结肠镜检查，约可以发现 50% 的早期癌，但作为一种普查方法是否恰当，仍有待于进一步观察。

## 三、与脊椎解剖的相关性

1. 直肠神经支配　属交感、副交感神经，向下止于齿状线。

(1) 交感神经：伴随第 11、12 胸神经和第 1、2 腰神经前根，经过交感神经到主动脉前的肠系膜下丛，向下沿直肠上动脉，分布到直肠肌层及黏膜。也有些交感神经纤维向下与交感神经链纤维组成骶前神经，再向下在骶骨岬处分成左、右两支腹下神经，分布在直肠两侧成盆神经丛，在此与副交感神经吻合，分布在直肠各层及内括约肌。功能是抑制直肠蠕动，使内括约肌收缩。

(2) 副交感神经：来自第 2~4 骶神经前根，在直肠两侧壁的盆内脏神经与交感神经吻合。①上行到肠系膜下丛伴随左结肠动脉、乙状结肠动脉、直肠上动脉分布到左侧结肠及直肠各层。②有些分布到膀胱、阴茎（阴蒂）、肛门及内括约肌。功能是增强直肠蠕动，促进腺体分泌和内括约肌舒张。齿状线以上的肛管直肠本身痛觉不敏感，故不需麻醉可进行各种检查、治疗，如各种内镜检查、电灼、内痔注射疗法等。

2. 肛门及肛管神经支配　由第 2~4 骶神经组成阴部神经，它的分支肛门神经的分布如下。①经坐骨肛管间隙分布到提肛肌和外括约肌；②绕过肛管白线分布到齿线以下肛管及肛周皮肤；③分布会阴前部、阴囊（阴唇）皮肤。齿状线以下肛管神经末梢非常丰富、敏感，当肛门受到刺激、炎症、溃疡、手术时会引起外括约肌、肛提肌痉挛而产生剧痛，疼痛可导致反射性排尿及生殖方面的功能紊乱。

## 四、诊断要点

1. 病史　有便秘和结肠炎病史的中年患者，无明显诱因的大便形状的改变，家属中有结肠息肉的患者。

2. 直肠指检　是一种简单易行的方法，约 80% 的直肠癌可经直肠指检发现。指检时可发现肛管或直肠黏膜上可触及形状不规则、边缘不齐的硬性结节或肿块，表面不光滑，周围黏膜增厚，早期有一定的活动性。癌肿形成溃疡则可触及质地较硬、边缘突起、向外翻转的包块，如累及肠壁全周,可形成环状狭窄。晚期则肿块固定,不易推动。退出手指,则见指套染有脓血、黏液或坏死组织。

3. 辅助检查

(1)大便隐血检查:是普查或对高危人群进行直肠癌初步筛选的最简单方法。阳性者再做进一步检查。

(2)内镜检查:包括肛门镜、电子直肠镜、乙状结肠镜和纤维结肠镜检查。肛门镜或电子直肠镜检查是门诊常规检查方法,其操作方便,不需肠道准备;纤维结肠镜检查前1日必须充分肠道准备。此项检查不仅可行活组织检查,还可以了解全部结直肠,以明确有否多发肿瘤。

(3)癌胚抗原(CEA):是目前被临床普遍应用的诊断大肠癌及监测预后的肿瘤标志物,但其作为早期癌的诊断指标缺乏特异性。

(4)活体组织检查:是诊断直肠肛管癌最确切的方法,尤其对低位直肠癌是必须采用的方法。

## 五、治疗

1. 临床治疗方法　手术治疗是直肠癌的主要治疗方法,无手术禁忌证者都应尽早施行直肠癌根治术。直肠癌的化疗均以氟尿嘧啶为基础用药,术前行直线加速器适型放疗。术前放化疗能使直肠癌体积缩小,降低局部复发率。

2. 脊椎相关病因与直肠癌预防及治疗

(1)第一方案:早期预防。

第一步"手法松解":患者选择侧卧、俯卧位,使颈、背、腰部舒适放松,针对脊椎两侧损害的软组织,施用轻重适宜的手法松解、抚摩、掌揉、平擦等舒筋理气和较轻柔的点穴手法。

第二步"治脊手法":是针对$T_{11}$、$T_{12}$、$L_1 \sim L_3$、$S_2 \sim S_4$骶髂关节的错位,导致结构功能改变,引起交感神经副交感神经和迷走神经及血管压迫刺激及牵拉。出现的临床症状,进行关节松动手法,按脊椎关节错位,腰椎关节错位,骶髂关节类型,选用"侧卧定位侧压牵扳法""侧卧定位侧压推扳法",或改用"坐位定点旋转复位法"。

(2)第二方案:术后早期原发性直肠癌的治疗。

适用于手术切除早期原发性癌肿,术后康复期体质较好的患者,按脊椎病正骨推拿常规方案,根据椎间关节错位类型选用"治脊手法"。

1)错位分型定位法:先按癌瘤病变部位与脊椎病因相关阶段进行定位诊断。

2)脊椎功能活动测定:从伸屈、侧屈、转体障碍、判断关节错位类型,并对障碍范围进行记录。

3)触诊定位诊断:按棘突、横突位移情况,结合脊椎活动功能障碍,判断关节错位类型。(参见第一节甲状腺癌)

(3)第三方案:中西药治疗。

肠癌的治疗以手术切除癌肿为首选,辅以放射治疗、化疗药物治疗及中医保守治疗等,手术仅为姑息切除或对症处理。手术后身体元气损伤,一般辅助人参皂苷$RH_2$提高手术成功率,而且减少肿瘤的复发转移。中西医在治疗肿瘤上各有所长,故治疗大肠癌必须做到发挥中医药各自优势,坚持长期治疗,宽舒患者的心理状态,做好心理治疗,增加饮食营养,提高自身免疫功能。这样,才能取得较好的疗效。

中药治疗本病分型：①湿热蕴结证，治宜清热利湿、解毒散结，方用白头翁汤加减；②瘀毒内阻证，治宜活血化瘀、解毒散结，方用膈下逐瘀汤加减；③脾肾亏虚证，治宜健脾补肾、益气活血，方用理中丸合四神丸加减；④气血两虚证，治宜补气养血、扶正固本，方用八珍汤加减。

### 六、典型病例

任某，男性，50岁。患者因直肠中分化腺癌于2010年9月行经腹直肠癌根治切除吻合术，术后恢复良好，术后未做化疗方案，同时用于生物治疗2个疗程共计20日，出院后2个月，结合治脊疗法，针对脊椎关节错位类型，按交感神经和副交感神经支配。定位胸椎11、12及腰椎1、2、3神经前根，副交感神经，第2～4骶神经前根，选用治脊手法，手法松解颈、背、腰部损害软组织，整复错位的颈、胸、腰椎关节。颈椎定位旋转复位法、胸椎双手冲压复位法、单手掌根冲压等复位手法，腰椎定位牵拉松动法，1次后感觉全轻松，胃肠蠕动及明显的肠鸣音，共治疗20次，每周2次，现身体健壮，随访3年未复发。

# 第八节　子　宫　癌

通常叫作子宫癌的，实际上是指子宫内膜癌，发生在子宫内层，是女性生殖系统中常见的癌症，在妇女最常见的癌中排名第四位，多见于50～60岁的妇女，常在绝经后发生，可以转移到身体的许多部位。

### 一、病因病机

早婚、早育、多产及性生活紊乱的妇女有较高的患病率。

1. 性生活　女性若有2个以上的男性伴侣，患子宫癌的概率有显著增加。
2. 年龄　50～60岁是子宫癌的好发年龄。
3. 性病感染　性病的感染，通常代表性生活较复杂，相对罹患子宫癌的概率也会较高。
4. 子宫颈发炎　若有长期子宫颈的损伤、破皮、糜烂、发炎，都可能转变为早期的子宫癌细胞。
5. 吸烟　吸烟会增加罹患子宫癌的机会：一方面吸烟会降低身体免疫力而使子宫癌细胞加速发展；另一方面为吸烟本身产生一些物质有可能导致子宫癌细胞的发展。
6. 女性激素　有些学者认为黄体素会改变子宫颈上皮细胞的稳定性，而容易发生不正常的变化，有可能导致子宫癌细胞的发展。

### 二、临床表现

1. 症状　极早期无明显症状，仅在普查或其他原因检查时偶然发现，一旦出现症状则多表现为以下内容。

(1) 阴道出血：主要表现为绝经后阴道出血，量一般不大，大量出血者少见，或为持续性或间歇性出血；尚未绝经者则诉经量增多、经期延长或经间期出血。

(2) 阴道排液：少数患者诉排液增多，早期多为浆液性或浆液血性排液，晚期合并感染则有脓血性排液，并有恶臭。

(3) 疼痛：通常不引起疼痛。晚期癌症浸润周围组织或压迫神经引起下腹及腰骶部疼痛，并向下肢及足部放射。癌灶侵犯子宫颈，堵塞子宫颈管导致宫腔积脓时，出现下腹胀痛及痉挛样疼痛。

（4）全身症状：晚期患者常伴有全身症状，如贫血、消瘦、恶病质、发热及全身衰竭等。

2. 体征　早期妇科检查时无明显异常，子宫正常大、活动，双侧附件软、无块物。当病情逐渐发展，子宫增大、稍软；晚期偶见癌组织自宫口脱出，质脆，触之易出血。若合并宫腔积脓，子宫明显增大，极软。癌灶向周围浸润，子宫固定或在宫旁或盆腔内扪及不规则结节状块物。

### 三、与脊椎解剖的相关性

主要来自交感神经系统，也有一部分来自脑脊髓和副交感神经系统。副交感神经系统由来自第2、3、4骶椎的稀少纤维组成，分布于子宫的两侧，然后进入颈神经节。交感神经系统经腹下丛进入盆腔向两侧下行后进入子宫阴道丛。

### 四、诊断要点

常用的子宫癌的诊断检查有巴氏阴道细胞涂片检查，对宫颈癌的诊断较准确，对子宫内膜癌的诊断也有帮助，但有1/3可以出现假阴性。因此，还需要做子宫内膜活检，可分段刮取子宫内膜组织进行检查诊断。

如果活检或分段诊刮检查结果诊断为子宫内膜癌，还应该进一步明确癌是否已转移到子宫以外的部位。可供选择的检查方法有超声波扫描、CT、膀胱镜检查、钡盐灌肠造影、胸部X线检查、静脉尿路造影、骨和肝扫描、结肠镜检查和淋巴造影等。这些检查都可以提供有用的信息，帮助制订治疗方案，但不是每一病例都需要做所有检查。

### 五、治疗

1. 临床治疗方法

（1）主要的治疗措施是子宫切除。如果癌没有转移到子宫以外的部位，子宫切除就有可能治愈子宫内膜癌。一般在手术时都要同时切除输卵管、卵巢及附近的淋巴结。

（2）无论是否发现癌转移，在手术后都应进行药物治疗。

2. 脊椎相关病因与子宫癌预防及治疗

（1）第一方案：预防。

第一步"手法解松"：患者选择俯卧位，使背、腰部肌肉舒适放松，针对胸腰段、腰部、腰骶部及臀部损害的软组织进行手法解松，施用轻重适宜的手法，抚摩、掌揉、平擦等舒筋理气和较轻柔的点穴手法。

第二步"治脊手法"：是针对胸椎、腰椎、腰骶、骶髂关节的错位，导致结构功能改变，引起交感神经、副交感神经和迷走神经及血管的压迫刺激及牵拉。出现的临床症状，进行关节松动手法，按脊椎关节错位、腰骶关节错位、骶髂关节类型，选用"侧卧定位侧压牵扳法""侧卧定位侧压推扳法"，或改用"坐位定点旋转复位法"，解除对神经血管压迫，恢复正常子宫生理功能。

（2）第二方案：术后早期原发性子宫癌治疗。

适用于手术切除早期原发性癌肿，术后康复期体质较好的患者，按脊椎病正骨推拿常规方案，根据椎间关节错位类型选用"治脊手法"。

1）错位分型定位法：先按癌瘤病部位与脊椎病因相关阶段进行定位诊断。

2）脊椎功能活动测定：从伸屈、侧屈、转体障碍、判断关节错位类型，并对障碍范围进行记录。

3）触诊定位诊断：按棘突、横突位移情况，结合脊椎活动功能障碍，判断关节错位类型。（参见第一节甲状腺癌）

(3) 第三方案：中西药物治疗。

宫颈癌术后骨转移中医药治疗是目前可以有效延长患者生命的治疗方法之一，因为中医药治疗讲究的是整体的辨证治疗，在治疗的时候不易伤害到患者的身体，更能够改善患者的身体素质，利用患者的自身的免疫能力对病症进行调理治疗，对身体素质较差的患者是很好的选择。特别是那些不能够接受超强度治疗的患者更应该选择这种方法。

中药治疗本病分型：①下元虚寒证，治宜温肾固涩，方用紫石英汤；②中气下陷证，治宜补中益气，方用补中益气汤；③湿热下注证，治宜养阴清热，方用固经汤；④带下瘕聚证，治宜软坚消结，方用桂枝茯苓丸。

## 六、典型病例

韩某，女性，45岁。2011年1月12日就诊于当地医院，经检查，诊断宫颈癌，行子宫切除术治疗，一切正常无转移，出院后定期复查。增加人体免疫治疗，胸腺5肽每周2次注射，共治疗1年。中药治疗，气功养生。患者近来因心情不好，身体消瘦，饮食大减，心悸、失眠，精神不好，情绪抑郁，身甚疲倦，来我院就诊，检查：X线显示，$L_2 \sim L_4$椎间隙变异不等宽，偏歪扭转，关节错位，棘突旁压痛，触诊其棘突形成上左下右，腰骶、骶髂关节的错位，左低右高，腰臀部肌肉紧张、挛缩，粘连明显，结合治脊疗法，手法松解腰臀部损害软组织，整复错位的腰椎、腰骶、骶髂关节。1次后自觉症状明显减轻，共治疗16次，每周2次，症状完全消失，痊愈，随访2年未复发。

# 参 考 文 献

《颈腰痛杂志》主办:安徽医科大学出版周期:双月刊.
段俊峰.魏征,2011.脊柱病因治疗学[M].第2版.北京:人民军医出版社.
樊嘉,2011.肝胆胰肿瘤诊断治疗学[M].北京:人民军医出版社.
高春芳,王仰坤,2012.消化系统肿瘤学[M].北京:人民军医出版社.
李雁雁,2012.美式整脊疗法[M].北京:中国盲文出版社.
龙层花,2010.龙层花腰骶椎病防治[M].北京:商务印书馆.
龙层花,2012.脊椎病因治疗学[M].北京:世界图书出版公司.
龙层花,2012.颈椎病防治[M].北京:世界图书出版公司.
龙层花,2016.健脊防癌方案[M].北京:商务印书馆.
陆智杰,俞卫锋,2013.内脏痛-基础与临床[M].北京:人民军医出版社.
谢展鸿.敖晓龙.许丹嫒,2014.慢性咳嗽与脊椎病的相关性分析[J].中国慢性病预防与控制,3(13):351,352.
徐泽,徐杰,2011.癌症治疗新概念与新方法[M].北京:人民军医出版社.
许又新,2010.精神病理学[M].北京:北京大学医学出版社.
杨越波,李小毛,向阳,2011.子宫肌瘤[M].北京:人民军医出版社.
张秉琪,张欣,安煜致,2010.肿瘤康复期的治疗[M].北京:人民军医出版社.
赵国华,周章玲,王震宇,2010.帕金森病的中西医结合治疗[M].北京:人民卫生出版社.

# 附 录

一、手法图

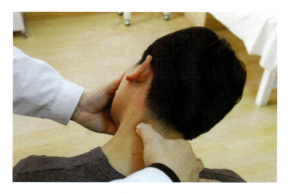

附图 1-1 颈椎定位前屈旋转复位

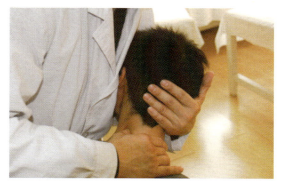

附图 1-2 颈椎定位旋转复位

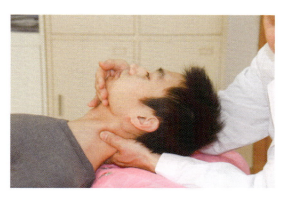

附图 1-3 颈椎仰卧定位牵拉复位

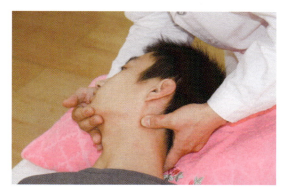

附图 1-4 颈椎仰卧侧屈旋转复位

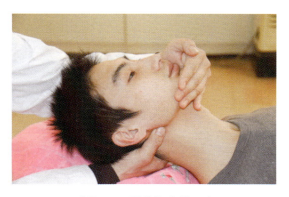

附图 1-5 颈椎仰头摇正法

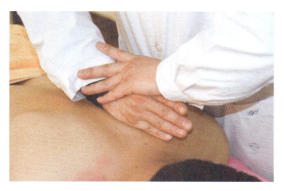

附图 1-6 胸椎单侧冲压复位

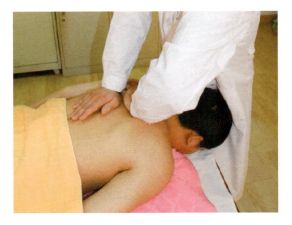
附图 1-7　胸椎双手冲压复位

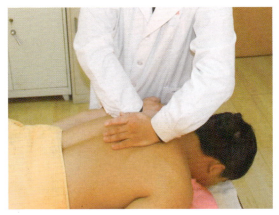
附图 1-8　俯卧定位冲压法

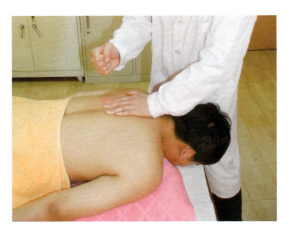
附图 1-9　胸椎棘突叩击复位

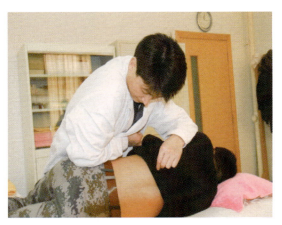
附图 1-10　腰椎侧板复位

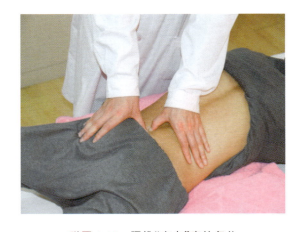
附图 1-11　腰椎"定点"牵拉复位

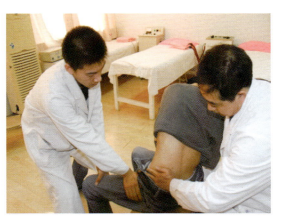
附图 1-12　腰椎旋转复位

## 附 录

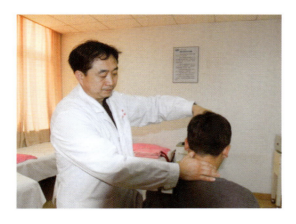

附图 1-13　头夹肌点压松解手法

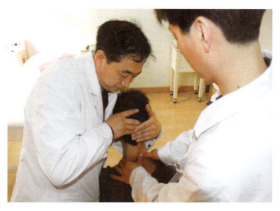

附图 1-14　颈椎关节复位

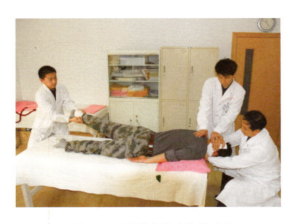

附图 1-15　颈椎定位牵拉松动术

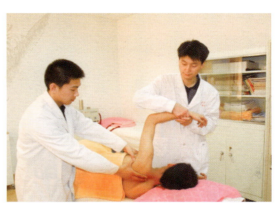

附图 1-16　冈下肌定位手法松解术

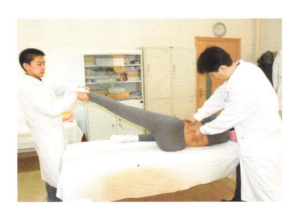

附图 1-17　骶髂关节牵拉松动术

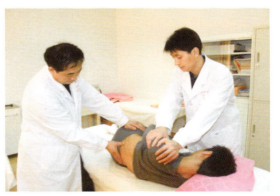

附图 1-18　腰椎侧卧推板整复

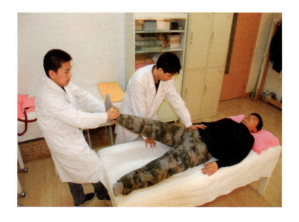

附图 1-19　髋关节牵拉松动术

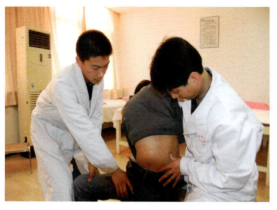

附图 1-20　第 4、5 腰椎关节旋转复位

## 二、实操图

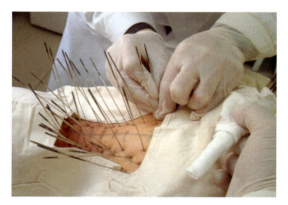

附图 2-1　银质针松解颈部软组织

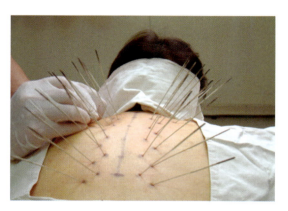

附图 2-2　银质针松解背部软组织

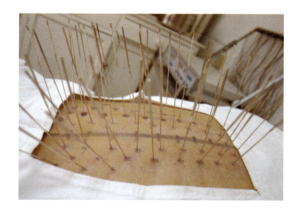

附图 2-3　银质针松解胸腰部软组织

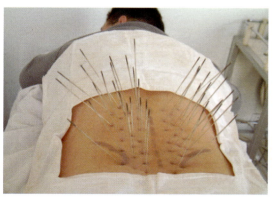

附图 2-4　银质针松解腰部软组织

附 录

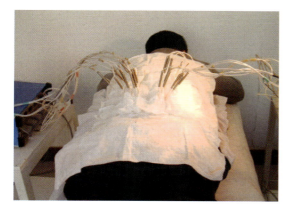

附图 2-5 银质针导热松解腰部软组织　　　　　　附图 2-6 银质针松解腰部艾炷导热

## 三、定位图

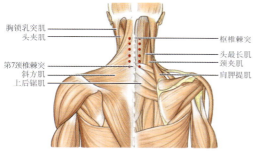

附图 3-1 颈部银质针松解治疗一

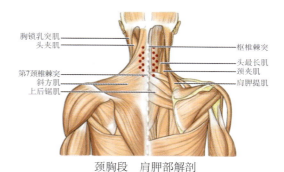

附图 3-2 颈部银质针松解治疗二

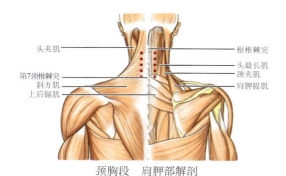

附图 3-3 颈部银质针关节突治疗

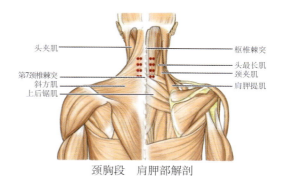

附图 3-4 颈部银质针双排关节突治疗

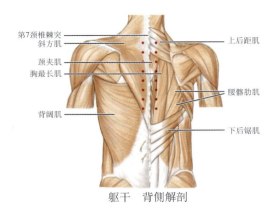

附图 3-5　胸背部银质针松解单排治疗

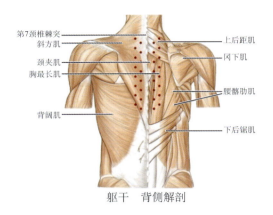

附图 3-6　胸背部银质针松解双排治疗

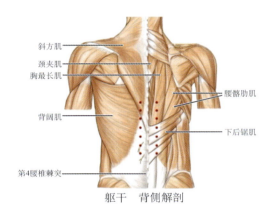

附图 3-7　胸腰背部银质针松解单排治疗

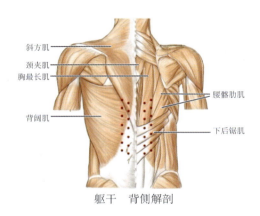

附图 3-8　胸腰背部银质针松解双排治疗

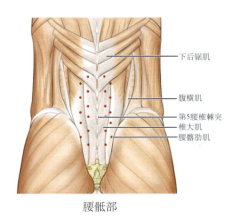

附图 3-9　腰骶部银质针松解治疗一

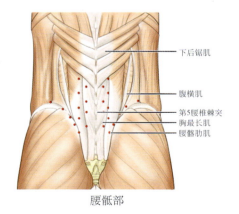

附图 3-10　腰骶部银质针松解治疗二